GANGCHANG WAIKE JIBING
SHOUSHU ZHILIAO CELUE

肛肠外科疾病
手术治疗策略

主 编　王立柱　唐淑敏　徐曙光　许　倩　万伟萍

科学技术文献出版社
SCIENTIFIC AND TECHNICAL DOCUMENTATION PRESS
·北 京·

图书在版编目（CIP）数据

肛肠外科疾病手术治疗策略 / 王立柱等主编. — 北京：科学技术文献出版社，2018.5
ISBN 978-7-5189-4442-2

Ⅰ．①肛… Ⅱ．①王… Ⅲ．①肛门疾病—外科手术②直肠疾病—外科手术
Ⅳ．①R657.1

中国版本图书馆CIP数据核字(2018)第099414号

肛肠外科疾病手术治疗策略

策划编辑：曹沧晔　　　责任编辑：曹沧晔　　　责任校对：赵　瑗　　　责任出版：张志平

出 版 者	科学技术文献出版社
地　　址	北京市复兴路15号　邮编　100038
编 务 部	(010) 58882938，58882087（传真）
发 行 部	(010) 58882868，58882874（传真）
邮 购 部	(010) 58882873
官方网址	www.stdp.com.cn
发 行 者	科学技术文献出版社发行　全国各地新华书店经销
印 刷 者	济南大地图文快印有限公司
版　　次	2018年5月第1版　2018年5月第1次印刷
开　　本	880×1230　1/16
字　　数	408千
印　　张	13
书　　号	ISBN 978-7-5189-4442-2
定　　价	148.00元

前　言

　　现代医学的主流趋势使学科越分越细，研究越来越专业。目前，从事结直肠肛门外科的专科医生与日俱增，相当多的医院相继成立了肛肠外科。近年来，国内肛肠学科迅速发展，学术活动日渐增多、学术团体不断壮大、医疗技术日新月异，有力地推动了我国肛肠学科的发展；另外由于人们生活水平的提高、饮食结构的改变及工作节奏的加快等原因，肛肠疾病的发病率呈逐年增高、年轻化、多样化的趋势，引起了医学界的高度重视。

　　本书首先介绍了肛肠的解剖学、肛肠外科的常用检查方法等基础内容，接着详细介绍了肛肠科常见病、多发病的诊疗方法，而且针对肛肠科手术及术后并发症做了详尽介绍，最后对于肛肠科腹腔镜治疗也作了简单的阐述。本书内容丰富，图文并茂，通俗易懂，科学实用，较全面地反映了结直肠肛门外科学的发展水平，适用于广大临床工作者通读参考。

　　在本书的编写过程中，由于时间和篇幅所限，难免有疏漏之处，望广大读者予以批评指正，从便再版时修订。谢谢！

编　者

2018 年 4 月

目　录

第一章

肛肠解剖学

第一节　结肠

一、结肠的形态结构

结肠（colon）介于盲肠和直肠之间，结肠在右髂窝内续于盲肠，在第 3 骶椎平面连接直肠。结肠起自回盲瓣，止于乙状结肠与直肠交界处，包括盲肠、升结肠、横结肠、降结肠和乙状结肠，结肠长度存在一定的差异，成人结肠全长平均 150cm（120～200cm）。结肠各部直径不一，盲肠直径 7.5cm，向远侧逐渐变小，乙状结肠末端直径仅有 2.5cm。结肠有 3 个解剖标志：①结肠带：为肠壁纵肌纤维形成的 3 条狭窄的纵行带；结肠带在盲肠、升结肠及横结肠较为清楚，从降结肠至乙状结肠逐渐不明显。②结肠袋：由于结肠带比附着的结肠短 1/6，因而结肠壁缩成了许多囊状袋，称结肠袋。③肠脂垂：由肠壁黏膜下的脂肪组织集聚而成。在结肠壁上，尤其是在结肠带附近有多数肠脂垂，在乙状结肠较多并有蒂。肠脂垂的外面为腹膜所包裹，有时内含脂肪量过多，可发生扭转，甚或陷入肠内，引起肠套叠。

（一）盲肠

盲肠（cecum）长约 6cm，直径约 7cm，是结肠壁最薄、位置最浅的部分。正常位于右髂窝，腹股沟韧带外侧半的上方，偶见于肝下或盆腔内，形成游离盲肠。回肠进入盲肠的开口处，称回盲瓣（ileocecal valve），其作用为防止结肠内容物反流入小肠。在盲肠与升结肠连接处有回盲瓣，其顶端内侧有阑尾，其长 5～7cm，最长可达 15cm，短者仅 0.2cm，也有双阑尾畸形。阑尾为腹膜内位器官，常见位置有回肠下位、盲肠后位、盲肠下位和回盲前位。

（二）升结肠

升结肠（ascending colon）长 12～20cm，直径为 6cm。位于腹腔右侧，是盲肠的延续，上至肝右叶下方，向左弯成结肠右曲（肝曲）而移行于横结肠。升结肠较降结肠稍接近躯干正中线。下端平右髂嵴。上端在右第 10 肋处横过腋中线。其在背部的投影，相当于腰椎的横突附近。

升结肠一般仅前面及两侧有腹膜覆盖，其后面借疏松结缔组织与腹后壁相贴，位置较固定。如有外伤造成升结肠的后壁破溃时，可引起严重的腹膜后感染，但在腹前壁不易发现腹膜炎的体征。据报道有少数人的升结肠全部包有腹膜而游离于腹膜腔中。此种现象在男性约占 16.7%，女性约占 11.7%。另有人统计，约 1/4 的人有升结肠系膜，成为活动的升结肠，可引起盲肠停滞，或可向下牵引肠系膜上血管蒂使十二指肠受压，造成十二指肠下部梗阻。

结肠右曲（肝曲）在右侧第 9 和第 10 肋软骨的深部，其后面与右肾下外侧部相邻；上面与前外侧与肝右叶的下面接触；内侧前方紧靠胆囊底，胆石有时可穿破胆囊到结肠内。内侧后方有十二指肠降部，在行右半结肠切除术时，应注意防止十二指肠的损伤，尤其在粘连时更应注意。

（三）横结肠

横结肠（transverse colon）长 40～50cm，直径为 5.2cm。自结肠右曲开始横位于腹腔中部，于脾门下方弯成锐角，形成结肠左曲（脾曲），向下移行于降结肠。横结肠完全包以腹膜并形成较宽的横结肠系膜。此系膜向肝曲及脾曲逐渐变短，而中间较长，致使横结肠作弓状下垂。其下垂程度可因生理情况的变化而有所差别，如当肠腔空虚或平卧时，肠管向下的凸度较小，位置较高。肠管充盈或站立时，则肠管向下的凸度较大，其最低位可达脐下，甚而可下降至盆腔。女性横结肠位置较低，容易受盆腔炎症侵犯盆腔器官粘连。横结肠上方有胃结肠韧带连于胃大弯，下方续连大网膜，手术时易辨认。横结肠系膜根部与十二指肠下部、十二指肠空肠曲和胰腺关系密切，在胃、十二指肠及胰腺等手术时，应注意防止损伤横结肠系膜内的中结肠动脉，以免造成横结肠缺血坏死。分离横结肠右半时，应防止损伤十二指肠和胰腺。横结肠的体表投影一般相当于右第 10 肋软骨前端和左第 9 肋软骨前端相连的弓状线上。

结肠脾曲是大肠中除直肠外最为固定的部分。其位置较肝曲高且偏后，约在第 10、11 肋平面。侧方有膈结肠韧带将其悬吊于膈肌上；后方有横结肠系膜将其连于胰尾；前方有肋缘，部分被胃大弯所掩盖，故脾曲的肿瘤有时易被忽视；手术进入也比较困难。由于脾曲位置较高且深，上方与脾、胰紧邻，因此，在左半结肠切除时，需注意对脾、胰的保护。反之，在巨脾切除时，也应防止结肠脾曲的损伤。此外，脾曲弯曲的角度一般要比肝曲小，故在纤维结肠镜检查时，脾曲比肝曲更难通过。

（四）降结肠

降结肠（descending colon）长 25～30cm，直径 4.4cm。自结肠脾曲开始，向下并稍向内至左髂嵴平面移行于乙状结肠。降结肠较升结肠距正中线稍远，管径较升结肠为小，位置也较深。腹膜覆盖其前面及两侧，偶见有降结肠系膜。降结肠的后面有股神经、精索或卵巢血管以及左肾等，内侧有左输尿管，前方有小肠。在降结肠切除术中，应注意防止左肾及输尿管的损伤。降结肠的下部由于肠腔相对狭小（2.2～2.5cm），如有病变易出现梗阻。又因该处肌层较厚，可因炎症及其他刺激而引起痉挛。

（五）乙状结肠

乙状结肠（sigmoid colon）是位于降结肠和直肠之间的一段大肠。乙状结肠的长度变化很大，有的长达 90cm，短的长 10cm，成人一般为 40cm 左右。肠腔直径为 4.2cm。乙状结肠上端位置多数在髂嵴平面上下各 0.5cm 的范围内；下端位置最高在骶岬平面，最低在第 3 骶椎椎体上缘，其中以位于第 1 骶椎椎体下半和第 2 骶椎椎体上半范围者为数最多。乙状结肠通常有两个弯曲；由起端向下至盆腔上口附近，于腰大肌的内侧缘，便转向内上方，形成一个弯曲。此弯曲的位置极不固定，一般大多在盆腔内。肠管向内上方越过髂总动脉分叉处，又转而向下，形成第二个弯曲。该弯曲的位置也不固定，多数可位于正中线的左侧。从第二个弯曲下降至第 3 骶椎的高度时，便延续为直肠。

乙状结肠全部包以腹膜，并形成乙状结肠系膜。系膜长度平均为 8.9cm，在肠管中部较长，向上、下两端延伸时则逐渐变短而消失。因此，乙状结肠与降结肠和直肠相连处固定而不能移动，中部活动范围较大，可降入盆腔，或高置肝下，也可移至右髂部。小儿的乙状结肠系膜较长，最易发生乙状结肠扭转。乙状结肠呈扇形，系膜根附着于盆壁，呈"人"字形；由腰大肌内侧缘横过左侧输尿管及左髂外动脉，向上向内至正中线，然后在骶骨前方垂直向下，止于第 3 骶椎前面。乙状结肠前方与膀胱或子宫之间有小肠，后方有左输尿管经过，手术时应避免损伤。乙状结肠是多种疾病的好发部位，也是人工肛门设置的部位，临床上极为重视。

（六）回盲部

回盲部（ileocecal part）是临床常用的一个名词，但其范围尚不够明确，似应包括：回肠末段（约 10cm）、盲肠、阑尾和升结肠起始部（约 1/3 段）。回盲部是肠管炎症、结核、肿瘤、套叠和溃疡的好发部位，临床上极为重要。

二、结肠的动脉供应

右半结肠的动脉供应来自肠系膜上动脉分出的中结肠动脉右侧支、右结肠动脉和回结肠动脉。横结肠的血液供应来自肠系膜上动脉的中结肠动脉。左半结肠动脉供应来自肠系膜下动脉分出的左结肠动脉和乙状结肠动脉；此处还有边缘动脉和终末动脉。

（一）肠系膜上动脉

肠系膜上动脉（superior mesenteric artery）起自腹主动脉，从十二指肠水平部与胰体下缘间穿出，在小肠系膜根部的两层腹膜中向右下方走行。其下行的过程呈轻度弯曲，弯曲的凸侧朝向左下方，弯曲的凹侧朝向右侧，肠系膜上静脉在其右侧伴行。弯曲的凸侧发出肠动脉 12～16 支供应小肠。而其凹侧则发出中结肠动脉、右结肠动脉及回结肠动脉供应结肠。

1. 中结肠动脉（middle colic artery）　在胰腺下缘起于肠系膜上动脉，自胃左后方进入横结肠系膜，向下向前向右，分成左右两支。右支在肝曲附近与右结肠动脉的升支吻合，供应横结肠 1/3，左支主要与左结肠动脉的外支吻合，供给左 2/3 横结肠。因其位于中线右侧，在横结肠系膜的左半有一无血管区，带在此区穿过横结肠系膜进行手术。约 25% 的人无中结肠动脉，由右结肠动脉的一支代替，少数人有两支结肠中动脉。

2. 右结肠动脉（right colic artery）　在中结肠动脉起点下 1～3cm 处起于肠系膜上动脉，在腹膜后，右肾下方处向右横过下腔静脉、右侧精索或卵巢血管和右输尿管，分成升降两支。升支主要与中结肠动脉的右支吻合，降支与回结肠动脉升支吻合。右结肠动脉供给升结肠和肝曲结肠血液。

3. 回结肠动脉（ileocolic artery）　在右结肠动脉起点下方起于肠系膜上动脉，有时与右结肠动脉合成一条主干，在十二结肠水平部下方分成升降两支。升支与右结肠动脉降支吻合；降支到回盲部分成前后两支，与肠系膜上动脉的回肠支吻合，此动脉供应升结肠下段、回盲部和回肠末段。

（二）肠系膜下动脉

肠系膜下动脉（inferior mesenteric artery）距腹主动脉分叉上方 3～4cm，于十二指肠降段下缘水平，起于腹主动脉前面，向下向左，横过左髂总动脉，成为直肠上动脉，其分支有左结肠动脉和乙状结肠动脉。

1. 左结肠动脉（left colic artery）　在十二指肠下方由肠系膜下动脉左侧分出，在腹膜后向上、向外横过精索或卵巢血管、左输尿管及肠系膜下静脉，行向脾曲，分成升降两支。升支向上横过左肾下极，主要与中结肠动脉的左支吻合，供给降结肠上段、脾曲和左 1/3 横结肠血液；降支向左，又分成升降两支与乙状结肠吻合，供给降结肠下段血液。有的左结肠动脉与中结肠动脉之间无吻合，边缘动脉也很少，此处称为 Pollan 点，手术时应注意。

2. 乙状结肠动脉（sigmoid artery）　一般为 1～3 支，但也可多达 7 支，直接起自肠系膜下动脉，或与左结肠动脉共干发出。乙状结肠动脉走行于乙状结肠系膜内，每支又分为升支与降支，它们除彼此呈弓状吻合外，最上一支乙状结肠动脉的升支与左结肠动脉的降支吻合，最下一支乙状结肠动脉的降支与直肠上动脉的分支吻合。

边缘动脉（marginal artery）　各结肠动脉间互相吻合形成的连续动脉弓称为边缘动脉，由回盲部到直肠乙状结肠接连处，与肠系膜边缘平行：这种吻合可由单一动脉接连，或由一二级动脉弓接连，对结肠切除有重要关系。如边缘动脉完好，在肠系膜下动脉起点结扎切断，仍能维持左半结肠血液供应。但边缘动脉保持侧支循环距离不同，有的结肠中动脉与结肠左动脉之间缺乏吻合；有的结肠右动脉与回结肠动脉之间缺乏吻合。因此，结肠切除前直注意检查边缘动脉分面情况，如果结肠断端血供不良则容易造成肠段缺血导致吻合口瘘或肠坏死。

终末动脉（terminal artery）　由边缘动脉分出长短不同的小动脉，与结肠成垂直方向到结肠壁内。其短支由边缘动脉或由其长支分出，分布于近肠系膜侧的肠壁。长支由边缘动脉而来，在浆膜与肌层之间，到结肠带下方，穿过肌层。与对侧的分支吻合，分布于黏膜下层。肠脂垂根部常伴有终末动脉，切除肠脂垂时不可牵拉动脉以免损伤。在行结肠与结肠吻合时，需切除两端结肠的终末支及系膜约 1cm，保证吻合口浆膜层对合，防止吻合口瘘；如终末支结扎切断过多也会发生吻合口瘘。

三、结肠的静脉

结肠壁内静脉丛汇集成小静脉，在肠系膜缘汇合成较大静脉，与结肠动脉并行，成为与结肠动脉相应的静脉。结肠中静脉、结肠右静脉和回结肠静脉合成肠系膜上静脉入门静脉。左半结肠静脉经过乙状结肠静脉和结肠左静脉，成为肠系膜下静脉，在肠系膜下动脉外侧向上到十二指肠空肠由外侧转向右，经过胰腺后方入脾静脉，最后入门静脉。

手术操作的挤压可促使癌细胞进入血流，经回流静脉而播散。为了预防手术操作引起血流播散，大肠癌手术时，要求早期结扎癌灶所在肠段的回流静脉。

四、结肠的淋巴引流

结肠的淋巴系统主要与结肠的动脉伴行。结肠淋巴组织以回盲部最多，乙状结肠次之，肝曲和脾曲较少，降结肠最少，分为壁内丛、中间丛和壁外丛。

1. 壁内丛　包括结肠黏膜、黏膜下层、肌间和浆膜下淋巴丛。由小淋巴管互相交通，并与上方和下方的淋巴网相连，以围绕肠壁的交通为丰富，因此结肠癌易围绕肠壁环形蔓延而形成梗阻。

2. 中间丛　为连接壁内丛和壁外丛的淋巴管。

3. 壁外丛　包括肠壁外的淋巴管和淋巴丛。

结肠淋巴结分为四组：①结肠上淋巴结：位于肠壁肠脂垂内，沿结肠带最多，在乙状结肠最为显著；②结肠旁淋巴结：位于边缘动脉附近及动脉和肠壁之间；③中间淋巴结：位于结肠动脉周围；④中央淋巴结：位于结肠动脉根部及肠系膜上、下动脉周围，再引至腹主动脉周围腹腔淋巴结。肿瘤转移可沿淋巴网转移至不同的淋巴结，转移至不同组淋巴结其预后差异较大。

五、结肠的神经支配

结肠的神经为自主神经，含有交感神经和副交感神经两种纤维。右半结肠和左半结肠的神经供应有所不同。右半结肠由迷走神经发出的副交感神经纤维和由肠系膜上神经丛发出的交感神经纤维供应。由肠系膜上神经丛发出的神经纤维，随结肠动脉及其分支分布于右半结肠的平滑肌和肠腺。左半结肠由盆神经发出的副交感神经纤维和肠系膜下神经丛发出的交感神经纤维供应。交感神经有抑制肠蠕动和使肛门内括约肌收缩的作用。副交感神经有增加肠蠕动、促进分泌、使肛门内括约肌松弛作用。肠感受器很多是副交感神经，有牵张、触觉、化学和渗透压感受器。

（王立柱）

第二节　阑尾的局部解剖

一、阑尾的形态结构

阑尾（appendix）位于右髂窝部，其近端开口于盲肠，远端为盲端，在回盲瓣下方 2～3cm 处。阑尾外形呈蚓蚓状，其长短差异较大，一般长 6～8cm，直径 0.5～1.0cm，其内腔随年龄增大而缩小，一般在中年以后，特别是老年人，可发生部分或完全闭锁。阑尾起于盲肠根部，附于盲肠后内侧壁，三条结肠带的汇合点。因此，沿盲肠前面的结肠带向顶端追踪可寻到阑尾基底部，其体表投影约在脐与右髂前上棘连线的中外 1/3 交界处，临床上称为麦氏点（McBumey 点）。麦氏点是选择阑尾手术切口的标记点。阑尾炎时该处常有明显压痛，手术中寻找阑尾位置时只需沿着结肠带（特别是独立带）向下即能找到阑尾根部。

虽然阑尾根部比较固定，但是阑尾的末端变化比较大，常见的位置变化有六种类型：①盆位：最常见，约占41.3%，相当于 3～6 点位，阑尾伸入盆腔，其尖端可触及盆腔内肌或盆腔脏器。②盲肠后位：约占29.4%，相当于 9～12 点位，在盲肠或升结肠后方，髂腰肌前面，尖端向上，位于腹膜后。此种阑尾炎的临床体征轻，易误诊。手术显露及切除有一定难度。③回肠前位：约占28%，阑尾在回肠末部前方，相当于 0～3 点位，尖端指向上方。④盲肠下位：约占14.7%，相当于 6～9 点，尖端向右下。⑤盲肠外侧位：相当于 9～10 点，位于腹腔内，盲肠外侧。⑥回肠后位：相当于 0～3 点，但在回肠后方。双阑尾或阑尾先天缺如非常罕见。

阑尾属腹膜内位器官，包裹阑尾的腹膜沿管壁的一侧相遇而成双层的三角形系膜，称阑尾系膜，内有阑尾动脉、静脉走行。

二、阑尾的组织结构

阑尾的组织结构与结肠相似，阑尾黏膜由结肠上皮构成。阑尾壁有浆膜层、肌层、黏膜下层和黏膜层。其中，阑尾壁的环形肌在阑尾根部增厚，但在阑尾的其他部分肌层较薄。因此，阑尾发炎时，容易穿孔。正常阑尾黏膜上皮细胞能分泌少量（0.25～2mL/d）黏液。阑尾是一个淋巴器官，参与 B 淋巴细胞的产生和成熟，可起免疫监督作用。

三、阑尾的血液供应

阑尾动脉是一种无侧支的终末动脉，源自回结肠动脉发出的阑尾动脉，从回肠末端背面近阑尾基部进入阑尾，沿阑尾系膜游离缘走行，再分布到阑尾壁。阑尾动脉与盲肠动脉无吻合交通支，当血运障碍时，易导致阑尾缺血坏死。阑尾静脉与阑尾动脉伴行，最终回流入门静脉。当阑尾炎症时，菌栓脱落可引起门静脉炎和细菌性肝脓肿。

四、阑尾的淋巴引流

研究证明，阑尾是一个淋巴器官，参与 B 淋巴细胞的产生和成熟。黏膜和黏膜下层中含有丰富的淋巴组织。阑尾的淋巴组织在出生后 2 周就开始出现，12～20 岁时达高峰期，有 200 多个淋巴滤泡。以后逐渐减少，30 岁后滤泡明显减少，60 岁后完全消失。故切除成人的阑尾，无损于机体的免疫功能。阑尾的淋巴管与系膜内血管伴行，引流到回结肠淋巴结。阑尾黏膜深部有嗜银细胞，是发生阑尾类癌的组织学基础。

五、阑尾的神经支配

阑尾的神经由交感神经纤维经腹腔丛和内脏小神经分布而来，其传入神经与第 10 脊神经节相接，故当急性阑尾炎发病开始时，常有第 10 脊神经所分布的脐周围牵涉痛，属内脏性疼痛。

（王立柱）

第三节　肛门直肠的局部解剖

一、肛管的局部解剖

（一）肛门三角和肛尾韧带

肛门三角（anal triangle）是指以两坐骨结节为连线，向后至尾骨的三角形区域，习惯上亦称肛周，中间是肛门。肛门（anus）是消化道末端的开口，即肛管的外口，位于臀部正中线，在 Minor 三角之中。肛门平时紧闭呈前后纵形，排便时张开呈圆形，直径可达 3cm。肛门周围有很多放射状皱褶，当排便时肛门扩张，皱褶消失，便后肛门收缩时皱褶又复原，粪渣和细菌极易卷入皱褶内藏匿起来。所以，手术前消毒必须彻底。肛缘向后至尾骨尖之间，形成一个纵沟，即臀沟，深浅不一，深者易潮湿感染。肛门三角和尿生殖三角，合称会阴区。其前方皮下有会阴浅筋膜和会阴体肌，如果切断，则肛门向后移位。其后方臀沟下，肛缘向后至尾骨之间，有肛尾韧带（anococcygeal ligament），起固定肛门的作用。肛门后脓肿或肛瘘手术切开时/若切断肛尾韧带，可造成肛门向前移位，影响排便。因此，手术时尽量做放射状切口，以免损伤这些组织及皮肌纤维。肛门皮肤比较松弛而富有弹性，手术时容易牵起，因而切除过多肛门皮肤易造成肛门狭窄。肛门部神经丰富，感觉敏锐，手术时疼痛明显。

（二）肛管

肛管（anal canal）是消化道的末端，肛管上端止于齿状线并与直肠相接，向下向后止于肛门缘，因此，肛门缘到直肠末端的一段狭窄管腔称肛管，成人肛管平均长 3～4cm，平均 2.5cm。而外科通常将肛管的上界扩展到齿状线上 1.5cm 处，即肛管直肠环平面。手术中要特别注意保护肛管皮肤。我国成人肛管周长约 10cm，至少应保留 2/5，否则会造成肛门狭窄、黏膜外翻、腺液外溢。

1. 肛管分类　肛管分为解剖肛管和外科肛管。解剖肛管是指齿状线到肛门缘的部分，又称皮肤肛管或固有肛管。临床较常用，前壁较后壁稍短，成人长 3～4cm，无腹膜遮盖，周围有外括约肌和肛提肌围绕。外科肛管是指肛门缘至肛管直肠环平面（肛直线）的部分，又称肌性肛管或临床肛管。临床较少用，成人长（4.2±0.04）cm。外科学肛管实际上是解剖学肛管＋直肠柱区。Shafik 认为应把肛提肌内侧缘至齿状线的一段称为直肠颈，把齿状线至肛门一段称为解剖肛管，把直肠与直肠颈交界处，称为直肠颈内口，肛管外口称肛门。我们认为这种新分界方法比较合理，既能反映解剖特点，又能指导临床。

2. 肛管分界　肛管内腔面有四条线：肛皮线、肛白线、齿状线及肛直线。还有三条带：皮带位于肛白线与肛皮线之间；痔带位于齿状线与肛白线之间；柱带位于肛直线与齿状线之间。

（1）肛皮线：平常称肛门口、肛门缘，是胃肠道最低的界线。

（2）肛白线：又称 Hilton 线，是肛管中下部交界线，正对内括约肌下缘与外括约肌皮下部的交界处。指诊可触到一个明显的环形沟，此沟称为括约肌间沟（intermuscular groove）（亦称肛白线）。沟的宽度 0.6～1.2cm，距肛门口上方约 1cm，肉眼并不能辨认。行内括约肌松解术时，以此沟为标志，切开肛管移行皮肤，挑出内括约肌在明视下切断。肛管移行皮肤，切除过多，易致肛门狭窄，需要注意。临床上常用此沟来定位内外括约肌的分界。

（3）齿状线：在白线上方，距肛门缘 2～3cm。在肛管皮肤与直肠黏膜的交界处，有一条锯齿状的环形线，称为齿状线（dentate linea）或梳状线（pectinati linea）。此线是内外胚层的移行区，上下两方的上皮、血管、淋巴和神经的来源完全不同，是重要的解剖学标志。85% 以上的肛门直肠病都发生在齿状线附近，在临床上有重要意义。

1）上皮：齿状线以上是直肠，肠腔内壁覆盖黏膜，为覆层立方上皮；齿状线以下是肛管，肛管覆盖皮肤，为移行扁平或复层扁平上皮。齿状线以上的痔为内痔，以下的痔为外痔；齿状线以上的息肉、肿瘤附以黏膜，多数是腺瘤；齿状线以下的肿瘤附以皮肤，是皮肤癌等。

2）神经：齿状线以上的神经是内脏神经，没有明显痛觉，故内痔不痛，手术时为无痛区；齿状线以下的神经是躯体神经，痛觉灵敏，故外痔、肛裂非常痛，手术时为有痛区；凡是疼痛的肛门病都在齿状线下。

3）血管：齿状线以上的血管是直肠上血管，其静脉与门静脉系统相通；齿状线以下的血管是肛门血管，其静脉属下腔静脉系统。在齿状线附近，门静脉与体静脉相通。

4）淋巴：齿状线以上的淋巴向上回流，汇入腰淋巴结（内脏淋巴结）；齿状线以下的淋巴向下回流，经大腿根部汇入腹股沟淋巴结（躯体淋巴结）。所以，肿瘤转移，齿状线上向腹腔转移，齿状线下向大腿根部转移。

由此可见，齿状线是胚胎内、外胚层交汇的地方，所以几乎所有肛门、直肠先天性畸形（如锁肛等）都发生在齿状线。

齿状线还是排便反射的诱发区。齿状线区分布着高度特化的感觉神经终末组织，当粪便由直肠达到肛管后，齿状线区的神经末梢感觉到刺激，就会反射地引起内、外括约肌舒张，肛提肌收缩，使肛管张开，粪便排出。如手术中切除齿状线，就会使排便反射减弱，出现便秘或感觉性失禁。齿状线上下结构的区别见表 1-1。

表1-1 齿状线上、下结构的比较

区别点	齿状线上部	齿状线下部	临床应用
来源	内胚层、后肠	外胚层、原肠	肛管直肠分界
覆盖上皮	单层柱状上皮（黏膜）	覆层扁平上皮（皮肤）	皮肤黏膜分界
动脉来源	直肠上、下动脉	肛门动脉	与痔的好发部位有关
静脉回流	肠系膜下静脉（属门静脉系）	阴部内静脉（属下腔静脉系）	与痔的好发部位有关；与直肠癌转移至肝有关
淋巴引流	入腰淋巴结	入腹股沟淋巴结	肛管癌转移至腹股沟；直肠癌转移至腹腔内
神经分布	内脏神经（痛觉迟钝）	躯体神经（痛觉敏锐）	齿状线上为无痛区，齿状线下为有痛区

（4）肛直线：又称直肠颈内口，是直肠柱上端水平线，亦称 Herrmann 线，是直肠颈内口与直肠壶腹部的分界线，在肛管直肠环的平面上，又是肛提肌的附着处。通常是临床上扩展的肛管，它将肛管的上界延至齿状线以上 1.5cm 处。这一水平正是肛管直肠环水平，对于肛瘘手术有重要的临床意义。

3. 肛管皮肤　肛管皮肤特殊，上部是移行上皮，下部是鳞状上皮，表面光滑色白，没有汗腺、皮脂腺和毛囊，即"三无"皮肤。手术中被切除后，会形成肛管皮肤缺损、黏膜外翻和腺液外溢。

4. 肛管毗邻　肛管两侧为坐骨肛门窝，其前方男性有尿道和前列腺，女性有阴道，后方有尾骨。

5. 肛管形态结构　肛管形态结构包括肛柱、肛瓣、肛窦、肛乳头、肛腺等结构。

（1）肛柱（anal columns）：直肠下端缩窄，肠腔内壁的黏膜折成隆起的纵行皱襞，皱襞突出部分叫肛柱，又称直肠柱（rectal columns），有 8 ~ 10 个，长 1 ~ 2cm，宽 0.3 ~ 0.6cm，儿童比较明显。直肠柱是括约肌收缩的结果，在排便或直肠扩张时此柱可消失。

（2）肛瓣（anal valves）：两直肠柱底之间有半月形黏膜皱襞，叫肛瓣。有 6 ~ 12 个瓣，肛瓣是比较厚的角化上皮，它没有"瓣"的功能。

（3）肛窦（anal sinuses）：是肛瓣与两柱底之间形成的凹陷隐窝，又称肛隐窝（anal crypt）。即在肛瓣之后呈漏斗状的凹窝，口朝上向直肠腔内上方，窦底伸向外下方，深 0.3 ~ 0.5cm，有导管与肛腺相连，是肛腺分泌腺液的开口，在肛窦内储存，排便时直肠收缩肛腺液与直肠黏膜下肠腺液混合，润滑粪便，易于排出肛外。当大便干燥用力时擦破肛瓣，或腹泻时稀便进入肛窦内，发生肛窦炎，再经导管蔓延成肛腺炎，继而扩散至肛管直肠周围各间隙形成脓肿，或沿肛管移行皮肤向下蔓延破溃后发生肛裂，再向下蔓延形成裂痔，破溃后形成裂瘘。所以肛窦又是感染的门户。当行肛周脓肿和肛瘘手术时，应查看肛窦有无红肿、硬结、凹陷和溢脓，来确定原发感染肛窦内口。肛瓣和肛窦数目与直肠柱相同，多位于后正中部，所以 85% 的肛窦炎发生在后部。

（4）肛乳头（anal papillae）：是肛管与肛柱连接的部位，沿齿状线排列的三角形上皮突起，多为 2 ~ 6 个，基底部发红，尖端灰白色，大小不一，系纤维结缔组织。Schutte 认为其可能是外胚层遗迹，或是后天产生的。还有人说是肛膜消失的痕迹。当肛管处有感染、损伤及长期慢性刺激时，肛乳头可增生变大，形成肛乳头肥大或肛门乳头瘤，有人误认为息肉和外痔。正常的肛乳头不需要治疗，肛乳头肥大或肛门乳头瘤应积极治疗，肛裂手术时应一并切除。

为了帮助记忆，此部解剖犹如手掌和五指，手指像肛柱，指根连接处的指蹼像肛瓣，指蹼背面的小凹即为肛窦，掌指关节连成锯齿状线即为齿状线，比喻形象且便于理解。

（5）肛腺（anal gland）：是一种连接肛窦下方的外分泌腺体。连接肛窦与肛腺的管状部分叫肛腺导管。个体差异和自身变异很大，不是每一个肛窦都有肛腺，一般约有半数肛窦有肛腺，半数没有。成人 4 ~ 10 个，新生儿可达 50 个。多数肛腺都集中在肛管后部，两侧较少，前部缺如。5 岁以下儿童多呈不规则分布。肛腺开口于窦底，平时分泌腺液储存在肛窦内，排便时可起润滑粪便的作用。由于该处常有存积粪屑杂质，容易发生感染，引发肛窦炎。许多学者强调指出，肛窦炎是继发一切肛周疾病的祸根。95% 的肛瘘均起源于肛腺感染。

（6）栉膜：位于齿状线与括约肌间沟之间的环形平滑区，称为栉膜区，亦称梳状区。此区域内的肛管上皮组织及皮下结缔组织称为栉膜，亦称肛梳，1.0 ~ 1.5cm。栉膜病理增生所形成的纤维束称为栉膜带，亦称梳状带。栉膜带长 3 ~ 8mm，平均厚约为 2.68mm。在慢性炎症长期刺激下，栉膜带可发生纤维性缩窄硬化，称为肛门梳硬结。

6. 肛垫（anal cushion） 是直肠末端的唇状肉赘，肛管内齿状线上方有宽 1.5 ~ 2.0cm 的环状区。该区厚而柔软，有 12 ~ 14 个直肠柱纵列于此，为一高度特化的血管性衬垫，称为肛垫。肛垫是由扩张的静脉窦、平滑肌（Treitz 肌）、弹性组织和结缔组织构成。其出生后就存在，不分年龄、性别和种族，每一个正常人（既无痔的体征又无肛门症状者）在肛门镜检时均可见有数目不等和大小不一的肛垫凸现于肛腔内，多呈右前、右后、左侧三叶排列，它宛如海绵状结构，类似勃起组织。表面为单层柱状上皮与移行上皮，有丰富的感觉神经，是诱发排便的感觉中心，起到诱发排便感觉、闭合肛管、节制排便的作用。正常情况下肛垫疏松地附着在肛管肌壁上。当括约肌收缩时，它像一个环状气垫，协助括约肌维持肛管的正常闭合，是肛门自制功能的重要部分。其中 Treitz 肌厚 1 ~ 3mm，含有弹性纤维组织，对肛管直肠有重要支持作用，可防止黏膜脱垂。Treitz 是肛垫的网络和支持结构，它有使肛垫向上回缩的作用，如 Treitz 断裂支持组织松弛，肛垫回缩障碍，从原来固定于内括约肌的位置下降，使内痔脱出或痔黏膜糜烂并发出血，因而形成痔。1975 年，Thomson 在他的硕士论文中首次提出"肛垫"的概念，并认为因肛垫内动、静脉吻合血管调节障碍和 Treitz 肌退行性变性，而导致肛垫肥大后脱出即成内痔。根据这一新的观点，国内外学者设计了 Treitz 肌或肛垫保存根治术。注射硬化剂是硬化萎缩痔静脉，并使肛垫粘连固定内痔消失而愈。

二、直肠的局部解剖

直肠（rectum）是结肠的末端，位于盆腔内固定在盆腔腹膜的结缔组织中。上端平第三骶椎与乙状结肠相接。沿骶椎腹面向下，直达尾骨尖，穿骨盆底后，下端止于齿状线与肛管相连。成人的直肠长 12 ~ 15cm。

（一）直肠的形态结构

直肠并不是笔直的。直肠有两个弯曲，在矢状面上，沿着骶尾骨的前面下行形成向后突的弯曲，称直肠骶曲（sacral flexure of rectum），距肛门 7 ~ 9cm；下段绕尾骨尖向后下方在直肠颈，形成一突向前的弯曲，称为会阴曲（perineal flexure of rectum），距肛门 3 ~ 5cm。骶曲和会阴曲在此与肛管形成一个 90° ~ 100° 的角称肛直角（ARA），此角度对排便起重要作用。直肠上下端较狭窄，中间膨大，形成直肠壶腹（ampulla of rectum），是暂存粪便的部位。但是，有 1/3 的人没有宽阔部而呈管状。直肠的黏膜较为肥厚，在直肠壶腹部的黏膜有上、中、下三个半月形皱襞突入肠腔，襞内有环肌纤维，称直肠瓣（Houston 瓣）。直肠瓣自上而下多为左、右、左排列，左侧 2 个，右侧 1 个。它的作用是当用力排便时，可防止粪便逆流。上瓣位于直乙结合部的左侧壁上，距肛缘 11.1cm。中瓣又称 Kohlrausch 瓣，最大，位置恒定，壁内环肌发达，有人称为第三括约肌，位于直肠壶腹的右侧壁上，距肛缘 9.6cm，相当于腹膜返折平面，是检查和手术的标志。下瓣较小，位置不恒定，一般多位于直肠的左壁上，距肛缘 8cm。在做乙状镜和纤维结肠镜摘除息肉手术插镜时要注意狭窄部，直肠角沿两个弯曲进镜，到中瓣以上时，操作不能粗暴，否则造成肠穿孔，甚至并发腹膜炎。

（二）直肠组织结构

直肠壁的组织结构与结肠相同。直肠全层由内向外分为黏膜层、黏膜下层、肌层、外膜（浆膜）四层。

1. 黏膜层 分为黏膜、黏膜固有层、黏膜肌层（又称黏膜肌板），由 2 ~ 3 层纵行平滑肌构成。黏膜较厚，血管丰富。黏膜层存在肠腺，分泌腺液。固有层有小支静脉丛为子痔区，是消痔灵四步注射法的第三步。肌板层是 Treitz 肌，网络内痔静脉丛的一层。

2. 黏膜下层 此层极为松弛，易与肌层分离。内有疏松结缔组织，直肠上动、静脉。齿状线附近含丰富的窦状静脉丛。有直肠上动脉与内痔静脉丛，为母痔区，是消痔灵四步注射法的第二步。

3. 肌层 直肠的肌层为不随意肌，外层是纵行肌，内层是环行肌。内为直肠环行肌，在相当于耻骨直肠肌下缘平面形成逐渐增厚的内括约肌，向下延续至括约肌间沟（内括约肌最肥厚部分在齿状线上 0.5cm 至终末长约 1.5cm）。外为直肠纵行肌，向下分出一束肌肉，组成联合纵肌的内侧纵肌，进入外括约肌间隙，内侧纵肌是直肠黏膜下脓肿的通道。

4. 外膜　前壁、两侧壁有腹膜，其直肠外侧壁为浆膜层。其他部位的直肠外侧壁为结缔组织构成的外膜。

熟悉直肠全层的各层次是掌握消痔灵注射法治疗各期内痔的基本功之一。Ⅰ期内痔是齿状线上方黏膜下层的窦状静脉瘀血扩张。Ⅱ期内痔是黏膜下层痔团扩大，黏膜固有层也有痔变。Ⅲ期内痔是Ⅱ期内痔的扩大，上端已扩延到终末直肠的黏膜下层和黏膜固有层，下端已扩延齿状线下方的肛管。Ⅳ期内痔呈混合痔病变，其内痔已不再向上发展，向下发展是因联合纵肌的内侧和下行分支松弛，使内痔与肛门静脉串通。肛管和肛缘皮下有明显外痔团块（平时痔脱出肛外）。同时，熟悉直肠全层的各层次也是掌握吻合器痔上黏膜环切术（PPH 术）的基本要求。

（三）直肠的毗邻

直肠上前方有腹膜返折，男性有膀胱底、精囊和前列腺，女性有子宫。上后方为骶骨，直肠和骶骨之间有直肠深筋膜鞘，包括血管、神经和淋巴等，如直肠上动脉、骶前静脉丛、骶神经丛。直肠上两侧有输尿管，下前方在男性为前列腺，女性为子宫颈和阴道后壁，下后方有直肠后间隙，尾骨和耻骨直肠肌。在直肠与阴道之间有直肠阴道隔（septum rectovaginale）相隔。直肠的最末端被外括约肌深层及肛提肌围绕。因此，在注射硬化剂时，不能注射得太深、太多，否则会损伤前列腺发生血尿和尿痛，损伤阴道直肠隔会造成坏死或穿孔，发生直肠阴道瘘。

（四）直肠的系膜

直肠没有系膜，在大体解剖学中，"系膜（Meso）" 一词的定义是指悬吊肠管与腹后壁的双层腹膜而言，如横结肠系膜、乙状结肠系膜等。直肠前壁和侧壁有腹膜覆盖，其后壁紧接骶骨凹面，无腹膜悬吊，故无系膜。因此，"直肠系膜" 是直肠癌外科提出的一个专门术语，解剖学无直肠系膜这一名词。直肠系膜实际上是直肠周围筋膜，是指包绕直肠后方及两侧呈半环状的双层膜状结构，内含动脉、静脉、淋巴组织及大量的脂肪组织。由于骨盆的特殊结构，只在直肠的上 1/3 形成膜状结构，而中下 1/3 是从直肠的后方和两侧包裹着直肠，形成半圈 1.5～2.0cm 厚的结缔组织，临床外科称之为直肠系膜。后方与骶前间隙有明显的分界，上自第 3 骶椎前方，下达盆膈。Heald 等提出的全直肠系膜切除（total mesorectal excision，TME），是指从第 3 骶椎前方至盆膈直肠后方及双侧连系直肠的全部疏松结缔组织切除，直肠癌根治术又上了一个新台阶。

（五）直肠与腹膜的关系

直肠上 1/3 前面和两侧有腹膜覆盖；中 1/3 仅在前面有腹膜并返折成直肠膀胱陷窝（男）或直肠子宫陷窝（女），即 Douglas 腔。下 1/3 全部位于腹膜外，使直肠在腹膜内外各占一半，直肠后面无腹膜覆盖。腹膜返折部距离肛缘约 9.6cm，与直肠腔中段直肠瓣平齐。一般肛门镜的长度为 8～10cm，即据此设计而成。

（六）直肠侧韧带

"侧韧带（lateral ligament）" 通常是指连于直肠与盆侧壁之间的盆脏筋膜。1908 年 Miles 在论文中作为临床用语提出 "侧韧带" 一词，而不是解剖学用语。并记载 "从直肠侧壁向前外伸延，其先端到达膀胱颈部，具有 2～3cm 宽，包含直肠中动脉。不用结扎血管，钳夹切断结扎可到达肛提肌"。在女性此韧带分两层：一层在直肠后方，另一层在直肠和阴道之间。关于直肠 "侧韧带" 在解剖学上存在较大不同，Gray 解剖学曾提出筋膜沿直肠下动脉从盆后外壁伸展至直肠，由此命名为 "侧韧带"。从外科角度看，直肠 "侧韧带" 为基底位于盆腔侧壁、顶端进入直肠的三角结构。但 Jones 等研究 28 例尸体标本的盆腔中并无一般所指的直肠 "侧韧带" 结构。只有部分标本在直肠系膜与盆腔侧壁之间有不太坚固的结缔组织索带。索带距直肠肛管平面 0～10cm，中位高度 4cm；直肠下动脉及自主神经丛不参与该韧带的组成。研究表明，直肠系膜平面并无任何重要结构穿过，有时可见比较疏松的结缔组织索带，并不代表直肠"侧韧带"，而且经常缺如。另有学者认为，由于所有神经血管均为脂肪和纤维组织包绕，将直肠系膜向外侧牵拉时，直肠下动静脉、骶神经即构成所谓"直肠侧韧带"，如果没有手术分离过程的人为因素，人体中实际上并不存在此结构。而 Rutegard 等不同意此种说法，认为双侧的直肠"侧韧带"是存在的，其中均有神经、脂肪及纤维组织等。

（七）直肠的筋膜

无论是经腹腔还是经骶骨切除直肠，直肠后面都可以见到有一层筋膜包裹直肠和其周围脂肪组织。直肠癌根治手术过程中，这层筋膜是全直肠系膜切除重要的剥离平面。直肠周围结缔组织主要由 Denonvilliers 筋膜、Waldever 筋膜及直肠侧韧带组成，具有支持、固定直肠的作用。因各韧带、筋膜间均存在一定的间隙，其间有血管、神经和淋巴管在此通过。因此，掌握直肠的韧带与筋膜对完成保留性功能的直肠癌根治术至关重要。

1. Denonvilliers 筋膜　Denonvilliers 筋膜是腹膜融合形成的一层结缔组织膜，即腹膜会阴筋膜或称尿直肠隔。法国学者 Denonvilliers 首次描述在直肠与精囊腺之间有一层类似肉膜样的膜，故称 Denonvilliers，它是盆脏筋膜的增厚部分。Denonvilliers 筋膜很容易辨认，它下起自会阴筋膜（perinesal aponeurosis），向上与 Douglas 窝处的腹膜相连，然后向侧方与环绕血管和腹下丛结缔组织融合，该筋膜分两层，较厚的前叶附着在前列腺及精囊表面，后叶与直肠间有一层薄的疏松结缔组织。Moriya 认为，在直肠癌外科中必须将该筋膜切除。一些关于减少泌尿生殖功能损伤的研究认为，有些外科医生没有辨认出 Denonvilliers 筋膜的前叶，而是在其两叶之间进行解剖。女性的 Denonvilliers 筋膜较薄，不分层，向下呈楔状，形成直肠 - 阴道三角。但是 Ricc 则认为，Denonvilliers 筋膜在女性并不存在。仅在直肠阴道之间由盆内筋膜及肛提肌部分中线交叉纤维组成的松散的网状组织，楔状组织并不明显。因此，正确理解辨认 Denonvilliers 筋膜对于完成直肠癌根治手术有非常重要的意义。

2. Waldeyer 筋膜　盆腔的筋膜分为脏层和壁层两层，其中包绕直肠周围的脏层筋膜，称之为直肠深筋膜。在直肠后方的直肠深筋膜后面、骶尾骨的前面，紧贴骶骨的一层坚韧的壁层筋膜称为 Waldeyer 筋膜，即骶前筋膜。位于下部骶骨表面到直肠肛管交界部、无血管的非常强韧的结缔组织，是盆腔筋膜壁层增厚的部分。周围腹膜外直肠的后面借结缔组织与骶尾骨前面疏松结合，易钝性分离。该筋膜上方与骶骨附着紧密，但可用手指剥离；因骶中动脉和骶前静脉丛位于筋膜深面，剥离时可撕破这些血管引起难以控制的出血。Waldeyer 筋膜与直肠筋膜囊结合较松，该筋膜的下方变薄，再向下向前至肛 - 直结合部与直肠深筋膜连接，在骶骨前面横行切断此筋膜，直肠方可游离，不致在手术时自骶前将此筋膜分离过高，而损伤骶部副交感神经导致长期尿潴留。

三、肛管直肠周围肌肉

肛管直肠周围有两种功能不同的肌肉：一种为随意肌，位于肛管之外，即肛管外括约肌与肛提肌；另一种为不随意肌，在肛管壁内，即肛管内括约肌；中间肌层为联合纵肌，既有随意肌又有不随意肌纤维，但以后者较多。以上肌肉能维持肛管闭合及开放。这些肌肉可分为：肛管内括约肌、肛管外括约肌、肛提肌、耻骨直肠机、联合纵肌和肛管直肠环。

（一）肛管内括约肌

肛管内括约肌（internal anal sphincter, IAS）是直肠环肌延续到肛管部增厚变宽而成，为不随意肌，属于平滑肌，肌束为椭圆形。上起自肛管直肠环水平，下止括约肌间沟上方，长约 3cm，厚约 0.5cm，环绕外科肛管上 2/3 周，其下缘距肛缘为 1.0cm，受自主神经支配，肌内无神经节。只给很少能量就能维持长时间的收缩状态而不疲劳。

内括约肌借其平滑肌特有的延展性，使肛门充分松弛。它具有直肠环肌容易痉挛的特性，任何病理原因都能引起长时间的痉挛，长期痉挛就会发生内括约肌失弛缓症，导致出口梗阻型便秘，手术时切除部分内括约肌，才能治愈。内括约肌主要是参与排便反射、无括约肛门的功能，手术时切断不会引起排便失禁，且能因松解而消除内括约肌痉挛引起的术后剧痛。所以，做环痔分段结扎术和肛裂手术时必须切断，并可防止术后肛门狭窄。麻醉后肛门松弛，内括约肌下移，易误认为外括约肌皮下部。病理切片可鉴别，内括约肌是平滑肌，外括约肌皮下部是横纹肌。肉眼观察内括约肌为珠白色，后者为淡红色。

（二）肛管外括约肌

肛管外括约肌（external anal sphincter，EAS）被直肠纵肌和肛提肌纤维穿过分为皮下部、浅部和深部三部分。其属于横纹肌，为随意肌。围绕外科肛管一周，实际上三者之间的绝对分界线并不是非常清楚。受第2~4骶神经的肛门神经及会阴神经支配。其作用是在静止时呈持续性收缩，闭合肛管，防止外物进入，在排便时肌肉松弛，使肛管扩张，协助排便或随意控制，切断粪便，终止排便。

1. 皮下部　宽0.3~0.7cm，厚0.3~1.0cm。为环形肌束，位于肛管下方皮下，肛管内括约肌的下方。前方肌纤维附着于会阴中心腱，后方纤维附着于肛尾韧带。此肌被肛门皱皮肌纤维（联合纵肌分支纤维）贯穿，紧密地将外括约肌皮下部分隔成3~4小块肌肉。皱皮肌纤维止于肛缘皮下，此肌前部分纤维交叉与外括约肌浅部连接，后方较游离，无肌性和骨性连接。此肌束上缘与内括约肌下缘相邻，形成括约肌间沟，直肠指诊可摸到。外痔手术切开皮肤时，可见白色纵行致密纤维即皱皮肌，再切开皱皮肌纤维显露出外括约肌皮下部内缘，向上剥离，才能顺利地剥离出外痔血管丛，可减少手术中出血，肛瘘手术切断外括约肌皮下部，不会影响肛门括约肌的功能。

2. 浅部　宽0.8~1.5cm，厚0.5~1.5cm。在皮下部与深部之间，有直肠纵肌纤维使两者分开。位于外括约肌皮下部上方，内括约肌外侧，呈梭形围绕外科肛管中部，为椭圆形肌束。前方肌束与会阴浅横肌连接，止于会阴体；后方两股肌束止于尾骨，并参与构成肛尾韧带。外括约肌浅部与深部被联合纵肌分支纤维贯穿，手术时不易分清。需根据切开的宽度和深度判断外括约肌浅部是否切开。如同时切开两侧外括约肌浅部，虽不会致完全肛门失禁，但可产生肛门松弛。

3. 深部　宽0.4~1.0cm，厚0.5~1.0cm。位于浅部的外上方为环形肌束，环绕内括约肌及直肠纵肌层外部，其后部肌束的上缘与耻骨直肠肌后部接触密切。手术时切断一侧不会导致肛门失禁。前方肌束与会阴深横肌连接，止于两侧坐骨结节。

4. 三肌襻系统　根据肌束方向、附着点和神经支配不同，将肛门外括约肌分为三个U形肌襻，即尖顶襻、中间襻、基底襻，基本上得到学术界的公认。

（1）尖顶襻：为外括约肌深部与耻骨直肠肌融合而成，绕过肛管上部的后面，向前止于耻骨联合，由肛门神经（痔下神经）支配。

（2）中间襻：即外括约肌浅部，绕过肛管中部的前面，向后止于与尾骨尖，由第4骶神经的会阴支支配。

（3）基底襻：即外括约肌皮下部，绕过肛管下部的后侧面，向前止于近中线的肛门皮肤，支配神经为肛门神经。

三肌襻的重要生理作用表现在闭合肛管、蠕动性排便和单襻节制三个方面。

（1）闭合肛管：由于三个肌襻肌束方向的明显不同，收缩时三个肌襻各以相反的方向压缩和闭合直肠颈和固有肛管。

（2）蠕动性排便：由于三个肌襻各自的支配神经不同，故可以交替收缩，向下推移粪便，将粪便推出体外，如果要中断排便，则肛门外括约肌三肌襻可以产生逆行蠕动。

（3）单襻节制：由于肛门外括约肌的三个肌襻各自有其独立的附着点、肌束方向和支配神经，并且分别包在各自的筋膜鞘内，任何一个肌襻均能独立地执行括约功能，除非三个肌襻全部破坏，只要保留一个肌襻，就不会出现太便失禁，故有人提出了"单襻节制学说"。如果能够将三肌襻加以分离，单独切断其中任何一襻，对肛门自制功能并无严重影响。但有人对三肌襻学说持否定态度。

（三）肛提肌

肛提肌（levator ani muscle）是封闭骨盆下口的主要肌肉，为一四边形薄扁肌，左右合成漏斗状。由耻骨直肠肌、耻骨尾骨肌、髂骨尾骨肌三部分组成。

过去认为肛提肌由耻骨直肠肌、耻骨尾骨肌、髂骨尾骨肌三部分组成，是封闭骨盆下口的主要肌肉。近年来，有的学者提出，肛提肌主要是由耻骨尾骨肌和髂骨尾骨肌两部分组成。肛提肌左右各一，联合做成盆膈，是随意肌。上面盖以盆膈筋膜，使之与膀胱、直肠或子宫隔离；下面覆以肛门筋膜，并成为坐骨肛门窝的内侧壁。像一把倒置张开的伞，伞把相当于直肠，肛提肌像伞布呈扇形围绕骨盆下口。受第2~4骶神经的肛门神经及会阴神经的支配。其作用是两侧肛提肌联合组成盆膈，承托盆腔脏器。收缩时可提高盆底，压迫直肠帮助排便。保持肛管直肠的生理角度，增强肛门的括约功能。

1. 耻骨尾骨肌　简称耻尾肌，是肛提肌中最大、最重要的肌肉，也是盆底肌重要肌肉之一，起自耻骨弓的后面和肛提肌腱弓的前面，呈扇形向后、向内、向下绕尿道，前列腺或阴道，止于直肠下段和骶骨下部。耻骨尾骨肌又分为提肌板、肛门悬带两部分。

（1）提肌板：又分内、外两部，其内部称提肌脚，提肌脚的内缘呈U形，围成提肌裂隙，并与裂隙内的直肠颈，借裂隙韧带相连。提肌脚的后方有肛尾缝（ACR），是左右肛提肌缝纤维的交叉线。因此，两侧肛提肌，不是分隔独立的存在，而是呈"二腹肌"样，可同时收缩，肛尾缝在排便过程中起重要作用，因肛尾缝如同"宽紧带"一样。提肌脚收缩时变窄拉长，使提肌裂隙扩大，拉紧裂隙韧带，间接地开放直肠颈内口，使直肠膨大部内的粪便进入直肠颈内。

（2）肛门悬带：又称肛管悬带，因提肌板在提肌裂隙的周缘急转而下形成垂直方向的"肌轴"，故称肛门悬带。肛门悬带包绕直肠颈和解剖肛管，下端穿外括约肌皮下部，附着于肛周皮肤。提肌板收缩时肛门悬带相应地向外上方回缩，向上提并扩大直肠颈和解剖肛管。外括约肌皮下部，也被拉至内括约肌下端的外侧，肛门便张开，以利排便。

2. 髂骨尾骨肌　简称髂尾肌，起自髂骨内下方，闭孔内肌筋膜及坐骨棘。内侧和盆筋膜腱弓的后部，作扇形展开。其前部肌束，在肛尾缝处与对侧相连；中部肌束附着于肛门和尾骨之间的肌束，附着于髂骨下端。其向下、向后与对侧联合，组成盆膈的前部。

（四）耻骨直肠肌

耻骨直肠肌和肛提肌在结构上有区别，在功能上具有独特性，与肛肠疾病具有重要意义，所以，耻骨直肠肌从肛提肌分出来，成为独立的肌肉存在，作为专题研讨。

耻骨直肠肌是维持肛门自制的关键性肌肉，是肛门括约肌群中最重要的组成部分。其位于耻骨尾骨肌内侧面，联合纵肌的外侧，外括约肌深部上缘。它起自耻骨下支的背面，其肌纤维向后绕直肠中段两侧，在直肠后方会合。在外科肛管直肠交界处，与外括约肌深部，形成一个U形悬带，向前上方牵拉形成肛直肠角，对括约肛门有重要作用。

有的学者认为耻骨直肠肌是独立的肌肉，依据是：

（1）位置不同，耻骨直肠肌居耻尾肌下面，两者之间有间隔。

（2）肌纤维方向不同，耻尾肌呈漏斗状，耻骨直肠肌呈U形。

（3）形成结构不同，两侧耻尾肌纤维交叉形成肛尾缝，而耻骨直肠肌的两侧肌束直接连接。

（4）功能不同，耻尾肌收缩时扩大肛管，而耻骨直肠肌收缩时关闭肛管。

（5）神经支配不同，耻骨直肠肌由痔下神经支配，耻尾肌由第4骶神经会阴支支配。耻骨直肠肌的作用有两个方面：一方面它提托支持着肛管直肠，使肛管直肠固定于一定位置和角度，对粪便下降起着机械屏障作用。另一方面它收缩可将肛管向外、向上提拉，使肛管张开，粪便排出；它舒张可使肛管紧闭，暂时使粪便蓄存，从而随意控制排便。若术中误伤耻骨直肠肌，可发生肛管后移、肛门失禁和直肠脱垂。所以，手术中不能切断耻骨直肠肌。

（五）联合纵肌

联合纵肌是肌性纤维组织，其中含有平滑肌、横纹肌和弹力纤维。平滑肌纤维来自直肠壁外层纵肌，横纹肌纤维来自耻骨直肠肌。联合纵肌呈纵行位于内、外括约肌间隙，成人长2~3cm，宽0.2cm。联合纵肌分出：内侧分支纤维、下行分支纤维和外侧分支纤维。以网状肌性结缔组织纤维，将外科肛管各部分连接成一个整体功能性器官。

1. 内侧分支　呈扇状走向。以齿状线平面为界，又分为内上支和内下支。

（1）Treitz 韧带：是联合纵肌的内上分支纤维，曾用过"肛门黏膜肌上行纤维"和"黏膜下肌"等名称，但定名不够准确，易与黏膜肌层混淆。Treitz 曾具体描述此韧带的定位和走向，比较准确，故命名为 Treitz 韧带。此韧带来自联合纵肌的分支纤维，呈扇状穿过内括约肌入黏膜下层，与黏膜层连接，以右前、右后、左侧比较致密，其作用是固定直肠末端各层组织。此韧带纤维之间含有丰富的窦状静脉。当便秘和排便时间过长，使直肠内压增高，粪便通过直肠末端狭窄部，引起黏膜下移，Treitz 韧带松弛撕裂使窦状静脉瘀血扩张而形成内痔。

（2）肛管悬韧带：又称肛管皮肤外肌、黏膜肛管悬韧带。Parks 于 1956 年曾提出此肌纤维分为上、下两部分，上部为黏膜下纤维，即 Treitz 韧带，下部为肛管上皮下纤维，即肛管悬韧带，故亦名为 Parks 韧带。长期以来对栉膜争论不休，实际上栉膜就是肛管皮肤和肛管悬韧带。肛管悬韧带是由联合纵肌分支纤维构成，位于肛管皮肤和内括约肌之间，上端与 Treitz 韧带连接，下端与括约肌间隔连接。呈白色肌性结缔组织，成人长约 1.5cm，厚 0.1cm。此纤维是由贯穿内括约肌分支纤维和括约肌间隔逆行向上呈扇状分布于肛管皮下的纤维共同组成。对连接、固定肛管上皮和内括约肌有重要作用。Ⅲ 期内痔此韧带松弛而发展到齿状线以下成混合痔。

2. 下行分支　有括约肌间隔纤维和皱皮肌。

（1）括约肌间隔纤维：是联合纵肌末端向内括约肌下缘与外括约肌皮下部之间分出的致密分支纤维。对肛管上皮有固定作用。此间隔纤维松弛时，可使内痔发展到 Ⅲ 期。

（2）皱皮肌：联合纵肌下行呈扇状分支纤维，以多束纤维贯穿外括约肌皮下部，将皮下部分成 3～5 块，其纤维止于肛门皮下。皱皮肌有协助括约肌闭合肛口的作用。外观上可见肛口皮肤两侧有数条放射状皱襞，婴幼儿较明显。皱襞消失则有 Ⅲ 期、Ⅳ 期内痔或混合痔。

3. 外侧分支　其纤维穿入耻骨直肠肌，外括约肌深部和浅部，将深部和浅部网状交织，难以分开，并以纤维筋膜包绕耻骨直肠肌和外括约肌。外侧分支纤维延伸到坐骨直肠间隙的脂肪组织内。

联合纵肌及其分支纤维的作用，是参与和辅助外科肛管的功能。

（1）固定肛管：由于联合纵肌分布在内、外括约肌之间，把内外括约肌、耻骨直肠肌和肛提肌联合箍紧在一起，并将其向上外方牵拉，所以就成了肛管固定的重要肌束。如联合纵肌松弛或断裂，就会引起肛管外翻和黏膜脱垂。所以，有人将联合纵肌称为肛管的"骨架"。

（2）协调排便：联合纵肌把内、外括约肌和肛提肌连接在一起，形成排便的控制肌群：这里联合纵肌有着协调排便的重要作用：虽然它本身对排便自控作用较小，但内、外括约肌的排便反射动作都是依赖联合纵肌完成的。所以，联合纵肌在排便过程中起着统一动作、协调各部的作用，可以说是肛门肌群的枢纽。

（3）疏导作用：联合纵肌分隔各肌间后在肌间形成了间隙和隔膜，这就有利于肌群的收缩和舒张运动，但也给肛周感染提供了蔓延的途径。联合纵肌之间共有四个括约肌间间隙，最内侧间隙借内括约肌的肌纤维与黏膜下间隙交通。最外侧间隙借外括约肌中间襻内经过的纤维与坐骨直肠间隙交通。内层与中间层之间的间隙向上与骨盆直肠间隙直接交通。外层与中间层之间的间隙向外上方与坐骨直肠间隙的上部交通。所有括约肌间间隙向下均汇总于中央间隙。括约肌间隙是感染沿直肠和固有肛管蔓延的主要途径。

（六）肛管直肠环

肛管直肠环（anorectal ring）是由肛管外括约肌浅部、深部、肛管内括约肌、耻骨直肠肌、联合纵肌环绕肛管直肠连接处所形成的肌环。肛管直肠环在临床检查、手术治疗上十分重要。此环后侧较前方发达，前部比后部稍低。指诊时，此环后侧及两侧有 U 形绳索感。维持肛门的自制功能，控制排便。平时，肛管直肠环处于收缩状态，排便时松弛，便后又收缩回去。手术时切断外括约肌浅部，又切断肛管直肠管环，可引起完全性肛门失禁（干便、稀便和气体均不能控制）。所以，手术治疗高位肛瘘，主管道穿过肛管直肠环上方时，采用橡皮筋挂线术，可避免肛门失禁的后遗症。

四、肛管直肠周围间隙

肛管直肠周围有许多潜在性间隙，是感染的常见部位。间隙内充满脂肪结缔组织，神经分布很少，容易感染发生脓肿。在肛提肌上方的间隙（高位）有骨盆直肠间隙、直肠后间隙、黏膜下间隙等，形成的脓肿称为高位脓肿。在肛提肌下方的间隙（低位）有坐骨直肠间隙和肛管后间隙、皮下间隙等，形成的脓肿称为低位脓肿。

（一）肛提肌上间隙（高位间隙）

1. 骨盆直肠间隙　在直肠两侧与骨盆之间，左右各一。位于肛提肌之上。上为盆腔腹膜，下为肛提肌，前面在女性以阔韧带为界，在男性以膀胱和前列腺为界，后面是直肠侧韧带。由于该间隙位置高，处于自主神经支配区，痛觉不敏感，所以感染化脓后，症状比较隐蔽，常常不易被发现，容易误诊。必须行直肠指诊，可触到波动性肿块而确诊。脓液可通过括约肌间隙至中央间隙，进而至坐骨肛管间隙发生脓肿。左右间隙无交通。

2. 直肠后间隙　直肠后间隙又称骶前间隙。位于上部直肠深筋膜与骶前筋膜之间，上为腹膜返折部，下为肛提肌，前为直肠，后为骶前筋膜。间隙内含有骶神经丛，交感神经支及骶中与痔中血管等。其上方开放，脓液可向腹膜后扩散。此间隙与两侧骨盆直肠间隙相通、与直肠侧韧带相邻。脓液可向骨盆直肠间隙蔓延，形成高位马蹄形脓肿。

3. 直肠黏膜下间隙　位于齿状线上的直肠黏膜下层与直肠环肌之间。间隙内有痔静脉丛、毛细淋巴丛和痔上动脉终末支等。直肠黏膜脱垂点状注射硬化剂在此间隙内，可使痔静脉丛硬化萎缩，使黏膜与肌层粘连固定。感染后可形成黏膜下脓肿，发生脓肿时症状不明显，指诊可触到突向肠腔有波动的肿块。

（二）肛提肌下间隙（低位间隙）

1. 坐骨直肠间隙　亦称坐骨肛门窝。位于直肠与坐骨结节之间，左右各一。上为肛提肌、下为肛管皮下间隙，内侧为肛门括约肌，外侧为闭孔内肌，前侧为会阴浅横肌，后侧为臀大肌。左右间隙在肛门后方与肛管后深间隙有交通。发生脓肿时可向肛管后深间隙蔓延，形成 C 形脓肿，此间隙最大，可容纳 60mL 脓液，若超过 90mL，提示已蔓延至对侧形成马蹄形脓肿，或提示向上穿破肛提肌进入骨盆直肠间隙形成哑铃形脓肿。

2. 肛管后间隙　位于肛门及肛管后方，以肛尾韧带为界将此间隙分为深、浅两个间隙，与两侧坐骨直肠间隙相通。

（1）肛管后深间隙：位于肛尾韧带的深面，上为肛提肌、下为外括约肌浅部，与两侧坐骨肛管间隙相通，发生脓肿时可形成低位马蹄形脓肿。

（2）肛管后浅间隙：位于肛尾韧带的浅面与肛管皮下之间。此间隙常是因肛裂引起皮下脓肿的位置，感染时只限于皮下组织内，不向其他间隙蔓延，不影响坐骨直肠间隙和肛管后深间隙。

3. 肛管前间隙　位于肛门及肛管前方，又可分为肛管前深、浅两个间隙。

（1）肛管前深间隙：位于会阴体肌深面，下为外括约肌浅部附着于会阴体肌和中央腱处，上界可伸展于直肠阴道隔，后为外括约肌浅部，成为尿生殖器隔。此间隙后侧与两侧坐骨肛管间隙相通，故可发生前马蹄形脓肿。如前、后同时发生马蹄形脓肿，可以称为环形脓肿。临床少见。一旦发生应与急性坏死筋膜炎做鉴别。

（2）肛管前浅间隙：位于会阴体肌浅面，感染只限于前浅间隙，不蔓延。

4. 皮下间隙　位于外括约肌皮下部与肛周皮肤之间。该间隙内有皱皮肌、外痔静脉丛及脂肪组织。间隙向上与中央间隙相通，向外与坐骨直肠间隙直接连通。

5. 括约肌间隙　位于联合纵肌的内、外括约肌之间。所有括约肌间隙向下均汇总于中央间隙。括约肌间隙是感染沿肛管扩散的重要途径。

6. 中央间隙　位于联合纵肌下端与外括约肌皮下部之间，环绕肛管上部一周。该间隙向外通坐骨直肠间隙，向内通黏膜下间隙，向上通括约肌间隙。Shafik 提出中央间隙感染的新概念，即肛周脓肿和肛瘘形成的第一阶段是在中央间隙内先形成中央脓肿，脓肿继沿中央腱各纤维隔蔓延各处，形成不同部位的肛周脓肿或肛瘘，向下至皮下间隙形成皮下脓肿，向内形成瘘管入肛管，向外至坐骨直肠间隙引起坐骨肛门窝脓肿，向上经括约肌间隙形成括约肌间脓肿，脓液可沿此间隙上达骨盆直肠间隙，引起骨盆直肠间隙脓肿。在临床上，中央脓肿常易被误诊为皮下脓肿。故中央间隙与肛周感染的蔓延方向有重要关系。

五、肛管直肠周围血管

（一）动脉

肛管直肠血管主要来自直肠上动脉、直肠下动脉、骶中动脉和肛门动脉。其动脉之间有丰富的吻合支。直肠上动脉和骶中动脉是单支，直肠下动脉和肛门动脉左右成对。即：

1. 直肠上动脉（痔上动脉）　它来自肠系膜下动脉，是肠系膜下动脉的终末血管，是直肠血管最大、最主要的一支，在第 3 骶骨水平与直肠上端后面分为左右两支。循直肠两侧下行，穿过肌层到齿状线上方黏膜下层，分出数支在齿状线上方与直肠下动脉、肛门动脉吻合。齿状线上右前、右后和左侧有三个主要分支，传统观点认为是内痔的好发部位。直肠上动脉左、右支之间没有肠壁外吻合，形成直肠乏血管区，被认为是直肠低位前切除时肠瘘发生率高的原因。

2. 直肠下动脉（痔中动脉）　位于骨盆两侧，来自髂内动脉，在腹膜下向前内行，在骨盆直肠间隙内沿直肠侧韧带分布于直肠前壁肌肉，在黏膜下层与直肠上动脉、肛门动脉吻合。通常有两个或几个分支，直肠下动脉主要供血给直肠前壁肌层和直肠下部各层。动脉管径一般很小（0.1~0.25cm），断裂后不致引起严重出血，但有 10% 的病例出血也很剧烈，故手术时也应予以结扎。

3. 肛门动脉（痔下动脉）　起自阴部内动脉，在会阴两侧，经坐骨直肠间隙外侧壁上的 Alcock 管至肛管，主要分布于肛提肌、内外括约肌和肛周皮肤，也分布于下段直肠。肛门动脉可分成向内、向上、向后三支。各分支通过内外括约肌之间或外括约肌的深浅两部之间，到肛管黏膜下层与直肠上、下动脉吻合。坐骨直肠间隙脓肿手术时，常切断肛门动脉分支，因其细小，一般不会引起大出血。

4. 骶中动脉　来自腹主动脉，由腹主动脉分叉部上方约 1cm 处的动脉后壁发出，沿第 4~5 腰椎和骶尾骨前面下行，紧靠骶骨沿直肠后面中线下行至尾骨。有细小分支到直肠，与直肠上、下动脉吻合。血液供应微小，对肛门直肠的血供不是主要的。日本报道：直肠上动脉、直肠下静脉和肛门动脉的终末走向都集中在齿状线附近。直肠上动脉终末血管分支与齿状线上方的窦状动脉直接吻合。窦状静脉丛的血液成分主要是动脉血，窦状静脉瘀血扩张是内痔发生的血管学基础。

（二）静脉

肛管直肠静脉与动脉并行，以齿状线为界分为两个静脉丛：痔上静脉丛和痔下静脉丛，分别汇入门静脉和下腔静脉。痔上、下静脉丛在肛门白线附近有许多吻合支，使门静脉与体静脉相通。程序如下所示：①痔上静脉丛→直肠上静脉→肠系膜下静脉→脾静脉→门静脉；②痔下静脉丛→肛门静脉→阴部内静脉→髂内静脉→下腔静脉。

1. 痔内静脉丛　又叫直肠上静脉丛。在齿状线上方，为窦状静脉丛，起于黏膜下层内微小静脉窦，汇集直肠黏膜的静脉，形成数支小静脉，至直肠中部穿过肌层，汇入直肠上静脉入门静脉。这些静脉无瓣膜，不能阻止血液逆流。因此，穿过肌层时易受压迫而瘀血扩张，这是形成痔的内在因素。该静脉丛在右前、右后、左侧三处比较丰富，是内痔的原发部位，俗称母痔区。另外，还有 3~4 个分支，是继发内痔的部位，称子痔区。在直肠上静脉丛发生的痔，称内痔。

2. 痔外静脉丛　又叫直肠下静脉丛。在齿状线下方，肛门皮下组织内，沿外括约肌外缘形成边缘静脉干，汇集肛管静脉。其上部汇入直肠下静脉，入髂内静脉；下部汇入肛门静脉，入阴部内静脉，最后入下腔静脉。由直肠下静脉丛发生的痔，称外痔。

近年来，痔的血液成分研究表明：内痔血液是动脉血，与直肠上静脉无静脉瓣和门脉高压无关。内痔"静脉扩张"的病因学说，遭到某些人的否认。

六、肛管直肠淋巴引流

肛门直肠的淋巴引流亦是以齿状线为界，分上、下两组。在齿状线上方，起于直肠和肛管上部，流入腰淋巴结，属于上组。在齿状线下方起于肛管和肛门，流入腹股沟淋巴结，属于下组。

（一）上组

在齿状线上，汇集直肠和肛管上部淋巴管，包括直肠黏膜、黏膜下层、肌层、浆膜下以及肠壁外淋巴网。经壁外淋巴网有向上、向两侧、向下三个引流方向：

（1）向上至直肠后淋巴结，再到乙状结肠系膜根部淋巴结，沿直肠上动脉到肠系膜下动脉旁淋巴结，最后到腰部淋巴结，这是直肠最主要的淋巴引流途径。

（2）向两侧在直肠侧韧带内经直肠下动脉旁淋巴结引流到盆腔侧壁的髂内淋巴结。

（3）向下穿过肛提肌至坐骨直肠间隙，沿肛门动脉、阴部内动脉旁淋巴结到达髂内淋巴结。

（二）下组

在齿状线下，汇集肛管下部、肛门和内外括约肌淋巴结。起自皮下淋巴丛，互相交通。有两个引流方向：向周围穿过坐骨直肠间隙沿闭孔动脉旁引流到髂内淋巴结；向下外经会阴及大腿内侧下注入腹股沟淋巴结，最后到髂外或髂总淋巴结。

淋巴回流是炎症蔓延、肿瘤转移的主要途径，上、下组淋巴的回流是完全不一样的。直肠炎症和肿瘤，多向内脏淋巴结蔓延和转移。肛门炎症和肿瘤，多向腹股沟淋巴结蔓延和转移。两组淋巴网有吻合支，彼此相通。因此，直肠癌有时可转移到腹股沟淋巴结。

肛门括约肌和肛门周围皮肤，向两侧扩散。在男性可侵及肛提肌、髂内淋巴结、膀胱底和精囊、前列腺。在女性可侵及直肠后壁、子宫颈和周围韧带，向上蔓延侵及盆腔腹膜，结肠系膜及左髂总动脉分叉处的淋巴结，即腹腔转移。

因此，肛管直肠癌根治术，应考虑注意清除腹股沟淋巴结、盆内淋巴结、直肠周围及部分结肠淋巴结。

七、肛管直肠神经支配

（一）直肠神经

直肠神经为自主神经。以齿状线为界，齿状线以上，由交感神经与副交感神经双重支配，称无痛区。

1. 交感神经　主要来自骶前（上腹下）神经丛。该丛位于骶前，腹主动脉分叉下方。在直肠深筋膜外形成左右两支，向下走行到直肠侧韧带两旁，与来自骶交感干的节后纤维和第 3～4 骶神经的副交感神经形成盆（下腹下）神经丛。骶前神经损伤可使精囊、前列腺失去收缩能力，不能射精。

2. 副交感神经　对直肠功能的调节起主要作用，来自盆神经，含有连接直肠壁便意感受器的副交感神经。直肠壁内的感受器在直肠上部较少，愈往下部愈多，直肠手术时应予以注意。第 2～4 骶神经的副交感神经形成盆神经丛后分布于直肠、膀胱和海绵体，是支配排尿和阴茎勃起的主要神经，所以亦称勃起神经。在盆腔手术时，要注意避免损伤。

（二）肛管神经

齿状线以上的肛管及其周围结构主要由阴部内神经的分支支配。位于齿状线以下，其感觉纤维异常敏锐，称有痛区。主要分支有肛门神经、前括约肌神经、会阴神经和肛尾神经。在这组神经中，对肛门功能起主要作用的是肛门神经。肛门神经起自阴部神经（S$_2$～S$_4$ 后支组成），与肛门动脉伴行，通过坐骨肛门窝，分布于肛提肌、外括约肌以及肛管皮肤和肛周皮肤。

肛管和肛周皮肤神经丰富，痛觉敏感，炎症或手术刺激肛周皮肤，可使外括约肌和肛提肌痉挛收缩，引起剧烈疼痛。因此，有人夸张地说："宁上老山前线，不去肛肠医院。"肛门部手术应尽量减少皮肤和外括约肌损伤，减少缝线、结扎或钳夹等刺激，以免手术后疼痛。肛周浸润麻醉时，特别是在肛管的两侧及后方要浸润完全。肛门神经是外括约肌的主要运动神经，损伤后会引起肛门失禁。

（王立柱）

第二章

直肠、肛门病常用的检查方法

第一节　全身检查

肛门直肠疾病虽然表现为局部病变，但与人体各脏器密切相关。其中不少疾病有明显的全身变化，例如：痔核长期便血可引起贫血症状；肺部活动性结核可同时并有结核性肛瘘等。所以肛门直肠病的诊查，必须要重视局部和全身症状，综合分析而下结论。

一、望诊

在做腹部望诊前，应嘱患者排空膀胱，取低枕仰卧位，两手自然置于身体两侧，全腹要暴露完全，上自剑突，下至耻骨联合，躯体其他部分应遮盖，暴露时间不宜过长，以免腹部受凉引起不适。光线宜充足而柔和，检查者应从两个方向对患者进行检查：①站在患者的头侧，这有利于观察腹部是否对称、呼吸运动、表面器官的轮廓、肿块、肠型或蠕动波；②站立于患者的右侧，由上而下地观察腹部，有时为了检查出细小的隆起或蠕动波，检查者应蹲下，将视线降低至腹平面，从侧面切线位进行观察。检查者还需特别注意的是检查环境和自己手指的温度，因为寒冷的环境和用冰冷的手检查腹部时，会引起患者腹部肌肉反射性痉挛，导致诊断错误。

大肠的腹部望诊与一般腹部望诊大同小异，只是侧重点不同，特别需注意的有腹部外形、腹壁皮肤、胃肠型和蠕动波等。

（一）腹部外形

首先你要知道什么是正常的腹部外形，它是以健康成年人平卧时，前腹壁是否与肋缘至耻骨联合位于同一平面或略低于此平面，这成为腹部平坦；前腹壁稍高于肋缘与耻骨联合的平面，称为腹部饱满，常见于肥胖者或小儿；前腹壁稍低于肋缘与耻骨联合的平面，称为腹部低平，多见于消瘦者或老年人。如果不属于上述3种情况则为异常。

1. 腹部膨隆　平卧时前腹壁明显高于肋缘与耻骨联合的平面，外观呈凸起状，称腹部膨隆，又可分为以下几种。

（1）全腹膨隆：腹部呈球形或椭圆形，常见于下述情况：①腹腔积液，当腹腔内有大量液体时称为腹水，由于液体具有流动性，平卧位沉于腹腔两侧，致腹部扁而宽，腹横径大于胸廓横径，临床上称之为蛙腹，当有大量腹水时可致腹内压增高，此时可见脐部突出，重者可致脐疝，此点可与肥胖正常人相区别，后者也有全腹膨隆，但他（她）们的脐部是凹陷的。腹水可见于肝硬化门脉高压症、腹膜癌转移（肝癌、卵巢癌多见）、结肠癌晚期、胰源性腹水或结核性腹膜炎等。当炎症或肿瘤侵及腹膜时，腹部常呈尖凸型，称为尖腹；②腹内积气，胃肠道内大量积气也可引起全腹膨隆，此时腹部也呈球形，但改变体位时其形状无明显变化，临床见于各种原因引起的肠梗阻或肠麻痹，还可见于中毒性巨结肠。

（2）局部膨隆：多由腹腔内病变或腹壁上肿块所致。腹腔内病变致局限性膨隆常见原因为脏器肿大、腹内肿瘤或炎性包块，不同部位的膨隆所提示疾病也不同，如上腹中部膨隆常见于肝左叶肿大、胃癌、胰头肿瘤或囊肿。右上腹膨隆常见于肝大、胆囊疾患（结石、肿瘤等）及结肠肝曲肿瘤等。左上腹膨隆常见于脾肿大、结肠脾曲肿瘤。右下腹膨隆常见于克罗恩病、回盲部结核及肿瘤及阑尾周围脓肿等。左下腹膨隆见于降结肠及乙状结肠肿瘤等。腹壁上的肿块多为皮下纤维瘤、脂肪瘤和脓肿所致，那么怎样判断其膨隆是在腹腔内抑或腹壁上，鉴别方法是嘱患者做仰卧起坐或做曲颈抬肩动作，使腹壁肌肉紧张，如肿块更加明显，说明肿块在腹壁上，反之如果变得不明显或消失，则说明肿块在腹腔内。

2. 腹部凹陷　仰卧时前腹壁明显低于肋缘与耻骨联合的平面，称腹部凹陷，亦可分为全腹和局部凹陷。

（1）全腹凹陷：严重时前腹壁几乎贴近脊柱，肋弓、髂嵴和耻骨联合显露，使腹外形如同舟状，称为舟状腹，见于重度脱水、甲状腺功能亢进症、结核病、晚期恶性肿瘤等慢性消耗性疾病，另外早期急性弥漫性腹膜炎可引起腹肌痉挛性收缩也可导致全腹凹陷。

（2）局部凹陷：多由于手术后瘢痕收缩所致。

（二）腹壁皮肤

1. 皮疹　不同类型的皮疹常提示不同的疾病，需特别注意的是伤寒的玫瑰疹，它是在患者发热后第 6d 首先出现在腹部的充血性椭圆形皮疹，对伤寒的诊断极具意义。

2. 瘢痕　对诊断和鉴别诊断也很有帮助，特别是某些特定部位的手术瘢痕，常提示患者的手术史，如右下腹阑尾切口瘢痕标志有阑尾手术史，右上腹直肌旁切口瘢痕标志有胆囊手术史。

（三）胃肠型和蠕动波

正常人腹部一般看不到胃和肠的轮廓及蠕动波形，只有当肠道发生梗阻时，梗阻近端的胃或肠段才显出各自的轮廓，称为胃型或肠型，如同时伴有该部位的蠕动加强，则可以看到蠕动波。肠梗阻时可看到肠蠕动波，小肠梗阻所致的蠕动波多见于脐部，而结肠远端梗阻时，其宽大的肠型见于腹部周边。

（四）呼吸运动

正常时男性及小儿以腹式呼吸为主，女性则以胸式呼吸为主。当有腹膜炎症、急性腹痛和大量腹水时，可致腹式呼吸减弱。

二、闻诊

医师通过鼻的嗅觉分辨分泌物和脓液的气味帮助诊断。恶臭的脓汁多为大肠埃希菌感染，分泌物多有臭味，往往是急性炎症，少而无味为慢性炎症。分泌物恶臭伴有脓血便，应考虑肠道内癌变。听声音，如肛门脓肿患者毒素吸收、高热，可有谵语、狂言。肛门癌患者剧烈疼痛，可有呻吟呼号。实证多声高气粗，虚证多声低气微。直肠癌晚期肠腔出现不完全梗阻时，则听诊可闻及气过水声。

三、问诊

问诊在肛门疾病中占有很重要的位置。通过问诊了解病史，可帮助分析诊断。如肛瘘在肛门周围有多个外口，要问哪一个外口先破溃化脓的。通过原发外口可查到主管与内口。问脓腔初启破溃或前次手术时间，可根据时间长短来判断脓肿部位的深浅。时间长表明部位深，反之脓肿浅表。问患者既往有无结核疾患、出血素质及过敏史等，对决定治疗方案有帮助。此外，了解患者有无高血压和血液系统的疾患，尤其是凝血机制的障碍，以防手术中术后发生意外和出血。对严重的心肺疾患者和老年患者，通过问诊选择麻醉方法。如心电图提示窦性心律过速，麻醉剂最宜选择利多卡因。对胃肠疾病，如腹泻1d 2 次以上，或习惯性便秘等要注意通过问诊了解后，选择适当的手术时期和治疗方法。对高热、肛门灼痛，但肛门红肿热痛局部症状不明显的患者，要考虑到直肠周围有无深部脓肿。反复低热，肛门局部流稀薄脓液，如米泔水样，要考虑到结核性肛瘘。对长期原因不明的黏液便，不仅要考虑到溃疡性结肠炎，还要考虑到阿米巴疾病。对老年男性患者伴有慢性前列腺炎和前列腺增生的患者，要注意术后防止尿潴留。妇女月经期不宜手术，以防感染出血。

四、切（叩、触）诊

通过切脉和物理检查，来了解患者全身各部情况。

1. 切脉　主要通过切脉了解患者全身的虚实情况。脉沉细无力者多为虚证；脉弦有力者多为实证。脉紧多为寒证和痛证；脉数有力多为热证，脉数无力多见于贫血、体弱和阴虚内热、低烧者。

2. 物理检查　对患者心、肺、肝、脾、肾，通过心电图、X线透视、超声、实验室检查和听诊、血压检查等，可以确定和排除血管和脏器性病变。对既往有心脏病、肝病、肺结核、高血压等患者，手术前必须进行详细的检查，以决定治疗方案。X线摄片，可以了解和排除直肠、结肠有无狭窄、憩室、息肉和肿瘤。肛瘘碘油造影，可帮助了解瘘管走行方向和内口的位置，以及与肛周肌肉、骶骨和盆骨的关系，其次血尿便等实验室检查，对了解病情有一定的帮助，不可忽视。

（王立柱）

第二节　检查体位

检查肛门直肠时，为了利于检查，暴露病变位置，临床上常采用不同的体位。而不同体位各有其优缺点，可根据患者具体情况，身体条件，选用某种体位。

一、侧卧位

患者侧卧，两腿屈起。这是检查肛门直肠疾病和治疗的最常用体位。多用于内痔注射，切开浅部脓肿，以及不能起床、有疼痛和关节活动障碍和心脏病患者，最为适合（图 2 - 1）。

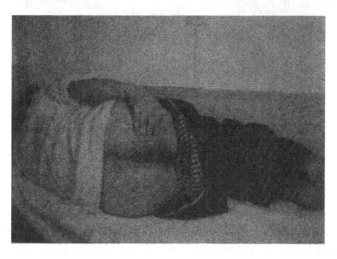

图 2 - 1　侧卧位

二、膝胸位

患者俯卧，双膝屈起跪伏床上，胸部着床、臀部抬高，脊柱与床呈 45°。是乙状结肠镜检查的常用体位，对身体短小、肥胖的患者，此种检查体位最为合适（图 2 - 2）。

三、截石位

患者仰卧，两腿放在腿架上，将臀部移至手术台边缘。对于肥胖患者，因侧卧位不易暴露其肛门，因此常采用此种体位。这种体位虽然可使肛门暴露良好，但不合乎生理，故少用（图 2 - 3）。

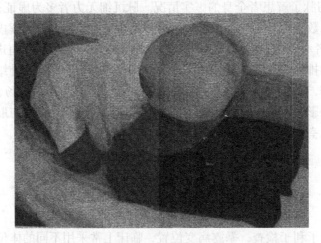

图 2-2　膝胸位

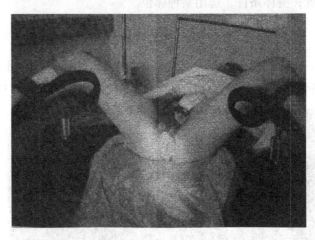

图 2-3　截石位

四、倒置位

患者俯卧，两臂舒适的放于头前，两膝跪于床端，臀部高起，头部稍低。这种体位在施行肛门手术时，可以减少因静脉充血引起的出血或其他病理改变。利于暴露直肠下部，手术方便，可以避免肛门直肠内容物流出污染手术区，术者操作方便，生殖器暴露少。

五、蹲位

患者下蹲用力增加腹压。此种姿势可以用来检查低位息肉、肛门乳头瘤、晚期内痔和静脉曲张型混合痔并有肛门外翻者，以及直肠脱垂等。

六、弯腰扶椅位

患者向前弯腰，双手扶椅，暴露肛门。此种体位方便、不需要特殊设备，适用于团体检查。

七、俯卧位

患者俯卧于手术床上，小腹部置一枕头。两侧臀部用胶布粘住牵引开。此种体位舒适，适用于肛门疾病手术。

八、骑扶位

患者骑于特制木马台上，背向检查者，显露臀部，然后上身向前扶趴于台面，头略转向一侧，两手抓住台身两边的下撑。此体位可充分显露肛门，上下台方便。适用于肛肠疾病的检查、换药及一般手术。

（王立柱）

第三节 局部一般检查法

一、肛门视诊

患者取侧卧位或骑扶位，医师用双手将患者臀部分开，首先从外面检查肛门周围有无内痔脱出、息肉脱出、外痔及瘘管外口等。然后嘱患者像排大便一样屏气，医师用手牵引肛缘，将肛门自然张开，观察痔核、息肉等位置、数目、大小、色泽、有无出血点，同时观察有无肛裂等情况。

二、肛管直肠指检

患者取侧卧位或骑扶位，并做深呼吸放松肛门，医师用带有手套或指套的右手示指，涂上润滑剂，轻轻插入肛门，进行触诊检查。可发现肛管和直肠下端有无异常改变，如皮肤或黏膜变硬、波动感、硬结、狭窄、括约肌紧张度。若触及波动感，多见于肛周脓肿；触到柔软、光滑、活动、带蒂的弹性包块，多为直肠息肉；若摸到凹凸不平的结节，质硬底宽，与下层组织黏结，推之不动，同时指套上有褐色血液黏附，应考虑为直肠癌；若手指插入引起肛门剧烈疼痛，可能为肛裂，不应再勉强插入。指诊后带有黏液、脓液或血液者，必要时应送实验室检查。直肠指诊在肛肠检查中非常重要，常可早期发现直肠下部、肛管以及肛门周围的病变（图2-4）。

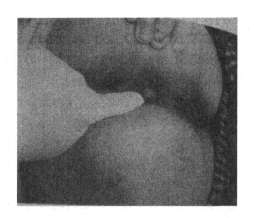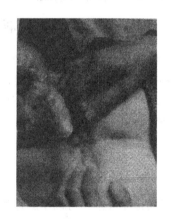

图2-4 肛门指诊

三、肛镜检查

患者取侧卧位或骑扶位，先将肛镜外套和塞芯装在一起，涂上润滑剂，嘱患者张口呼吸，然后慢慢插入肛门内，应先向腹侧方向伸入，待通过肛管后，再向尾骨方向推进，待肛镜全部插入后抽去塞芯，在灯光照明下，仔细观察黏膜颜色，有无溃疡、息肉，再将肛镜缓慢退出到齿线附近，查看有无内痔、肛瘘内口、肛乳头肥大、肛隐窝炎等。

电子肛门镜可使肛管直肠病灶部分图像最清晰地显示在电脑屏幕上。其镜身直径小，可以从肛门处插入，进入肠道内，镜头能多角度、多方位的进行检查治疗，是全新、高智能电脑工作站，可进行随机描图，便于病变的对比、查询、会诊等。对直肠炎、直肠癌、直肠息肉、各种肛周疾病的诊断和治疗有着决定性的作用。

韩国电子肛肠镜是目前诊断肛门直肠病变的最佳选择，通过安装于肠镜前端的电子摄像探头，将肛管直肠的图像传输于电子计算机处理中心后显示于监视器屏幕上，可观察到大肠黏膜的微小变化。如癌、息肉、溃疡、糜烂、出血、色素沉着、血管曲张和扩张、充血、水肿等，图像清晰。电子肛肠镜还可以通过肠镜的器械通道送入活检钳取得米粒大小的组织，进行病理组织切片检查，对黏膜病变的性质进行病理组织学定性，如炎症程度、癌的分化程度等进一步分级，有利于了解病变的程度，指导制订正确的治疗方案或判断治疗效果。通过肛肠镜器械通道还可对结肠一些疾病或病变如息肉、出血、异物等进行内镜下治疗。

优势和特点：无痛电子肛肠镜技术优势：灵巧的一体图像处理装置，电子结肠镜的电子内镜系统的核心是图像处理装置。外形小巧、内置光源的内镜视频处理装置。明显简洁化，完全一体的设计，减少电缆线，置于专用台车，既节省空间又整洁美观。方便的双插头接口，接头只需简单一插，即可完成与内镜图像处理装置和光源的连接。准确容易的观察源于清晰、高画质的图像内置高分辨率 CCD 和数字视频信号处理器，它的电子内镜系统提供敏锐、详细图像，画质和清晰度尤为出色。全边缘的图像清晰地再现病灶，甚至连细微病变也不会遗漏。恰当的亮度使病变和表面结构得到充分的照明。大画面、易观察的图像显示能轻易观察出微小病变。

四、球头探针检查

以球头探针自肛瘘外口徐徐插入，按硬索方向轻轻探查，同时以左手示指插入肛内协助寻找内口，球头探针在肛门直肠内若能顺利通过的部分即为内口。若因内口过小，探针的球头部不能通过时，如手指感到有轻微的触动感，也属于内口的部位。检查隐窝炎时，可将球头探针弯成倒钩状自发炎的肛窦处探索。以球头探针检查，可探知肛瘘瘘管的方向、深度、长度，以及管道是否弯曲、有无分支，以及肛管直肠是否相通、内口与肛管直肠环的关系等。操作时应耐心、轻柔，禁用暴力，以免造成人工管道而将真正的瘘管和内口遗漏，给治疗造成困难。

五、亚甲蓝注入法检查

亚甲蓝注入方法主要是在不能确定肛瘘内口时采用的检查方法。先在肛管直肠内放置纱布卷条，用注射器将 2% 的亚甲蓝注射液注入瘘管腔内，待注射完毕，以手指紧闭瘘口，并加以按揉，稍待片刻，将塞入肛内的纱布取出，观察有无染色。如果有蓝色表示有内口；如纱布没染上蓝色，亦不能肯定没有内口，主要考虑瘘管弯曲度较大，又常通过括约肌各部位之间，由于括约肌收缩，使瘘管闭合，亚甲蓝溶液无法通过内口进入直肠。

六、碘油造影检查

通过碘油造影的检查方法，可以了解瘘管分支迂曲、空腔大小及碘油通过内口进入肠腔的情况。用 10mL 注射器，吸入 30%～40% 碘化油或 15% 碘化油水溶剂，装上静脉切开针头，缓慢地从外口注入瘘管管道，当患者感到有胀痛时即可停止注入，然后进行摄片。

（王立柱）

第四节　组织学检查

一、病理组织切片检查

活组织病理切片检查对早期可疑病变和其他良性病变的区别很有价值，取肿瘤病理组织时，应钳取肿瘤中心部位与健康组织之间的组织，不宜钳取一些坏死组织或脓苔，以便判定细胞形态、结构和性质。

二、脱落细胞涂片检查

取肿瘤的分泌物做成涂片进行检查（显微镜下），直肠癌多为腺癌；肛门癌多为鳞状上皮癌，但因直肠内细菌较多，所以胞质多被破坏，细胞边界不清，但可以找到癌细胞。

（王立柱）

第三章

痔

第一节 概述

"痔"这个字早已见诸古文献中，据说距今 3 000 年前，在我国殷墟出土的甲骨文中就已查到"痔"字的原型。痔的外文字是："hemorrhoids"也是早在公元前 500 ~ 300 年就已出现于古希腊语。可是直到 20 世纪的今天，Thomson（1981）和 Bayless（1984）还在哀叹道："痔这一术语的概念现在变得越来越含糊不清了"。许多人常把众多的肛门症状述说为"痔疮"，甚至有些医生也不一定运用的十分准确。究其原因，这是有历史渊源的。

我国古文献中的"痔"并非专用于肛门，而是泛用于人体"九窍"。痔病不是专指现代的内、外痔，而是指肛门部所有疾病的总称，如直肠脱垂称脱肛痔，尖锐湿疣称珊瑚痔，幼年息肉脱出称樱桃痔，结肠息肉脱出称葡萄痔等。古代学者常将"痔"与"瘘"合用，如宋朝王伯学的《痔瘘论》、滑寿的《痔瘘篇》，并非专门论述痔病和肛瘘，而是肛肠病专著。这就不能不使人们对痔的认识更加混乱。

这里需要指出的是，上述我国古文献中有关痔的观念，在当今科学时代来看，似乎是已成历史不屑再提，但是，事实并非如此，这些观念一直沿用至今，而且广泛地流传于民间，如民间俗称，"十人九痔"就是泛指肛门疾病，并非单指痔。中医"痔瘘科"并非专门诊治痔病和肛瘘，而是"肛肠病科"。我国现行中医外科教材《肛门直肠疾病》一章概论中开章明义地指出：痔、肛裂、肛周脓肿、肛瘘、脱肛、直肠息肉及肛管癌等，在祖国医学文献中统称为痔疮或痔瘘（漏）。因而难怪公众至今仍倾向于把有关的全部肛门症状都称为"痔疮"。因此，目前要做到规范名称、统一认识，实非易事。

痔的学说很多，其中大多数应该说是有一定根据的，对促进痔科的发展作过一定贡献。但是不可否认，自 20 世纪 70 年代以来，国外对痔本质的研究取得了巨大的或突破性的进展，其显著的标志是，确认了"痔是人体正常解剖结构"，即所谓"肛垫学说"。肛垫学说最早由 Thomson（1975）提出，随后，在 Jacobs（1980）、Alexander – Williams（1982）、Haas（1983）、Melzer（1984）、Gibbons（1986）等著名专家的积极参与下，得到了进一步的充实、完善和发展。到了 20 世纪 80 年代后期，国外学者对痔已基本上取得这样的共识，即："痔不是曲张静脉，确切地讲是血管垫，是胎生期就已存在的解剖学实体，不能认为是一种病；只有肛垫组织发生异常并合并症状时，才能称为病（痔病），才需要治疗；治疗的目的是解除症状，而非消灭痔体"。这一概念比较科学地指出了痔的本质和合理的治疗原则。目前已为越来越多的专家学者所认可和临床医生所接受。

长期以来，痔的传统概念主张：①静脉曲张是痔的本质；②痔是病理组织；③只有消除痔体才能根治。这种论点从 Morgani（1761）时代起，在国外已广为流传，后来传入中国，成为我国外科（包括中医痔科）诊断和治疗痔病的理论基础和行动指南。殊不知，早在 18 世纪国外学者对这种概念已陆续提出质疑。由于静脉学说缺乏证据，经不起日益进步的科学检验，直到 20 世纪 80 年代，终于澄清了过去对痔的种种误解和讹传，静脉学说才遭到彻底摒弃，确立了全新的痔的现代概念即肛垫学说。

一、病因病理

关于痔的病因，学说很多，至目前为止尚无统一认识。痔虽然是一种局部病变，但它的形成却与全身有着十分密切的联系。例如：人类特有的长期直立姿势，日常某些饮食嗜好，过量食用辛辣等刺激性食物，直肠血管不规则地斜穿肠壁肌肉以及痔静脉无静脉瓣等因素，都可以促进痔的发生。

总之，痔发生的原因是多方面的，主要与下列因素有关：

1. 解剖学因素　早在 18 世纪，国外就有人重视这方面的研究。古今中外对这个问题的研究尚有分歧意见，但归纳起来，主要有 3 个学说。

（1）静脉曲张学说：痔的基本变化是不连续的静脉扩张，关于静脉扩张的原因有：①静脉内压力增高。人类的直立姿势，排便姿势，增加腹压（例如妇女妊娠期，腹腔肿物的压迫等）以及静脉斜穿肠壁肌肉而形成"纽扣孔"样的洞穴等因素都影响静脉回流，促使静脉内压力增高。②静脉壁受损伤后，管壁变薄弱的结果。其原因可能是排便时，直肠末段黏膜下静脉反复受此摩擦、压迫以至损伤所致。

在犬的直肠下段进行人工造痔实验中，分别采用上架组（使之直立）与未上架（四足着地）两组对照，虽然饲养方法，培养痔核的条件都一致，仅有上架与不上架的区别，但结果不同。上架组（直立组）的痔组织病理改变与人类痔的病理改变相符合，而未上架组（四足着地）的病理改变与人类痔的病理改变完全不符。通过上述实验证明，直立姿势是人类患痔的关键因素。

（2）血管增生学说：认为痔的发生是由于黏膜下层类似勃起的组织发生演变所造成。因为直肠末端黏膜下层有丰富的动静脉交通联合支，因此具有勃起的性质（称直肠海绵体）有助于肛门的闭合，而当直肠海绵体增生过度时即产生了痔。

（3）肛垫下移学说：直肠末段黏膜下层的结构确有 3 处特别发达增厚，状如衬垫，由丰富的动静脉丛所组成，正常排便时即可导致其充血。如支持它的结缔组织损伤，使之下移，则可形成痔。

2. 习惯性便秘因素　由于干硬粪便长时间的压迫刺激，使局部充血及血流发生障碍，导致痔静脉压力升高及静脉壁张力降低。

3. 职业因素　久蹲、久坐、久立等均可使盆腔内血流缓慢和腹腔内脏器充血，导致痔静脉过度充盈，静脉壁压力降低。

4. 饮食因素　低纤维饮食、过度饮酒及过量食用辛辣刺激性食物，以及饮食无规律等因素，都可使盆腔内脏器充血而导致痔的发生。

5. 腹腔内压力增高的因素　腹腔内较大肿瘤，妊娠后期，前列腺肿大，以及中医所说"饱食"等，均可使腹腔内压力增高，妨碍静脉血液回流。

6. 局部慢性刺激与感染因素　慢性结直肠炎、多发性肛窦炎、便秘、腹泻以及肛门部长期受冷热刺激等，都可以影响静脉回流。使静脉壁张力下降，导致痔的发生。

二、分类

临床上按痔的发生、部位及其病理分为：内痔、外痔、混合痔三大类。

1. 内痔　指齿状线上方肛垫移位及病理性肥大。但由于内痔存在病程长短、病变程度的不同，又分为 4 度。

Ⅰ度：便时带血、滴血或喷射状出血，便后出血可自行停止，无痔脱出。

Ⅱ度：常有便血，排便时有痔脱出，便后可自行还纳。

Ⅲ度：偶有便血，排便或久站、咳嗽、劳累、负重时痔脱出，需用手还纳。

Ⅳ度：偶有便血，痔脱出不能还纳。

2. 外痔　指齿状线以下肛周皮肤和皮下结缔组织炎性增生，静脉扩张或血栓淤滞而形成的肿块。临床又有炎性外痔、血栓性外痔、静脉曲张性外痔、结缔组织性外痔之分。

3. 混合痔　指内痔和相应部位的外痔相融合成一整体。

此种分类法简明易懂，目前国内西医和中医最为常用。

（王立柱）

第二节　临床表现

1. 内痔　内痔初期症状不明显，无痛苦，有时可有轻微的肛门不适感。临床表现往往随痔核的逐渐增大而明显或加重。常见的临床症状有以下几点：

（1）出血：出血是内痔最常见的症状，往往是患者就诊的主要原因。临床上出血程度有很大不同。轻者仅在排大便时发现大便表面附有少量血液，或仅有手纸上染有血迹；中等者可在排便时见有鲜血自肛门滴出；重者则在大便后或下蹲做排便动作时即有鲜血自肛门部喷出。

少量出血对患者健康无明显影响，反复大量出血，则可引起慢性失血性贫血。

（2）肛门肿物脱出：由于内痔长期存在及体积逐渐增大，在大便时受到粪便的挤压，逐渐与肠壁肌层分离，以至脱出肛外。最初仅在排便时脱出，便后可自行还纳。如果继续发展，则排便时内痔脱出后，必须经手托或长时间卧床休息方可还纳。更为严重的除排便脱出外，即使是下蹲、举重、行走及咳嗽时也可脱出。脱出的痔核，若不及时还纳，易受感染。常因炎症、水肿致使脱出痔核体积增大，以至还纳困难，造成嵌顿。

（3）黏液外溢、瘙痒：由于痔核的长期刺激，使末段直肠黏膜发生慢性炎症，肛腺及黏膜内杯状细胞分泌量增加，轻者仅在大便时有黏液流出；重者黏液随时流出肛外，尤其是内痔脱出时，分泌物更多。患者肛门周围潮湿不洁，局部皮肤长期受到此分泌物刺激而发生湿疹，瘙痒。

（4）疼痛：单纯内痔一般无疼痛，仅有肛门内坠胀感或感大便排出困难。只有当痔核发生肿胀或痔内有血栓形成时，才会出现肛门部疼痛。一旦痔核脱出不能还纳时，则疼痛加重。当痔核发生嵌顿，坏死时，可有剧烈疼痛。

（5）局部检查：肛门部外观常有黏液性分泌物，单纯内痔患者外观无皮肤隆起。初期内痔在指诊时，一般不易摸到痔核，但在肛门镜等窥镜下，可见齿状线以上有圆形发暗的痔核。晚期内痔由于体积较大，指诊时可在齿状线上方摸到较大柔软无痛性肿物，有时指套上可有血迹带出；因其反复脱出肛门外，致使黏膜变厚，窥镜下见痔核表面粗糙，可见出血点或溃疡面。内痔痔核常见位置有3处，即右前、右后及左正中位（截石位3、7、11点）。在此3处发生的内痔俗称母痔，其余部位发生的内痔称继发性内痔、俗称子痔。继发性内痔无明显规律，齿状线处任何部位都可以发生。

（6）分度：临床上，由于内痔的病程长短和病变程度各有区别，而将内痔具体分为4度，以便于治疗术式的选择。

Ⅰ度内痔：除偶尔大便带少量鲜血外，余无其他症状。肛门镜可见齿状线上方有小的黏膜突起，但黏膜组织正常，痔核表面呈朱红色。黏膜下静脉丛曲张，按之柔软。痔核体积小，不脱至肛外。

Ⅱ度内痔：有间歇性便后滴血的病史，痔核较大，排便时易脱出肛门外，便后可自行还纳。检查时，肛门镜下见黏膜增厚，质地变硬，呈紫红色，并有少量脓性分泌物附着。本期内痔在受刺激或摩擦时易出血。

Ⅲ度内痔：肛门松弛，痔核体积增大且极易脱出肛门外，脱出后不能自行还纳，常需手托还纳。由于经常发炎，故表面可有溃疡、糜烂，分泌物增多等现象，患者感到肛门潮湿不洁。检查时，可见痔核体积增大，呈紫红色，表面有溃疡、糜烂及脓苔样物附着，黏膜增厚，质地硬而脆，触之极易出血。有时因大便干燥而擦破溃疡基底部，引起大量出血，出血呈喷射样，患者常因反复出血而有继发性贫血的表现，临床上可见明显贫血貌。

Ⅳ度内痔：环形脱出，伴严重疼痛多发生血栓、水肿或有组织坏死（嵌顿），不能复位。

2. 外痔 如下所述。

（1）结缔组织性外痔：此类外痔又称皮赘外痔或赘皮痔，呈黄褐色或黑色，大小形状不等，往往无明显不适感，或只有轻度异物感，或因存在皮赘而难于擦干净肛门而便后有内裤易污的表现。检查时可见肛缘存在散在的或呈环状的、鸡冠状或不规则形状的皮赘，表皮皱褶往往也增多、变深，并常常色素增生，触之柔软无疼痛。在女性患者，结缔组织外痔常见于肛门前侧，尤其在经产妇更是如此。肛裂时伴发的结缔组织外痔多位于肛门前后正中。

（2）静脉曲张性外痔：静脉曲张性外痔是齿状线以下肛缘处曲张静脉团块。大多无明显自觉不适或伴有轻度的肛门坠胀不适。检查时可见肛门两侧或周围有柔软的或半圆形隆起，且表皮常较松弛，这种隆起可在排便时、久蹲后、久站后出现或变大，而在卧床休息后萎缩变小。无触压痛。

（3）血栓性外痔：血栓性外痔即肛周皮下血肿。好发于肛门两侧，一般只有 1 个，有时也有 2 个以上同时发生，甚或多个小血栓同时集合成块。常在用力排便后，在肛门缘皮下忽然起一圆形或近圆形肿块。肿块越大，疼痛越重，并常在排便或活动时加重，重者可妨碍行走，患者坐卧不安。肿块色紫红，稍硬，可移动，位置比较表浅，触痛明显。有时，肿块小者经 2～3d 后血栓吸收，疼痛减轻，可以自愈。肿块大者则难以吸收，如渗血广泛，皮肤紧张，可以溃烂，血栓排出。偶尔亦有感染化脓者。

（4）炎性外痔：炎性外痔是肛缘皮赘因感染和炎性增生所致。皮赘红肿隆起，痒热灼痛，排便时加重。检查时可见肛门部皮赘或皱襞红肿充血，甚至鲜红发亮，皮肤纹理变浅或消失，触痛较甚，有时伴有少量分泌物。

3. 混合痔 混合痔兼有内痔和外痔的症状和体征。

（唐淑敏）

第三节 诊断与鉴别诊断

根据上述症状、体征和检查，诊断并不困难，有时仅根据症状一项即可做出明确诊断。有时因临床粗心大意，极易误诊，故应与下列疾病相鉴别。

1. 肛裂 肛裂可有急性肛门疼痛和便血，患者常自我诊断为"痔病"，易与皮赘性外痔、血栓性外痔或内痔血栓形成相混淆。其鉴别要点是：肛裂的疼痛多呈周期性，与血栓性外痔剧烈的局限性疼痛不同。内痔很少与急性肛门疼痛有关，除非并发血栓形成。内痔出血是有特征性的，常为鲜血，滴血，有时呈喷射状出血，而肛裂出血一般为在手纸上见到几点血迹。依靠触诊和视诊可在肛门前、后正中等部位查见肛管全层皮肤有纵形裂开或溃疡形成、肛管闭合较紧、肛乳头肥大等变化。

2. 低位直肠息肉 低位直肠息肉易误诊为痔。带蒂的直肠息肉，若脱出肛门外有时误诊为痔脱垂或脱出性痔。正常肛垫在排便期可有一定程度的脱出。有些脱出性痔由于排便时肿胀的肛垫被紧缩的括约肌圈套，可呈充血状态，可是一旦还纳肛内，充血即消失，一般不可能摸到。而息肉的特点是多见于儿童，息肉体隆起于直肠黏膜面，附着在肠壁上。单发息肉多带细长的蒂，或呈乳头状，紫红色，易出血，质较软，指诊可扪及；多发息肉则个体较小，呈颗粒状突起于直肠黏膜，易出血，散在分布。

3. 肛乳头肥大 较大的肛乳头肥大（肛乳头纤维瘤）虽肛内也有肿物隆起，或有脱出，擦破时也可见有便血，有时误诊为脱出性痔，但易被鉴别，因为肛乳头位于齿状线部，呈乳头状或三角形，上覆上皮，色灰白或黄白，质较硬，有触痛，无出血，可回纳。指检时可触到，而痔一旦返回肛管，即不可能摸到。

4. 直肠脱垂 有脱出症状须与内痔脱出相鉴别。直肠脱垂多见于儿童和老年人。脱出的直肠黏膜或直肠呈圆柱状，呈放射状有环状皱襞，色鲜红，表面光滑柔软，无分界线，无痛，无蒂，为正常黏膜色，有时表面有少量黏液，很少有出血，可回纳肛内。但嵌顿时亦表现为肛门不能回纳的肿物。单纯的直肠黏膜脱垂较少嵌顿，其急性期与嵌顿环形痔较难鉴别，主要应根据病史；直肠完全脱垂并嵌顿在发生坏死前，脱垂黏膜呈环状，表面黏膜有"同心环"皱襞，由于全层脱出，触诊肿物较厚。脱出性痔不论单个或多个脱出时常与静脉丛同时脱出，质地较软，分界清楚，重度内痔常不见回纳，且有灼痛等症状可资区别。

5. 直肠远端黏膜内脱垂　此类脱垂有时易与Ⅱ、Ⅲ度内痔相混淆，特别是直肠黏膜前脱垂，单纯从临床表现上很难与痔区别，二者均可引起便秘和排便不全感。对两种病应用容积性泻药均有效。但是，压力测定表明，前部黏膜脱垂的患者肛管内压低，直肠感觉异常以及对低容量的直肠充胀反应异常敏感，腹压增大时常引起直肠内压增大超过括约肌的收缩压，痔病患者的肛内压异常升高，并显示超慢波，当直肠充胀时括约肌不松弛。显然，二者的测压特点是十分不同的。

6. 肛管直肠癌　肛管癌及低位直肠癌因有便血及齿状线上或齿状线下肿块隆起，常易被误诊为内痔。误诊的主要原因是仅凭症状诊断，未进行肛门指诊及肛门镜检查，因此，在痔诊断中一定要做到以上两种检查。直肠癌在肛门指诊下可扪到高低不平的硬块，表面有溃疡，且多与周围组织粘连，而推之不能移动；肠腔常狭窄，指套上常染有血迹。直肠癌引起的直肠出血多为暗红色或果酱色；内痔出血多为鲜红色，多呈间歇性。特别要注意的是内痔或环状痔可与直肠癌同时并存，绝不能看到有内痔或环状痔，就满足于痔的诊断而进行痔的治疗，直到患者症状加重才进行直肠指诊或其他检查而明确诊断，这种误诊、误治的惨痛经验教训，在临床上并非少见，值得重视。对于那些已经确诊内痔的病例，如果发现直肠肛管内同时存在可疑的硬结、溃疡、黏膜下包块等都应提高警惕。

7. 直肠炎　痔与直肠炎二者均有便血症状，容易混淆，如果对炎性肠病的患者进行痔切除术或冷冻治疗，可能引起严重的问题。肛门镜检查：直肠炎在急性期或亚急性期其直肠黏膜呈紫红色或红色，充血明显，有弥漫性出血点，触之出血较多。但临床上往往见到内痔出血而忽略了直肠黏膜出血，特别是在直肠炎慢性期炎症并不十分明显，仅有黏膜粗糙，颜色呈苍白色，出血点不多时易被漏诊。但只要通过病史及详细检查，根据出血部位，直肠黏膜色泽，有的曾经做过内痔治疗无效，应考虑该病存在。血便多，嘱患者蹲位排便时检查可直接看到内痔是否有出血点，此法有助于排除内痔出血。高位的直肠炎单靠肛门镜检查不足以鉴别，有时需行乙状结肠镜检查。

8. 克罗恩病性皮赘外痔　克罗恩病时的皮赘外痔多为水肿和糜烂的皮肤皱褶，比一般皮赘大，厚而硬，并有特征性的蓝色。活体组织检查时可见有典型的肉芽肿。

9. 肛门直肠性传播性疾病　肛门性病病原体感染引发的皮疹表现与痔的临床症状、体征相仿，无明显差异，如不注意鉴别，极易造成误诊，如扁平湿疣误诊为炎性外痔，二期梅毒误诊为炎性混合痔者，临床上屡有报道。二期梅毒皮损形态多变，类型复杂；有的呈大小不等淡红色肿块，散布于肛周或直肠下段。肿块质硬光滑或无痛溃烂。有的肿块恰位于3、7、11点典型痔的位置，伴有黏液血便，肛门潮湿，瘙痒不适等。

造成误诊的原因与没有仔细询问病史、没有全面进行体检及没有进行必要的实验室检查有关。因此必须加强性病防治宣传培训，让医生掌握全科医生的知识，增强性病防治意识。除加强病史的询问外，特别对肛门分泌物、排泄物、皮肤病、不明原因的肿块、溃疡、脓肿、淋巴结肿大、瘘管等应进行必要的实验室检查（如梅毒血清试验，TPPA，USR，分泌物PCR检验）或进行活体组织病理检查，是避免性传播疾病误诊和延误治疗的关键。

10. 肛缘皮下脓肿　主要症状是肛门部肿痛，常位于后方或侧方皮下部，疼痛为持续性跳痛，易与外痔混淆。检查可见病变处明显红肿、有硬结和压痛，脓肿形成可有波动感，穿刺时可抽出脓液。

11. 肛缘脂肪瘤、粉瘤、纤维瘤　肛缘处良性肿瘤与外痔的鉴别要点是，脂肪瘤发病缓慢，无疼痛，肿块软，呈分叶状，无触痛。粉瘤无感染时无明显疼痛，发病慢，病程长，肿块边缘清楚，质地软，无触痛，当感染时其表现同脓肿。纤维瘤病程长，多无疼痛，边界清楚，表面光滑，质地较硬，可活动，无明显触痛。

（唐淑敏）

第四节 痔非手术治疗

痔的临床表现复杂，病情较长，不同时期，不同类型，痔的治疗方法理应选择不同，不能盲目用其中一种方法，应该强调治疗的个体化。

一、中医治疗

中医学非常重视应用内治法治疗痔病。内治法大致可概括为 8 大法：即疏风法、利湿法、清热法、润燥法、凉血法、通下法、升举法等。方剂和药物很多，例如：以"泻火凉血"的代表方剂如《外科大成》的"凉血地黄汤"，仲景的"当归赤小豆汤"；以"清热、祛风、利湿"的代表方剂如《医宗金鉴》的"止痛如神汤"，《外科正宗》的"防风秦艽汤"；以"润燥、滋阴、清热化湿"的代表方剂如《外科准绳》的"脏连丸"，《医宗金鉴》的"苦参地黄丸"，《证治准绳》的"地榆丸"，《局方》的"槐角丸"等。这些积累了丰富经验的方剂对痔的治疗发挥了重大作用。这些方剂是在中医的辨证施治理论下拟订的，不仅注重局部治疗，还注重全身脏腑功能的调整以及对饮食结构和大便习惯的调整与治疗，有其独到之处。

（一）中药汤剂

根据《中华人民共和国中医药行业标准》将痔分为下列证型进行辨证施治。

1. 风伤肠络 大便带血、滴血或喷射状出血，血色鲜红或有肛门瘙痒。舌红、苔薄白或薄黄，脉数。

治法：疏风清热、凉血止血，消痔固脱。

方药：凉血地黄汤加减。细生地黄 10g，当归 10g，地榆 10g，槐角 10g，黄连 10g，天花粉 10g，升麻 10g，枳壳 10g，黄芩 10g，荆芥 10g，侧柏炭 10g，生甘草 6g。每日 1 剂，水煎服。或用槐角丸加减（减当归加葛根 15g，秦艽 10g，炒荆芥 15g）或服用消痔合剂。

2. 湿热下注 便血色鲜红，量较多，肛内肿物外脱，可自行回缩，或脱出物分泌物较多，黏膜糜烂，或伴大便黏滞不爽，肛门灼热，潮湿不适。舌红，苔黄腻，脉滑数。

治法：清热利湿、凉血止血。

方药：①五神汤加减。茯苓 10g，金银花 10g，牛膝 10g，车前子 10g，地丁 15g，黄芩 10g，归尾 10g，赤芍 10g，甘草 10g。每日 1 剂，水煎服。②槐角丸或止痛如神汤合三仁汤加减。若痔核下脱明显，可加黄芩 15g，升麻 10g，柴胡 10g，以益气升阳固脱。若肿痛明显可酌加蒲公英 15g，土茯苓 15g，黄芪 35g。

3. 气滞血瘀 肛内肿物脱出，甚或嵌顿，肛管紧缩，坠胀疼痛，甚则肛缘有血栓，水肿，触痛明显。舌暗红，苔白或黄，脉弦细涩。

治法：活血化瘀，消痔散结。

方药：①活血散瘀汤加减。当归尾 10g，赤芍 10g，桃仁 10g，大黄 10g，川芎 10g，牡丹皮 10g，枳壳 10g，瓜蒌 10g，槟榔 10g。每日 1 剂，水煎服。②桃红四物汤加郁金 10g，槟榔 10g；或用活血散瘀汤加地榆 15g，黄芪 35g。

4. 脾虚气陷 肛门坠胀，肛内肿物外脱，需手法复位。便血色鲜或淡，可出现贫血，面色少华，头昏神疲，少气懒言，纳少便溏。舌淡胖，边有齿痕，舌苔薄白，脉弱。

治法：健脾益气，升阳举陷，消痔固脱。

方药：方用补中益气汤加减。黄芪 30g，党参 15g，白术 9g，陈皮 6g，炙甘草 5g，当归 6g，升麻 10g，柴胡 9g，赤石脂 15g。每日 1 剂，水煎服。一般减当归加地榆 15g，山药 15g，葛根 10g，仙鹤草 15g。若食欲不佳可加焦三仙 30g。或用参苓白术散加黄芩 35g，地榆 15g，枳壳 10g；若年老体虚，伴气虚便秘可用补中益气汤合扶正润肠丸；如有脾胃虚寒，先便后血者，可用黄土汤加减，或四君子汤加地榆 15g，黄芪 10g，白及 15g，仙鹤草 15g，无花果 15g；若心脾两虚、心悸气短便血者，用归脾汤加地

— 28 —

榆 15g，阿胶（烊化兑服）10g。

5. 阴虚肠燥　头昏咽干，五心烦热，盗汗，形体消瘦，大便秘结，便时肛门疼痛，痔核下脱，滴血。舌红，少苔或苔薄黄，脉细数无力等。

治法：养阴润燥。

方药：方用六味地黄丸加地骨皮 15g，阿胶（烊化兑服）10g，地榆 15g，槐角 15g，黄精 35g；或用扶正润肠丸合消痔合剂。

6. 大肠实热　渴喜饮，唇燥咽干，大便燥结，便时出血较多，滴血或射血，血色鲜红，痔核脱出，糜烂不能回缩，灼热疼痛。舌质红，苔黄，脉洪数。

治法：清热泻火，凉血止血。

方药：选方常用凉血地黄汤合槐角丸加减或服消痔合剂与复方穿心莲片。如腹胀明显、大便秘结，可用小承气汤加地榆 15g，槐角 15g，仙鹤草 15g，生地黄 10g，葛根 15g；若尚有面红目赤、心烦、脉弦数者，可用龙胆泻肝汤加地榆 15g，草决明 15g。

（二）中成药

常用内服的中成药，一般具有清热凉血、祛风润燥、清热利湿之功效，如槐角丸、化痔丸、脏连丸、十全大补丸、麻仁丸等。

二、口服药物

痔的口服药物包括微循环调节药和非特异性药物两类。近年来，以肛垫学说为理论依据，针对痔的血管病理生理改变，一些微循环调节药在缓解或消除痔的症状方面取得了满意疗效。其中微循环调节药的代表药物有，地奥司明和草木樨流浸液片等。非特异性药物的代表药物有对乙酰氨基酚等。

三、局部治疗

局部治疗适用于各类内痔及内痔嵌顿肿痛、出血等或伴有外痔发炎者或肛门手术后使用。

（一）熏洗坐浴法

目前在临床上常用于治疗痔的熏洗剂，依其主要作用大致可归纳为以下几类。①清热燥湿类：如起痔汤、祛毒汤、苦参汤等；②行气活血化瘀类：如活血散瘀汤等；③消肿止痛类：如洗痔枳壳汤；④燥湿收敛类：如白矾汤、五倍子汤等；⑤其他类：如熏痔汤、莲房枳壳汤、熏洗方。此外各地医院也大多有适合当地情况的、自己用于治疗痔病的熏洗方。但所有药物不外乎清热解毒、疏风胜湿、行气活血、消肿止痛、收敛生肌、杀虫止痒等。

熏洗法一般无明显禁忌证。但是对于急性传染病，重度心血管疾病，妇女妊娠及月经期间，饮食或饥饿以及过度疲劳时，内痔出血量大时，均不宜进行。缝合术后禁忌坐浴。炎性外痔，在发病24h 以内应先局部冷敷，24h 后再改为中药坐浴。

1. 操作步骤　如下所述。

（1）坐浴前应嘱患者排除大小便。

（2）将煎好的药物趁热倒入盆内，患者暴露臀部借其熏腾之药气熏患部。

（3）待药汤的温度到40℃时，将臀部坐于盆内泡洗。Dodi 通过实验证实，在40℃热水中坐浴15min，肛管静息压可持续降低 15～30min，而在 5℃、10℃、23℃的水中，则肛管静息压力下降不明显。

（4）坐浴完毕，用干毛巾擦干患处。如有伤口，用消毒纱布擦干患处，然后敷药。

2. 注意事项　如下所述。

（1）冬季坐浴时，应注意保暖，夏季要避风。

（2）药汤温度要适宜。熏洗时间较久，药汤稍凉时，须再加热，持续温热熏洗，才能收到良好的效果。坐浴时不可太热，以免烫伤皮肤或黏膜，也不可太冷，以免产生不良刺激，坐浴温度要以40℃

左右为宜。

（3）夏季要当日煎汤当日使用，药汤不要过夜，以免发霉变质，影响治疗效果和发生不良反应。

（4）煎药时，一般在药物中加水 500mL 左右，沸后煎 20min，再将芳香之品加入，烧滚后即可取下使用。每日使用 2 次，每次熏洗 20min 左右。疗程长短，则视病情而定。

3. 常用方剂　熏洗常用药物为苦参汤、五倍子汤等。若肛门皮肤瘙痒可用苦参汤加百部 30g，白鲜皮 30g，紫荆皮 15g，川椒 15g 或用祛痒洗散；局部热证明显用苦参汤加千里光 30g，蒲公英 30g，大黄 60g，或用消炎洗散兑开水熏洗；水肿湿甚用苦参汤加苍术 25g，泽泻 25g，土茯苓 30g，芒硝 15g，白矾 15g，或用五倍子汤合苦参汤；兼有风毒、皮疹者用苦参汤加羌活 15g，防风 30g，升麻 15g，柴胡 15g，紫荆皮 15g，黄芪 50g；若肿痛明显用五倍子汤合苦参汤熏洗。

中药熏洗坐浴操作简便，易于推广，不需住院。医护人员在较短时间内就可以熟悉常用药物和熏洗方剂，且疗效显著。上述药物对溶血性链球菌、金黄色葡萄球菌、铜绿假单胞菌、痢疾杆菌、伤寒杆菌、大肠杆菌以及多种皮肤真菌均有较强的抑制作用。五倍子的鞣酸尚能使皮肤、黏膜溃疡等部的组织蛋白凝固收敛，使血液凝固呈止血作用。川椒、薄荷有局部麻醉作用，止痛效果较好。甘草还有抗破伤风毒素和抗过敏作用，故当内痔脱垂或嵌顿、血栓性外痔初期、炎性外痔（发病 24h 后）、静脉曲张性外痔、结缔组织性外痔和术后水肿等发炎肿胀明显、疼痛剧烈者，在用中药熏洗后，常在 24h 内疼痛逐渐消失。应用时可根据病情辨证，选用不同方药，并应注意有关事项。

（二）外敷塞药法

1. 外敷法　系将药物直接涂敷于患处或肛内，多于熏洗后敷药。主要用于炎性外痔及血栓性外痔及各类痔手术之后，还可用于内痔出血及内外痔手术创面的止血。常用药物有马应龙麝香痔疮膏、消炎止痛膏、九华膏、金黄膏、生肌玉红膏、五倍子膏等。操作方法：将所用油膏装入油膏注射枪中，待患者便后将油膏从肛门注入肛管直肠腔内，或用药物自带接头将接头插入肛门内把药物挤入肛管内即可。

2. 塞药法　是将药物制成栓剂塞入肛门内而达到治疗效果的方法。栓剂适用于各度内痔，但对妊娠期妇女及哺乳期妇女则应慎用或禁用。使用方法：便后洗净肛门后，或在术后换药时，先在栓剂头端涂上少许甘油或油膏等，然后用手指或栓剂助推器放进肛内。常用的栓剂有：九华痔疮栓、麝香痔疮栓、消炎止痛栓、洗必泰痔疮栓等。

（唐淑敏）

第五节　痔手术疗法

手术疗法术式众多，但归纳起来临床上大概分为 4 种：内痔手术方式，外痔手术方式，混合痔的手术方式，其他手术方式。

一、内痔术式

目前最常用的是胶圈套扎术、硬化剂注射术、吻合器直肠黏膜环切术（PPH）、内痔手术切除法等。

（一）胶圈套扎法

内痔胶圈套扎法是由祖国医学文献记载的方法发展而来的。祖国医学古籍，如《外科正宗》《太平圣惠方》等就有用结扎方法治疗痔疮的记载。本方法主要利用橡胶皮圈较强的弹性，通过器械紧扎于内痔基底部，阻断其血液循环，人为的使内痔发生机械性绞窄，从而因缺血、坏死而脱落，以达到治疗的目的。

1. 适应证　适用于单纯的Ⅱ、Ⅲ度内痔，尤其适用于已纤维化的较大而又孤立的内痔。

2. 禁忌证　①糖尿病患者；②血液病患者；③门脉高压症患者；④内痔伴有直肠炎，肛周感染等应待其治愈后再行套扎治疗；⑤服用抗凝药的患者，如阿司匹林、波利维等。

3. 术前准备　套扎前的准备：套扎前嘱患者排尽大便，便秘者可用温水 500mL 加液状石蜡 50mL

灌肠 1 次。

套扎器使用前应高压灭菌，但橡皮圈不宜高温消毒，以免变质不能使用，可将其浸泡于 0.1% 苯扎溴铵溶液或 75% 乙醇溶液中，经过 25min 即可使用。如无套扎器时，可将两把无齿直钳代替。

4. 操作方法　患者侧卧位，肛门内插入喇叭状肛门镜，将内痔核充分暴露，用 0.1% 苯扎溴铵棉球或碘仿棉球，充分消毒直肠下段及痔核表面黏膜。将套扎器通过肛门镜套在痔核上，轻扣扳手，将套扎器内产生负压，吸紧痔核，进一步扣动扳手，将橡皮胶圈推出，套住内痔的基底部。根据患者具体情况，每次最多可套扎 3 个痔核。

如无套扎器，可用两把直血管钳代替。方法是：将胶圈套在一把直钳根部，用该直钳夹住内痔核的基底部，用另一直钳穿入胶圈，扩张拉长胶圈，跨过痔核顶端，套扎于内痔的基底部，然后去除两把钳。

5. 术后处理　套扎后控制排便 24h，避免剧烈活动，套扎治疗期间保持大便通畅。

6. 注意事项　如下所述。

（1）在套扎痔核脱落时，局部可遗留一创面，在此期间应避免局部机械检查，防止大便干燥，以免造成继发出血。

（2）女性直肠前壁痔套扎或贯穿缝扎时，一定要注意直肠阴道壁，过度牵拉套扎和缝扎，愈后易造成直肠阴道瘘。

7. 并发症　直肠轻度不适感与充盈感可能会存在数日，但症状多较缓和，一般可通过坐浴与止痛药缓解。另外我们发现还有以下并发症。

（1）迟发性出血：一般多见于胶圈套扎疗法后 1~2 周。

（2）剧烈疼痛：一般可通过坐浴与止痛药缓解，如不行应考虑其他治疗方法。

（3）外痔血栓形成：血栓形成后，可采用坐浴及大便松软剂治疗，必要时切除血栓。

（4）溃疡形成：胶圈脱落早，一般 2~5d 脱落，形成溃疡。有的溃疡较大，并发肛裂，可采用坐浴及大便松软剂治疗，必要时行肛门内括约肌切开术。

（5）胶圈脱落：多见于第 1 次或第 2 次排便。

（6）败血症：注意术前清洁洗肠；术后肌内注射破伤风抗毒素；应用抗生素。

（二）硬化剂注射法

作用原理：目前公认的是利用硬化剂在组织中产生无菌性炎症，促进痔组织及其周围组织纤维化，将脱垂的肛垫粘连固定于内括约肌的表面，从而达到止血和防止脱垂的目的。

1. 适应证　如下所述。

（1）Ⅰ度内痔，即有便血的非脱出性内痔，可以达到明显止血的目的，效果显著。

（2）Ⅱ、Ⅲ度内痔可以防止或减轻内痔脱垂的症状。

（3）对年老体弱、严重高血压或并发有心、肝、肾等疾病患者可缓解或消除便血或脱出的症状。

2. 禁忌证　如下所述。

（1）任何外痔及有内痔并发炎症或血栓、嵌顿的。

（2）有炎症表现的内痔，如痔黏膜溃疡形成或坏疽、糜烂的内痔。

（3）肛门皮赘、肛瘘、肛裂、肿瘤等。

（4）溃疡性结肠炎、克罗恩病等。

3. 注射前准备　如下所述。

（1）注射前，向患者说明本疗法操作特点，解除患者的思想顾虑，安定患者情绪，同时嘱患者在治疗期间忌食辛辣等刺激性食物，取得患者合作。

（2）对于个别精神紧张的患者，可在注射前 1d 晚上服用镇静药物。

（3）应了解患者既往出血性疾病及重型高血压史，以防注射后发生渗血不止的现象。

（4）注射前嘱患者排净大便，便秘患者，可在注射前清洁灌肠，以防注射后过早排便，引起痔核脱出、感染、水肿、嵌顿、坏死及诱发大出血。

（5）对于急性肠炎的患者应先积极治疗肠炎，控制肠道炎症，减少排便次数。

（6）药物及器械准备：①消痔灵1支（每支10mL），消痔栓或消炎止痛膏适量。②液状石蜡棉球数个，0.1%苯扎溴铵棉球或碘仿棉球，生理盐水棉球，灭菌干棉球适量，敷料2块。③5mL或10mL注射器1具，6～7号长针头2个，肛门镜1具，弯盘2个，长镊子2把。

4. 用量及操作方法　如下所述。

（1）用量：成人每千克体重0.2～0.5mL，小儿用量酌减。

（2）操作方法：取5mL注射器，选用6～7号长针头，抽消痔灵及利多卡因按1∶1备用。患者取侧卧位，肛门镜外涂液状石蜡置于肛门内，充分显露内痔。先用生理盐水棉球清洗痔核表面，再用0.1%苯扎溴铵棉球或碘仿棉球对下段直肠及痔核表面黏膜反复进行消毒。注射时，从痔核最高点进针达中心部位，回抽无回血，即可注药，使药液均匀地分布在痔核内，要严防药液注入过深或过浅。然后再将针刺入痔核基底部及痔核稍上方，注入少量药液，以阻断痔动脉的血液供应。注射的药量，视痔核大小而定，每个痔核可注射1.5～2.0mL，1次注射2～3个痔核。退针后，注射部位如有渗血，可用干棉球轻轻按压止血。注射完毕，肛内放置消炎止痛膏棉球1个或消痔栓1枚。

5. 注射后处理　注射后嘱患者控制大便24h，以后每日大便后用消炎止痛膏换药1次；或将消痔栓交予患者，嘱其每日大便后自行塞入肛门1枚；连续换药3～4d。注射后第3～5d做肛门镜检查，了解注射后痔核萎缩情况，如果痔核萎缩不满意或有遗漏，同时再做第2次补充注射治疗。

6. 注射后的并发症及其处理　如下所述。

（1）下坠感：多在注射后2h内出现，这些都是药物刺激而出现的一种正常反应，一般不需处理，4～6h后即可自行消失。

（2）水肿：多是由于药液注射过浅，或是注射后患者活动过多，受到强烈摩擦而引起的，可用花椒、食盐水坐浴（花椒15g，食盐30g，加水3 000mL煮沸，待水温降至适宜坐浴，每日2次），或用消水肿膏塞入肛门，每日1次，直至水肿消除为止。

对于因水肿而脱出的痔核，可将脱出的痔核复位，局部可涂以消水肿膏，每日1次。

（3）尿潴留：由于药物的局部刺激作用，影响到了支配膀胱括约肌的神经支配，反射性地引起膀胱括约肌发生痉挛，从而导致尿潴留；或者由于患者惧怕疼痛，不敢增加腹压逼尿，也可以出现尿潴留，尤其是在6点或12点部位的痔核注射后较容易发生。这种反应一般在3～6h可以自行缓解。如不缓解，可行下腹部热敷，并配合针刺三阴交穴，强刺激不留针处理后，都能解除。

（4）疼痛：多因注射部位太靠近齿状线而引起。疼痛较剧烈者，可酌情给予止痛药物来对症处理。

（5）出血：注射退针后，有时针眼处可有少量出血，多为针尖刺破小血管造成，用干棉球轻轻按压片刻即可止血。注射3d以后发生的出血，多因注射技术不熟练，或某一痔核注射过量药物，导致痔核坏死、脱落而造成。对于少量出血，一般经再次在出血点旁注射消痔灵及利多卡因按1∶1的2.5mL后即可达到止血目的。

（6）发热：注射后12h内出现的发热，可能为患者对某种药物过敏而引起的变态反应性发热，酌情口服脱敏药即可缓解。注射1d后出现的发热，多由于药液误注入前列腺引起急性前列腺炎，或注射后换药不及时而引起继发感染所致。治疗以抗炎为主，给予广谱抗生素，必要时可静脉滴注，配合加减三黄汤保留灌肠。

（三）吻合器直肠黏膜环切术（PPH）

1. 手术原理　PPH环形切除直肠下端2～3cm黏膜和黏膜下组织，恢复直肠下端正常解剖结构，即肛垫回位。同时，黏膜下组织的切除，阻断痔上动脉对痔区的血液供应，术后痔体萎缩，也被认为是PPH治疗痔的机制。因为PPH仅切除直肠下端黏膜和黏膜下组织，在感觉神经丰富的肛管和肛周不留切口，理论上减轻术后疼痛。因为吻合口位于肛管直肠环以上，括约肌损伤的机会相对减少。

2. 适应证　如下所述。

（1）直肠黏膜脱垂、直肠黏膜内套叠。

（2）Ⅲ度、Ⅳ度内痔，特别是脱出呈环状、伴有黏膜外翻和黏膜脱垂的患者。

（3）进展期的Ⅱ度内痔：Ⅱ度内痔以便后痔块自行回纳为特点。

3. 禁忌证　如下所述。

（1）直肠壁全层的脱垂被视为PPH绝对禁忌证。

（2）女性直肠阴道隔薄弱时不宜行PPH手术，因为术中荷包缝合或吻合器击发时易损伤阴道壁，导致直肠阴道瘘，属于相对禁忌证。

（3）有肛门直肠手术史的患者，术后瘢痕挛缩，吻合器置入困难或术后痔回缩受限，也应谨慎使用吻合器。

（4）脱出物为肛乳头，反复脱出致脱出物硬化纤维化、脱出物可疑其他病理改变等，肿物回纳后致患者术后肛门坠胀、异物感。

（5）溃疡性结肠炎、克罗恩病等。

（6）嵌顿痔：为痔的急症，以脱出物水肿、剧痛为特点。

4. 术前准备　一般术前1d采用硫酸镁或聚乙二醇电解质散行肠道准备，排除肠道内宿便，使患者手术日和术后第1d无成形便通过吻合口。手术日晨起清洁灌肠，清洁手术野。女性患者还需行阴道冲洗。

5. 麻醉的选择和体位　一般采用骶麻，其操作简便，安全，有效，很大程度上减少术后尿潴留的发生。一般采用截石位或剪刀位。

6. 手术步骤　如下所述。

（1）探查：探查中应注意：①仔细检查直肠、肛管，排除不能行PPH的一切情况，如肿瘤、溃疡、肥大纤维化的肛乳头等。②判断内痔的位置、大小、脱出程度，外痔、单发、环状、皮赘的情况。③确定齿状线的位置，预计荷包缝合的高度。④对于难以回纳的外痔和皮赘，用纱布尽量回推，可以初步判断术后回纳的效果，对于回纳程度差、内痔脱出轻的患者可以放弃PPH手术。⑤探查结束后决定是否行PPH。

（2）置入扩肛器和肛门镜：3把或4把无创伤钳向外牵拉肛缘，润滑扩肛器后旋转进入肛管。前后位正中各固定1针。也可以将固定线预先留置在肛缘，向外牵拉预留线后将肛门镜置入肛管，系紧预留线固定肛门镜，取出内芯（扩肛器）。肛门括约肌张力高或有肛管狭窄时，可先置入扩肛器，并持续1～2min，一般不需要手法扩肛。

（3）荷包缝合：借助半弧形肛门镜，在3点位置进针，顺时针缝合一圈。荷包缝合是PPH手术的关键，以下问题值得关注。

1）荷包缝合的位置：齿状线以上至少2cm。<2cm吻合时易损伤齿状线，导致术后疼痛。在痔脱垂的情况下，齿状线可能发生移位，特别是不均匀脱垂时，齿状线也可能不在同一水平，加上扩肛器挤压，齿状线难以辨认。因此也有人建议在距离肛缘4～6cm处，或距离痔核顶点2cm以上行荷包缝合。

2）荷包缝合的深度和距离：荷包缝合深及黏膜和黏膜下层。如果太浅，仅缝合黏膜层，影响痔的回纳效果，向下牵拉痔核进入钉仓时易导致黏膜撕脱，导致吻合不全。太深则易致括约肌损伤。荷包缝合应连续，不留间隔。在黏膜皱褶处或缝至10～12点时，对女性患者要特别注意不要缝穿直肠阴道隔全层而导致直肠阴道瘘，缝合后阴道指诊可以确定。

3）单荷包和双荷包：根据国内外报道，以术者的经验决定。

（4）置入吻合器、击发：旋松吻合器，在荷包缝合线之间将吻合器头端送入直肠。收紧荷包缝合线，将其系于吻合杆上，分别从侧空引出。向下牵拉荷包缝线，打开保险装置，旋紧吻合器至安全刻度，击发，保持击发状态20～30s，逆时针旋松并取出吻合器。检查吻合口是否完整和出血。手术结束后，肛管内留置保护黏膜的栓剂和薄片油纱，以利于术后观察和引流残余血液。术后检查切除标本，黏膜应呈均匀环状，并送病理检查。

7. 手术中注意事项　如下所述。

（1）吻合前用手指再次检查确保黏膜环完全进入钉仓。

（2）保持"适当"张力牵拉荷包缝合线，并保持吻合器纵轴与直肠方向一致，否则易损伤直肠壁肌层。

（3）在旋紧吻合器时，女性患者还需阴道内触诊，防止直肠阴道隔全层进入钉仓而导致直肠阴道瘘。

（4）击发后吻合口多有渗血，可压迫、灌注生物纤维蛋白胶或局部注射肾上腺素盐水，如有搏动性出血需用 0 号或 1 号丝线缝合止血。

（5）吻合不全或痔核回纳不充分时需要补缝或切除痔核。残留孤立皮赘也应切除。

8. 术后处理　术后预防性应用抗生素 1~3d，麻醉恢复后即可下地活动，一般不用控制饮食，但需缓泻 1 周。患者排便后坐浴，不用换药。如无特殊情况，1 周后行肛门指诊。术后处理应注意以下事项。

（1）PPH 术后疼痛轻微，一般服用非甾体类药物镇痛可以有效地控制术后疼痛，少数情况（多数在出现并发症的时候）需要静脉或肌内注射哌替啶或吗啡。

（2）控制术中出血的主要方法是减少术中创伤、术后彻底止血、缝合出血点，留置薄片油纱的目的是为了观察术后出血和引流残余血，切勿采用大卷油纱或肛门排气管压迫止血，增加患者疼痛，因为吻合口在肛管直肠环以上，很难达压迫止血的目的。

（3）术后缓泻非常重要，可以减少因用力排便而导致的并发症。一般采用乳果糖类泻剂。

（4）术后麻醉恢复后即可下地活动，一般不控制饮食，但为了减少术后尿潴留的发生，需减少手术中和手术后输液量和输液速度，并限制患者过多饮水。

9. 并发症　吻合器痔切除是一种治疗Ⅲ度、Ⅳ度内痔和混合痔的新方法。虽然多数随机临床试验证实 PPH 治疗痔脱垂具有安全、有效的特点，并且与传统痔切除相比明显减轻术后疼痛，很快恢复正常生活和工作。但经近 10 年的临床应用，还是有多家报道一些临床并发症。如继发性出血、直肠狭窄、尿潴留、下腹痛，甚至严重的腹膜后感染、直肠穿孔等并发症的发生。

（1）吻合口出血：最常出现于术后 12h 以内，鲜血外渗容易诊断，有些患者因鲜血积存于直肠内而仅觉肛门坠胀。术后活动性出血经保守治疗不缓解者需在麻醉下结扎出血点、局部注射肾上腺素盐水或止血纱布压迫。术后渗血或少量排便带血往往不需要特殊处理。

（2）尿潴留：发生比例各家差异较大，与术后肛门疼痛和麻醉方式有关。

（3）肛门疼痛和下腹痛：PPH 环状切除直肠下端黏膜，在感觉神经相对丰富的肛管没有切口，因此术后疼痛轻，多数患者术后感觉轻微疼痛。当吻合口接近齿状线或位于齿状线以下时，会感觉术后剧烈疼痛。但多数患者感觉下腹牵拉痛或坠胀感，其发生机制尚不明确，可能与牵拉和吻合口刺激有关。一般无须特殊处理，术后 1 周逐渐缓解。如有持续性的肛门疼痛、下腹疼痛伴有发热、便嵌塞等症状，应高度怀疑有肛周或腹膜后感染的可能，肛门指诊和腹部 X 线平片可以协助诊断。

（4）吻合口狭窄：Seow–Choen 报道 8.8% 患者发生吻合口狭窄，与术后不遵医嘱服食纤维素食品有关。

（5）手术无效：PPH 与外剥内扎手术不同的是手术依靠对痔上方直肠黏膜切除，将肛垫向上方牵拉，使肛垫复位。如果荷包缝合部位过高，尤其是重度痔脱垂患者，手术可能完全无效，使术者处于非常尴尬的境地。因此荷包缝合线位置应在齿状线以上 3~4cm 处为宜，对于脱垂 >3cm 的患者可以通过双荷包缝合，切除更多的组织，提高悬吊作用。如果出现痔核回缩不全，应当追加外剥内扎手术，避免二次手术。

点评：PPH 术式适应证为直肠黏膜内脱垂，环状内痔。它存在几点不足：①费用太昂贵，不适合乡村等医疗单位推广使用。一般 1 例患者治疗费用为万元左右。②环状内外混合痔，只能消除内痔，对外痔还得切除，不能一次完成。③在吻合钉未完整脱落前，多数患者有肛门下坠感加重，有的钉子脱落时易出血。④在直肠黏膜荷包缝合时，女性患者前壁不慎缝合过深，易造成直肠阴道瘘。

尽管 PPH 为重度环形脱垂性痔的治疗提供了一种简单、有效、痛苦小的手术方法，但其只是对原有痔治疗方法的一种补充，而不是替代。由于其本身的特点，应当加强手术适应证的合理选择和并发症的预防，使其达到应有的治疗效果。

（四）内痔缝扎切除术

1. 适应证　Ⅲ度、Ⅳ度内痔。

2. 手术步骤　肛周皮肤肛管常规消毒，用 0.25% 丁哌卡因（或 1% 普鲁卡因）于肛管做局部菱形或扇形浸润麻醉；或常规消毒骶尾部在两骶角连线中点垂直进针进入骶裂孔内，将 0.25% 丁哌卡因 10mL 注入下段骶管内做低位骶管麻醉，然后进行如下操作。

（1）内痔切除钳下缝合法：扩肛显露痔核，碘仿消毒，用小血管钳钳夹内痔顶部上提，再用中弯血管钳在齿状线上 0.5cm 处于内痔根部钳夹，用剪刀剪去中弯血管钳上部钳夹之痔核，然后用 2-0 肠线在钳下连续贯穿褥式缝合以关闭伤口，同法处理其他痔核。为预防术后出血，可在传统母痔（即 3、7、11 点）上部即痔上动脉区用肠线缝扎一针深达黏膜肌层。

（2）内痔切除绕钳缝合法：扩肛显露痔核，碘仿消毒，用小血管钳钳夹内痔顶部上提，再用中弯血管钳在齿状线上 0.5cm 处于内痔根部钳夹，用剪刀剪去中弯血管钳上部钳夹之痔核，然后用 2-0 肠线围绕弯钳连续缝合黏膜，边退钳边抽紧缝线打结关闭伤口。

以上为单钳连续缝合法。另外尚有双钳连续缝合法、边切边缝法以及全程缝合法。双钳法是在单钳切去钳上痔组织后，再置一弯钳，然后进行连续缝合，肠线绕过双钳，缝至齿状线处，松去下钳，上钳提起缝线，边退钳，边逐个收紧缝线，切勿颠倒顺序，以免影响紧线，造成出血。

（五）内痔结扎术

1. 适应证　Ⅲ度、Ⅳ度内痔。

2. 手术步骤　如下所述。

（1）单纯结扎法：在麻醉下常规消毒肛周和肛管，显露痔核，于齿状线上痔核高突点用蚊式血管钳钳夹牵拉固定痔核，用碘仿消毒后，再用中弯血管钳于痔核底部齿状线上 0.5cm 处钳夹痔核高突部位，然后用 7 号丝线做单纯结扎。

（2）8 字缝扎法：在麻醉下常规消毒肛周和肛管，显露痔核，于齿状线上 1.5cm 处，即内痔核上端用组织钳或蚊式血管钳钳夹黏膜上提使下脱痔核复位或向上移位，再用中弯血管钳于组织钳下部钳夹，一般选择截石位 3、7、11 点结扎或 3、7、9、11 点结扎。用圆针穿 7 号丝线于中弯血管钳钳夹处上中 1/3 交界处进针做 8 字缝扎。

（六）分段贯穿结扎术

1. 适应证　Ⅲ度、Ⅳ度内痔。

2. 手术步骤　扩张肛管，常规消毒后将痔核牵出肛管；以中弯钳自齿状线上约 0.3cm 夹住痔基底，取长约 50cm 的 10 号丝线，自线两端各穿一圆针，将痔核于钳下分段贯穿 2 针，结扎 3 段。

（七）内括约肌部分切断术

1. 适应证　内痔伴肛管静息压增高的患者。

2. 手术步骤　如下所述。

（1）直尖剪刀皮下切开法：消毒皮肤肛管黏膜后，左手示指伸入肛管作指示，与 5 点位或 7 点位切一个放射状切口或用直尖手术剪刀在距肛缘 1.5cm 处刺入皮下，然后分离进入内括约肌外侧。

在左手示指引导下，经内括约肌外侧分离至齿状线，张开剪刀喙部，用左手示指将内括约肌下缘推入剪刀喙并剪断，此时即刻有肛管松解感。

退出手术剪刀，左手示指在内括约肌切开处能摸到缺损并用力压迫，此项操作目的有三：①检查内括约肌切开情况，如果切开满意，应能扪及局部缺损；②凭借示指向外压力，使未断裂的内括约肌纤维断裂；③通过 2~3min 的压迫，以防切口渗血。

退出左手示指，缝合切口 1 针，肛管内填塞油纱条，无菌纱布加压包扎，以防渗血和水肿。

（2）手术尖刀皮下切开法：消毒后，左手示指伸入肛管作指示，用 4 号手术尖刀在 9 点位括约肌间沟刺入，刀在内括约肌内侧面潜行，进刀的多少根据切开内括约肌的宽度定。

转刀 180° 刀刃向内括约肌，并向外下方用力，切断内括约肌下缘。

拔出手术刀，在切断内括约肌处用示指尖稍用力向外压迫。退出示指，缝合切口1针，肛管内填塞油纱条，无菌纱布加压包扎，以防渗血和水肿。

（3）内括约肌直视切开法：消毒后，左手示指伸入肛门，扪清括约肌位置后，在7点位距肛缘1cm处放射状切口长约1cm。用中弯血管钳由切口经括约肌间沟在皮下与内括约肌间向上分离至齿状线。

退血管钳回括约肌间沟，在内括约肌外侧分离至齿状线，向上向内用力，将内括约肌挑出，直视下切断。

缝合切口1～2针，肛管内填塞油纱布，无菌纱布加压包扎。

二、外痔手术方式

根据病变的类型选择不同术式。

（一）血栓性外痔剥离摘除术

1. 适应证　如下所述。

（1）发病急，疼痛剧烈，48h内不见缓解。

（2）保守治疗后仍有剧烈疼痛，肿块仍较硬较大，不易自行吸收消散者。

（3）肿块已经发生破溃、感染。

2. 手术步骤　如下所述。

（1）在痔核外侧皮内注射0.5%～1%利多卡因注射液，先做皮丘。然后由皮丘将利多卡因注射液2～5mL均匀地注入痔周围的组织中。

（2）以血管钳夹起痔核表面皮肤，切开一个与肛管长轴平行的小切口。

（3）对孤立与周围组织无粘连的血栓，用拇指和示指将血栓向外全部挤出即可。

（4）对有粘连的血栓，提起创缘皮肤，用弯剪刀或蚊式血管钳沿皮肤和血栓之间分离，完整游离血栓。

（5）将血栓取出，切除多余皮肤，用纱布压迫止血。重新消毒创口，缝合切口1～2针。

术后每日或大便后用1∶5 000高锰酸钾温溶液坐浴，再以油膏纱条嵌塞，外盖纱布块，直至愈合。

3. 注意事项　如下所述。

（1）分离时勿钳夹栓体，以免包膜破裂。

（2）血栓剥离后余留皮瓣较大时，可切除一部分，以免留下皮赘。

（3）血栓挤出应彻底，不要遗留小血栓。

（4）如果疼痛严重，血栓累及范围不足肛周的一半，可在门诊或急诊室局部麻醉下立即手术切除，不提倡单纯切开排出血栓，因为血栓复发率很高。

（二）结缔组织性外痔切除术

1. 适应证　如下所述。

（1）肛周皮赘较大，常有水肿发炎。

（2）多发肛周皮赘，影响局部清洁。

2. 手术步骤　如下所述。

（1）常规消毒肛周肛管，用1%普鲁卡因或0.25%丁哌卡因或长效止痛液做局部浸润麻醉。

（2）用中弯止血钳将欲切除之结缔组织外痔由根部钳夹一会，取下血管钳，再用剪刀顺钳痕剪除外痔，也可顺钳夹血管钳上方将外痔剪除。

（3）观察无出血，创面敷云南白药或生肌散，纱布包扎术毕。

3. 注意事项　如下所述。

（1）若伤口较宽或有明显出血可缝合固定1～2针。

（2）如果多个外痔切除，应注意保留痔间皮桥，以防肛管狭窄。

（三）结缔组织性外痔切除缝合术

1. 手术步骤　如下所述。

（1）肛周肛管常规消毒，局部浸润麻醉铺巾。

（2）对于结缔组织性外痔伴静脉曲张者，用血管钳钳夹外痔顶端做放射菱形切口切除皮赘，再用小血管钳将其下曲张静脉丛牵出用剪刀清除干净，然后用小三角针 1 号丝线全层缝合伤口 1~3 针，上生肌散，外盖纱布包扎即可。

（3）若为弧形增生的结缔组织性外痔，用血管钳将外痔顶端钳夹固定，由根部平行将其剪除，伤口修剪整齐，再用 1 号丝线三角针全层缝合，上生肌散纱布包扎术毕。

2. 注意事项　术中若有多个外痔切除要保留足够皮桥防止肛门狭窄。

（四）结缔组织性外痔锥形剥离切除术

1. 适应证　如下所述。

（1）界限明显的结缔组织性外痔。

（2）孤立较小的静脉曲张性外痔。

2. 手术步骤　如下所述。

（1）常规消毒手术野后，用血管钳提起要切除的痔核，在痔核上 1/3 与下 2/3 交界处做梭形切开，切口方向与肛缘平行。

（2）在切口皮下锐性分离至痔核的基底，在基底部切除痔组织。

（3）彻底止血后将切口对合。如果发现保留的皮片过长，可适当修整，直到切口能满意对合为止。然后用无菌纱布覆盖切口胶布固定，丁字带加压包扎。

（五）静脉曲张性外痔剥离切除术

1. 适应证　单个孤立状静脉曲张性外痔。

2. 手术步骤　如下所述。

（1）取侧卧位（病侧在下）常规消毒铺巾。

（2）在齿状线下做 V 形切口，切开皮肤后，用血管钳在两侧皮下做潜行分离，用钳提起曲张静脉团块，用组织剪在皱皮肌浅面剥离出团块并切除之。

（3）两侧皮瓣稍加修平，少许渗血，可盖上明胶海绵压迫止血，或电灼止血，覆盖敷料。

（六）静脉曲张性外痔潜行旁剥缝合术

1. 适应证　肛缘环状或半环状静脉曲张性外痔。

2. 手术步骤　如下所述。

（1）取俯卧折刀位，阔胶布牵开臀部，常规消毒铺巾，肛管局部浸润麻醉。

（2）沿曲张静脉外缘做弧形切口至皮下，沿切口向肛管方向潜行剥离曲张的静脉团块并全部剔除，电凝、钳夹后结扎止血。

（3）细丝线间断缝合皮肤皮下组织，如果在摘除曲张静脉丛后皮片过长，应适当修剪多余皮肤后缝合切口。同法处理其他部位的静脉曲张性外痔。

（4）术毕消毒缝合创面，无菌敷料加压包扎。

3. 注意事项　如下所述。

（1）剔除静脉团时注意勿损伤肛门括约肌。

（2）若同时伴有结缔组织增生，可在剥离切除曲张静脉丛时将多余结缔组织切除。注意设计皮瓣，防止过多损伤皮肤。

（七）炎性外痔切除术

1. 适应证　如下所述。

（1）已形成血栓肿痛明显的炎性外痔。

（2）肿痛明显的局限性外痔，炎症消退后会形成明显皮赘者。

2. 手术步骤　如下所述。

（1）常规消毒肛周肛管皮肤黏膜，根据炎性外痔的病变情况，决定手术切口的部位。一般情况下切口应选在肿胀明显或者已经形成血栓的部位。

（2）钳夹并提起外痔，在痔的基底用剪刀剪一放射状 V 形口，扩大切口，摘除全部血栓，剪除多余痔组织，彻底止血，活跃出血点可以结扎或电凝，渗血用于纱布压迫止血，用同样方法切除其他痔核。

（3）肛缘注射长效麻药，切口用油纱条无菌纱布覆盖，胶布固定，丁字带加压包扎。

3. 注意事项　如下所述。

（1）炎性外痔疼痛一般均较显著，术后因切除病灶而减轻，为避免疼痛可用长效止痛液做切口周围局部封闭。

（2）若肛周呈环状发炎水肿，可选择痔核高突点明显者进行切除，可缓解其他水肿，或同时做放射状切口减压。

三、混合痔手术方式

目前，临床上最常用的混合痔的术式是外剥内扎术、外剥内扎注射术、环形混合痔整形术、内外痔分离术等。

（一）外剥内扎术

1. 适应证　混合痣，尤其是较孤立的混合痔或外痔部分较大的混合痔。

2. 手术步骤　如下所述。

（1）麻醉后用组织钳夹住痔核部位皮肤向外牵拉，显露内痔。在痔核基底部两侧皮肤用小剪刀做 V 形切口，注意只剪开皮肤。不要剪破痔静脉丛。

（2）夹取皮肤，用包有纱布的手指钝性分离外痔静脉丛，沿外痔静脉丛和内括约肌之间向上分离，并将痔核两侧黏膜切开少许，充分显露痔核蒂部和内括约肌下缘。

（3）用弯血管钳夹住痔核蒂部。蒂上用 7 号粗丝线结扎一道，再贯穿缝合结扎一道，防止结扎不牢出血，最后剪除痔核。若痔核较大，也可用 2 - 0 号肠线连续缝合痔核蒂部，皮肤切口不必缝合，以利引流。

（4）用同法切除其他 2 个母痔。一般在切除的 2 个痔核之间，必须保留一条宽约 1cm 的正常黏膜和皮肤，以免发生肛门狭窄，创面敷以凡士林纱布。

3. 注意事项　如下所述。

（1）痔核基底部两侧皮肤不宜切除过多，以防肛门狭窄。

（2）将混合痔、外痔部分钝性剥离至内痔处，一般不会有出血。

（3）痔核蒂部应做双重结扎。

（4）两个创面之间应留有皮桥，以防肛门狭窄。

（二）外剥内扎注射术

1. 适应证　同外剥内扎术。

2. 手术步骤　如下所述。

（1）消毒、麻醉、铺巾、扩肛。

（2）显露痔核，用小血管钳分别于齿状线上 0.5cm 处钳夹内痔，碘仿消毒痔表面，参照硬化剂内痔注射，首先进行硬化剂内痔注射。注射完毕后，取下血管钳钳夹外痔顶部在其外缘（或下缘）做 V 形或棱形切口，切除外痔剥离静脉丛至齿状线下 0.3cm 处，将剥离切除外痔组织连同内痔上提用中弯血管钳于内痔下半突出部钳夹，然后用圆针 7 号丝线在中弯血管钳下中上 1/3 交界处做 8 字贯穿缝扎，修剪多余残端组织。同法处理其他混合痔。

（三）环状混合痔整形术

1. 适应证　适于Ⅲ、Ⅳ度环状混合痔。

2. 手术步骤　如下所述。

（1）内外痔上方结扎止血：在充分暴露痔核后，在距其上方约 1cm 处（黏膜）做贯穿缝扎 1 针，在痔核基底部下方约 1cm（皮肤）行贯穿缝扎 1 针（其目的是减少术中出血，并有利于手术野清晰），待手术完毕后，再将内外缝扎线拆除，以恢复局部血液供应，切不可遗忘。

（2）在肛门左右两侧内外痔交界处切开皮肤及黏膜，分别做 3 ~ 5 个呈 W 形切口，并利用切口潜行剥离外痔皮肤及黏膜（向上跨越齿状线上方 0.5cm 处）向上翻转，将已剥离的曲张静脉团及其结缔组织切除，结扎活动性出血点。

（3）利用外痔皮肤修剪成 W 形皮瓣，稍做游离并向上方推移，直肠黏膜游离后向下移行亦修剪成 W 形，再将内外 W 形皮瓣行上下对角缝合 1 针，缝合是在黏膜角尖端处深缝至肌层，单缝针至皮肤处宜在角尖端浅浅缝合即可（入针深出针浅），注意缝合时只做角对角缝合，各个边不另做缝合。缝合后切口缘呈波浪形（其目的是切缘不在同一水平线上，减轻术后瘢痕挛缩）。

（4）对角缝合完毕后，在后侧 5 点或 7 点肛缘皮肤线上方做约 0.5cm 横切口，用蚊式钳挑出外括约肌皮下层部分纤维切断（其目的是减轻术后括约肌痉挛致肛门狭窄）。

3. 本术式特点　如下所述。

（1）术前在内外痔的上下方行贯穿缝扎减少术中出血，令术野清晰。

（2）术中保留部分肛垫结构组织，使术后功能不受影响。

（3）利用外痔皮肤制成皮瓣呈 W 形，移行于创面覆盖，以缩短愈合时间。

（4）手术设计成环形大 W 形，使切口不在同一水平线，防止术后瘢痕挛缩造成的环形狭窄。

（5）术毕行外括约肌部分纤维切断以减轻术后水肿、疼痛，并防止术后肛门狭窄。

（6）术后肛门完整、平坦，保证肛门闭合功能正常。

4. 术后处理　术后应用有效抗生素预防感染。局部每日清洁换药保持干燥，参照整形植皮术后处理原则。术后 4 ~ 6d 视伤口情况拆线，拆线前禁止坐浴及使用膏油类药物外涂伤口。

（四）内、外痔分离术

1. 适应证　混合痔齿状线未消除者或同一方位内痔、外痔高突隆起而尚未相融合者。

2. 手术步骤　如下所述。

（1）外痔切除 + 内痔单纯结扎术：适用于混合痔的外痔皮赘较小、内痔较大者。

（2）外痔剥离 + 内痔单纯结扎术：适用于外痔是血栓或者是静脉曲张性外痔，内痔较大的混合痔。

（3）外痔潜行旁剥离缝合 + 内痔单纯结扎术：适用于外痔是半环形或环形静脉曲张性外痔，内痔较大的混合痔。

（4）外痔切除缝合 + 内痔单纯结扎术：适用于结缔组织外痔和内痔都比较大的混合痔。

（5）外痔锥形剥离切除 + 内痔单纯结扎术：适用于外痔是孤立的圆形，外痔内痔较大的混合痔。

（6）外痔切除 + 内痔注射：适用于结缔组织性外痔与较小的内痔组成的混合痔。

（7）外痔切除 + 内痔套扎术：适用于外痔较小、内痔较大的混合痔。

四、其他手术方式

（一）冷冻疗法

一般是应用 −196℃ 的液态氮或 −89℃ 的液态一氧化氮，通过特制的探头与内痔接触，通过快速冻结内痔组织及随后快速解冻来达到组织细胞坏死的目的。内痔坏死后，通过修复，纤维组织收缩，使内痔皱缩，达到治疗目的。

1. 适应证　如下所述。

（1）适用于Ⅰ、Ⅱ度内痔或脱垂性混合痔、血栓外痔或结缔组织外痔。

（2）年老体弱或伴有心、肺、肝、肾功能不良而不宜手术者及其他方法治疗后复发者。

2. 禁忌证　如下所述。

（1）有急性肛窦炎或肛周炎的慎用。

（2）严重高血压者。

3. 并发症　如下所述。

（1）继发性出血：据文献统计痔冷冻后出血率为 1%～3%。一旦发生出血，应及时静脉滴注止血药物，创面应用止血粉或凡士林纱布填塞。所以重在预防，对高血压及便秘患者应先治疗，后再手术。

（2）肛门肿痛：多与操作不当有关，冷冻范围过大，易造成肛管皮肤损伤、愈后遗留肛管皮肤黏膜缺损，甚至造成狭窄。目前对冷冻疗法不提倡使用，因术后局部水肿、疼痛较重。

总之，冷冻疗法缺点较多，主要是术后疼痛较重，肛门渗液时间较长，创面愈合时间过长（6 周左右），易发生继发性出血。以及残留皮赘和复发痔需要再处理等。因此，现在该方法很少使用。

（二）红外线凝固疗法

治疗原理是：由特制的 14V（伏特）卤素钨丝灯发出的光通过镀铝反光器反射后成为红外光汇聚一点，再经过石英热导管将红外热能传递到治疗器的探头，在短时间内温度骤升到 200℃ 以上，在治疗时利用红外线光束的高热能作用于痔组织，使组织凝固变白，产生无菌性炎症，1 周后发展为黏膜的浅表溃疡，2～3 周后形成瘢痕，黏膜下纤维化，固定肛垫，减轻脱垂，术后痔萎缩，症状缓解，达到治愈内痔的目的。红外线凝固作用经过测定大约为直径深 3mm/s，精确地确定对组织的作用量，根据作用量测算，一般内痔大致需要照射 1.5～2s。

1. 适应证　如下所述。

（1）内痔出血及 I 度内痔。

（2）年老、孕妇和伴有其他疾病而不宜手术者。

2. 禁忌证　如下所述。

（1）陈旧性肛裂。

（2）血栓性外痔。

（3）嵌顿痔。

（4）有结肠、直肠炎症者。

总之，红外线凝固疗法虽然具有操作简单、止血快等特点。但对混合痔效果欠佳，治愈率低，治疗时患者有剧烈的热感和针刺感，现在此方法很少使用。

（三）激光疗法

激光是 20 世纪 60 年代出现的光电子技术，70 年代开始用于治疗痔疮。原理是利用激光束的能量集中，方向性好，聚焦点微小等特点，使组织凝固、炭化和汽化，而达到治疗目的。目前常用的激光器有氦-氖激光器、二氧化碳激光器、Nd：YAG 激光器。

不同性质的激光对生物体的作用不同，在痔疮治疗中适应证不同，采用的方法也不同。

（1）照射法：使用低功率的氦-氖激光器。激光照射局部组织可使血流加快，血液及淋巴循环改善，代谢增强，促进康复；激光的光化学作用及生物刺激作用能促使局部新生血管形成，加快创面愈合；氦-氖激光具有抑菌作用，增强局部抗感染能力，达到消炎、消肿、镇痛、促进创面愈合之目的。

（2）烧灼法：一般使用高功率的二氧化碳激光器和 Nd：YAG 激光器。激光作用组织，局部组织吸收光能后可产生 200～1 000℃ 高温，同时由于激光的压强作用可使被作用组织发生凝固、炭化、汽化，从而消除病变，达到根治痔疮的目的。

（3）切割法：临床上多用二氧化碳激光器。激光聚焦光斑非常细小，可小至 0.2mm，用此光斑沿预想的切割线移动，可迅速切开组织，称为"激光刀"。治疗时用激光刀对准血管钳夹提的痔根部，在钳上 0.2～0.3cm 处切割，可彻底切除痔组织。

1. 适应证　烧灼法与切割法激光治疗适用于各度内痔、外痔、混合痔。多发的或环行痔一般不宜一次切割，以分期分组切割为宜，待第 1 次手术切面愈合后，再行第 2 次手术。

2. 禁忌证　有严重主要脏器功能障碍、衰竭等病变不宜手术；痔核糜烂、感染、水肿炎症期或肛门湿疹不宜手术。

3. 手术步骤　如下所述。

（1）术前准备：局部备皮，术前清洁灌肠。

（2）麻醉：骶麻或局部浸润麻醉。

（3）操作方法：患者取患侧侧卧位，上腿屈膝、手术野以 0.1% 苯扎溴铵溶液或碘仿溶液充分消毒后，1% 利多卡因局部浸润麻醉，注药后略做扩肛，暴露痔核，用组织钳夹住拟切除的痔核，以弯血管钳夹其基底部，用消毒生理盐水纱布在钳下包绕痔核四周，保护邻近正常组织以防误伤，然后手术医生戴防护眼镜，将 CO_2 激光器功率调至 40～60W，对准钳上痔核进行切割，切除后的创面再减低功率至20W 左右，进行炭化凝固止血，必要时缝扎止血，最后撤去纱布及血管钳，塞入凡士林纱条、敷上塔形纱布，术毕。

4. 并发症　如下所述。

（1）出血：烧灼凝固不充分、血管内栓塞不全或焦痂脱落过早，活动过多均可能出血。大便干燥，用力过猛，长时间下蹲用力排便等也易造成出血。少量的血性分泌物不需处理，活动性出血应及时重新止血。

（2）水肿：一般术后 3～7d 可消退。较重的可用中药熏洗坐浴，可得到缓解。

（3）疼痛：一般较重，不需处理。疼痛重的可应用止痛片或布桂嗪（强痛定）100mg 肌内注射。

（4）大小便困难：术后排便困难、尿潴留者很少见，无须导尿。一般可于术前术后口服润肠通便药。

总之，激光疗法有操作简单；切除速度快、出血少，并发症少；不需住院，术后不需特殊护理及用药，但术后水肿、疼痛重。如操作失误，术后有大出血及肛门狭窄的可能。因此必须掌握好激光功率、适应证，现在此方法很少使用。

（四）Utrold 疗法（直流电疗法）

Utrold 装置是 20 世纪 80 年代从美国进的电子痔疮治疗仪。治疗原理是利用直流电阴阳极作用于痔组织时，电解作用在阳极下产生酸，阴极下产生碱；酸使组织凝固变性，碱使组织蛋白溶解破坏，造成局部化学损伤，继而纤维蛋白渗出，组织机化，出血停止，痔核缩小，达到治疗目的。

Utrold 治疗机是一个单极低电压装置，包括一个电源、一个可连的手柄、一次性无菌探头、一个基垫和一个绝缘的肛门镜。适合各期内痔和混合痔的内痔部分。

总之，据有关文献报道，Utrold 疗法对内痔治疗的临床疗效较好。但其不足之处是治疗时间长，操作者必须在一个固定姿势下操作，极易疲劳；对外痔无效，如混合痔的外痔部分。在内痔治疗发生炎症时，则需再次手术；远期效果较差，现在此方法很少使用。

（五）双极透热疗法

双极透热疗法（bipolardiathermy）是 1987 年 Griffith 首次报道，其原理如同红外线凝固疗法一样，通过电发生器使电流集中到探头，探头放在痔核上，直至痔组织凝固而达到治愈。双极透热疗法起先用于治疗消化性溃疡出血，以后又用于缓解食管癌及直肠癌的症状。电流在探头顶端两个邻近电极之间的组织通过。就单极凝固疗法、激光凝固疗法或红外线凝固疗法等其他疗法相对而言，双极透热疗法理论上的优点为：保持了一个较短而且局限的电流路径，因此，即使多次使用后其穿透深度仍较为有限。

总之，这种治疗方法的优点是安全、简便、清洁，对出血症状疗效较好，但对痔脱出等的效果不甚理想，且操作时间长，现在此方法很少使用。

（六）微波热凝疗法

"微波"是指波长在 1m 至 1mm，频率在 300MHz（1 兆赫等于 100 万赫）到 300GHz（1 吉赫等于1 000MHz）的电磁波。它在本质上与无线电广播用的中波（波长 545～182m，频率 550～1 650kMz）和短波（波长 130 ~ 136m，频率 2.3 ~ 22MHz）相同，只是它的波长更短，故称为微波。微波的频率极高，振荡周期很短，仅 10 - 9 ~ 10 - 12s，目前临床上常用的微波是 2 450MHz，波长 12.5cm。

当微波作用于人体时，体内电解质即随频率的变化而发生趋向运动，在振动与转动的过程中，彼此摩擦或与周围媒介相摩擦而产生热效应。使机体局部升温，加速血液循环，增进组织的新陈代谢，改善微循环，有利于血管和神经功能的恢复，达到消炎、消肿止痛的作用。大强度的微波功率可使蛋白质迅速凝固。

微波治疗内痔的原理是通过微波产生高频热量，促使局部血液循环，并可使痔血管丛细胞变性而纤维化，达到止血硬化的效果。

1. 适应证　Ⅰ、Ⅱ度内痔、血栓性外痔、炎性内痔疗效最好。Ⅲ度内痔和环状内痔严重脱垂者、血管瘤性内痔效果较差。

2. 手术步骤　微波电凝治疗电极分为双极型和单极型电极两种。使用双极型电极时，要将内外电极同时接触病灶，微波热凝型电极又可分为接触式电极和刺入式电极，使用接触式电极时将电极压在病灶表面电灼，火化电灼容易使组织炭化。注意因为微波电凝作用有一定范围，考虑热凝效果有一定穿透力，电极刺入痔体底部，不要紧靠根部。

患者取膀胱截石位、左侧卧位均可。在肛门镜下暴露痔核，用苯扎溴铵或碘仿棉球消毒后，将辐射器平行于直肠壁插入痔核内黏膜下，插入密度间隔 5 ~ 10mm，基底中心部微波输出时间可稍长，25W 功率可 8 ~ 10s，30W 功率 5 ~ 8s，40W 功率辐射 3 ~ 5s，此时可见辐射器周围黏膜成苍白改变。处理完痔核基底部以后，改变辐射器插入方向，由痔核左右顶点方向分别插入辐射器，其余痔核均用同法治疗，但一般每次固化不超过 3 个痔核。结束手术后，用甲紫（胆紫液）涂于创面，缓缓退出肛镜。行外痔治疗时，需局部麻醉或骶麻醉，用止血钳夹住痔核基底部，用针式辐射 30 ~ 50W 强度，沿止血钳上缘辐射，视痔核大小需5 ~ 9s。

3. 注意事项　如下所述。

（1）选择合适的磁控管电流强度，即 MA 量（W），应能使病变接触部位迅速汽化，白色凝固，而又不炭化。MA 量不宜太大或太小，过大则组织炭化粘连显著，既不利于操作，又易产生深溃疡，反致撕裂出血，过小则不起治疗作用。

（2）务必使病灶充分暴露，以利于微波灼除而不伤及正常黏膜。

（3）不能治疗电极空载，治疗间隙及时停止微波散放。

总之，微波治疗有方法简便、快速、安全，疗程短，疗效高，不需住院的优点。而且止血、止痒效果好，无瘢痕而且反应轻。但微波对早期内痔效果较好，对晚期内痔尤其重度痔及静脉曲张性外痔、环状混合痔的疗效较差，远期疗效不肯定，易复发。

（七）射频疗法

射频也属于高频电范畴，作用于组织时能产生 60 ~ 80℃ 高温，可使痔组织表面凝固坏死，血管内血栓形成，止血效果好。仅用于内痔治疗。

（八）磁场疗法

20 世纪 70 年代起，国内用磁治疗内痔，实验用磁栓，外形如手枪子弹，磁场强度为 300 ~ 500 高斯，重 2.55 ~ 5g。其治疗原理是在病灶周围形成磁场，加快病灶部血液循环，使组织恢复生理状态。治疗方法是将磁栓上涂上液状石蜡，插入肛内 2 ~ 3cm，每日 1 次，每次 1 粒，连用 7d。本法对Ⅰ、Ⅱ度内痔有明显疗效，特别对伴有出血和炎症的内痔有显著疗效，无疼痛及不良反应。缺点是复发率高，对Ⅲ度内痔疗效较差。

（九）ZZ 肛肠综合治疗仪

系利用高频电容场对生物体产生内源性热作用和直流电在生物体产生的电解以及利用直流电药物离子导入等原理，而研制成功的多功能治疗仪。针对痔疮的病理特点设计研制出专用的电容式痔治疗钳，钳的两内侧面为高频输出电极。使用该电极钳夹住痔基底部，可达到200℃高温，作用 3 ~ 5d，可使血管闭合，组织干结凝固，但不发生组织炭化，凝固的痔组织在 3~5d 后脱落，达到治疗目的。

1. 适应证　适用于各度内痔、外痔、混合痔，对于较大的混合痔根据情况分次间断治疗，外痔部分每次不宜超过 3 个。此法治疗内外痔无须结扎，再发出血的可能性极小。

2. 手术步骤　患者左侧卧位，常规消毒铺巾，局部浸润麻醉，必要时可采用骶麻。将 ZZ 型肛肠综合治疗仪接通 220V 电源，打开开关预热。肛镜暴露痔核，1‰氯己定液消毒肛管直肠。用其电极钳沿直肠纵轴方向夹住内痔核基底部，注意保留齿状线处正常敏感区。在电极钳前端及下方置纱条以保护周围组织。踏下脚踏开关，仪器开始工作。3~5s 后，仪器自动报警断电。痔核组织基底部钳夹处干结凝固。松开电极钳，无须结扎和剪除。同样方法逐一钳夹其他痔核，痔核间要保留皮肤及黏膜约 0.5cm，一般治疗 3~4 个痔核。各钳夹顶点连线呈齿形，不在同一平面。混合痔的外痔部分用其电刀切除止血，切口呈放射状 V 形。术毕用洗必泰痔栓塞肛，凡士林纱条加马应龙痔疮膏填压创面，外盖无菌纱布压迫固定。

总之，临床报道用该治疗机治疗各类痔的有效率为 68%~87%。方法简单，痛苦少，愈合快。由于该仪器是利用高频电容场产生的内源性热，热源是被作用物的本身，所以，具有热的可控性好、局限性强、定向性准、产热快，作用部位与邻近组织有明显温差界限等优点，不同于激光、红外线等外源性热。外源性热为传导热，作用部位与邻近组织无明显温差界限。这就使 ZZ 型肛肠综合治疗仪对治疗部位以外的组织产生较小的影响。高频电容场痔疮治疗技术系靠组织内带电离子和偶极子在两极间高速振荡产热，当带电离子耗竭至组织间液干结时，两极间的电阻值增加，仪器自动停止工作，因此，被治疗组织只能达到干结而不会出现炭化现象，更不会造成立即脱落而导致的大出血。干结组织数日后脱落，在内源型热作用下，3~5d 各种凝血因子在局部增多，再加上血管闭塞黏合等因素，极少发生治疗后的再次出血，不仅如此，且对较大血管的出血有很好的止血作用。但治疗痔核过大、过多者，有肛门皮肤缺损、肛门狭窄可能。

（十）铜离子电化学法治疗

铜针的临床应用始于治疗海绵状、蔓状血管瘤。漫无边际的海绵状血管瘤、广泛的高低流速的脉管畸形虽属良性疾病，但危害极大，常导致肢体残疾、面容改变或器官损害，严重影响患者身体健康和精神状态。手术治疗创伤大、出血多，常危及患者生命，效果多不理想。1998 年，国内多家医院将铜针留置结合通电疗法（铜离子电化学疗法）用于痔的出血和脱出。临床应用的结果，铜离子电化学疗法有效地治疗痔出血和脱出，手术方法简单、创伤小，可在门诊完成操作和治疗，无严重并发症之虞，因此也被认为是治疗痔的一种新方法。

铜针留置及通电疗法（铜离子电化学疗法）治疗内痔的原理：痔的发生机制相对复杂。通常认为，痔是肛垫的移位而产生，肛垫黏膜下有丰富的静脉丛和动脉静脉吻合网。当腹内压增高、慢性便秘等持续性肛管静息压增高时，肛垫支撑组织变性、退化，甚至断裂，肛垫移位，脱出肛门外形成痔。痔属于血管性病变，铜针留置及通电疗法同样适用于痔的治疗，推测其机制如下：①纤维组织形成。包绕或限制黏膜下静脉丛（和动脉丛）。如果铜针直接置入在痔体内，纤维组织形成可以起到支持和保护层的作用，减少静脉丛在粪便排除时受到的创伤，减少出血。也可以作用于静脉丛，阻塞管腔并导致血栓形成。血管的闭塞从止血的角度讲，起到了止血的作用。如果铜针作用的部位更高，在痔上直肠黏膜，纤维化的形成将会限制并且完全阻塞痔上静脉的根部，同时痔蒂部位的痔上动脉及其分支也被阻断。因此痔体萎缩，在用力排便时痔不会过度的充血、肿大，减轻出血。②肛垫和直肠壁之间纤维组织的瘢痕挛缩使痔的支撑结构加强，使痔固定在黏膜下肌层，这样在排便时不至于脱出肛门外。

1. 适应证　如下所述。

（1）出血为主要症状的Ⅰ、Ⅱ度痔。

（2）部分出血的Ⅲ度痔。

（3）以脱出为症状的Ⅱ、Ⅲ度痔。

2. 禁忌证　如下所述。

（1）脱出难以回纳的Ⅳ度痔，如果患者不能耐受手术治疗也可以作为保守治疗的方法使用。

（2）以皮赘和外痔为主的混合痔。

（3）痔伴发肛乳头肥大、息肉、直肠炎等疾病的患者。

（4）有恶性肿瘤的患者。

3. 术前准备、体位和麻醉　铜离子电化学疗法方法简单、创伤小，可在门诊完成全部操作和治疗。术前明确诊断，除外无须或不能行铜离子电化学疗法的情况。常规术前检查包括血、尿常规和凝血功能检查。治疗前灌肠1次。根据医生习惯和喜好选择左侧卧位、截石位和剪刀位。因剪刀位暴露好，患者舒适，医生从上往下操作，利于助手协助和教学，因此受到更多医生青睐。离子电化学疗法方法全部操作在齿状线以上，痛觉不敏感，仅是在置入肛门镜时感觉疼痛不适，一般采用局部麻醉即可满足手术要求。

4. 手术步骤　①常规消毒，铺无菌巾。碘伏或苯扎溴铵棉球消毒肠腔，直肠镜或乙状结肠经检查，确定痔核部位、大小，再次除外不能行铜离子电化学疗法的情况。②将铜针探头刺入齿状线上痔核，深8~15mm。按照治疗仪默认的参数治疗280s，取出铜针。同法处理其他痔核。以脱出为主要症状的患者，可以选取齿状线上痔核根部更高的位置置入铜针。③治疗后取出肛门镜，纳入黏膜保护剂或消炎栓。

5. 注意事项　①治疗期间要注意观察患者痔核部位的变化情况。②每一个痔核可同时治疗3次，每次治疗最多4个痔核。③出血为主要症状的患者一般治疗1个痔核即可起到明显作用，而以脱出为主要症状的患者，需扩大治疗范围，治疗区域一般选择在截石位3、7、11点，脱出严重的可以适当地增加在1或9点的治疗。④出血的患者可以将铜针直接刺入痔核内部，脱出的患者则需要将治疗区域上移，在痔核根部或痔上区域。

6. 并发症　铜针留置法治疗血管瘤时，因为铜针为手工制作，而且在体内留置时间长，部分患者可见到体温升高、厌食及局部疼痛。铜离子电化学疗法经过不断改进，用于痔的治疗尚未见到上述并发症，也没有发现出血、水肿、局部感染、发热、剧烈疼痛病例。

总之，铜离子电化学疗法操作简单、对患者创伤小，符合现代微创医学观点，而且手术不切除痔，仅通过铜离子导入和通电治疗，使痔静脉丛血管闭塞、纤维硬化，在肛垫与支撑组织之间形成无菌性炎症和纤维化粘连，达到治疗痔出血和脱出的目的，符合痔的现代观念和解剖生理特性。李东冰等的临床试验证实，铜离子电化学疗法用于痔的出血和脱垂，主要症状缓解率高，未观察到明显的并发症发生。但试验中，虽然采用了对照方法，铜离子电化学疗法与自制栓剂对比，其可比性仍须进一步关注。临床试验中仅单独针对痔出血或者脱出做单一症状观察，痔的其他症状的缓解或加重情况尚不清楚。术后患者肛门功能（失禁和便秘）和远期效果有待长期随访证实。

（十一）枯痔法

枯痔法治疗内痔已有1000多年历史。目前改进的枯痔钉疗法和中西医结合的枯痔注射疗法都是在我国传统枯痔散疗法基础上发展起来的。枯痔散的主要药物是"砒"和"明矾"。而其他药物（轻粉、朱砂、乌梅肉、雄黄、蟾蜍等）只是作为"佐药"和"使药"来用的。传统的枯痔钉是由砒、矾、乳香、没药、朱砂、雄黄、糯米粉等药物配制而成。呈两端尖并有一定硬度的钉状物，直接插入痔核。由于并发症多而且严重，目前临床已不用。

痔是常见病。常有"十人九痔"一说。在痔、瘘病例中，痔约占68%的比例。目前对"痔"的治疗方法繁多，但缺乏针对的辨证施治原则，常不按分类进行选择最佳的治疗手段。往往在介绍一种疗法时，"谓之"一统百病，如某注射药物疗法除"痔"外，还治肛裂、肛瘘、内外混合痔等，实际上目前还没有一种疗法什么期的痔都能治好。不论哪一种治疗方法都有它的适应证，哪一种治疗方法都不是万能的，不分轻重、对任何人的痔的病理变化、性质、个体差异、年龄大小、病史长短，一律使用统一治疗方法是错误的。

选择治疗方法，依据痔的分期，病理改变、性质再选择保守或手术治疗，才是科学的方法。

1. 非手术疗法　适用于痔的早期、炎症期，予以局部消炎，外涂"活血化瘀"的水剂（喷雾）、软膏，配合中药坐浴，饮食调整（忌刺激性食物、饮酒，多吃清淡宜消化的食物，多喝白开水，保持粪便软化）采用上述方法，大多的Ⅰ、Ⅱ期早期痔可以不注射或不手术，完全可以自行消退。

2. 注射疗法　对Ⅱ、Ⅲ期内痔又伴有轻度脱出、痔核表面糜烂出血。年老体弱，患糖尿病、心脑血管疾病的患者，不适应手术者，可采用注射疗法：宜采用消痔灵 1：2 的浓度，注射痔核中心，每一痔核内注射 0.5~1mL。目前国内使用的注射药液品种太多，从药理机制上分类，可分为两类作用的药液。一种是起促使组织脱水"硬化"的作用，还有一种是"坏死剂"，两种药液使用上比较安全易掌握的是前一种"硬化剂"。笔者不主张"低浓度大剂量注射"。大剂量在直肠黏膜下注入易造成 3 种后遗症：①直肠末端黏膜与直肠壁肌层粘连，直肠正常的排便功能下降，致"出口梗阻"；②大剂量注入正常直肠黏膜下，会形成环状硬化带；③一旦感染就会大面积的形成溃疡，甚至肠坏死。所以，笔者的意见是低浓度小剂量的注入痔核体中心即可。

3. 外剥内扎疗法　此种手术适应证是环形混合痔。痔核脱出肛门外，不易自行还纳。痔核组织已形成纤维化，体积较大，不适应注射及保守疗法，可采用此种治疗效果较为理想的疗法，但应注意几点：①外剥结扎不应超过 3 个痔核，否则肛门术后易狭窄；②结扎痔体之间一定要留健康的皮肤黏膜，否则脱落后形成溃疡不宜愈合；③结扎的痔核外加以胶圈套扎，可加速坏死脱落，以防出血；④外痔剥离到结扎痔核的根部时，应在此处皮肤缝合 1~2 针，以防痔核脱落时坠入创面或摩擦创面致出血；⑤主张在外痔部位纵行切开皮肤后，在剥离切除曲张的静脉纤维团组织后，切口皮肤修剪整齐，一次性间断缝合；笔者将此称为"外修内扎术"，避免留下过大的瘢痕；⑥结扎的痔残断端内注入"消痔灵"使痔膨胀，以促进残端硬化加速，防止术后出血。

4. 痔环切术　此种手术的适应证为内外混合环形痔。这种术式目前我国基本不提倡使用，因它的术后并发症较多。其 3 大后遗症：①不全性失禁（感觉性）；②环形瘢痕挛缩；③肛管皮肤黏膜缺损。

5. 外涂枯痔散　此种方法是古老的"疗法"，通过敷药使组织坏死腐蚀一圈肛门皮肤。全国肛肠学会早已禁止使用坏死、腐蚀、烧灼性治疗方法。目前有人推行所谓"不开刀、不住院、无痛苦"快速根治痔的疗法。在门诊施治，涂药后肛门内外痔全被腐蚀坏死，致肛门一周形成溃疡创面，愈合后创面瘢痕挛缩造成"狭窄"，还需行再次肛门整形。

6. PPH　此种方法是近 3 年由国外引进的新方法。国内开展的医院较少，有报道术后易造成直肠阴道瘘，直肠狭窄，长期直肠内异物刺激下坠感等并发症，而且手术费用昂贵。关于这种疗法，远期疗效如何，还待观察随访，总而言之应从"少花钱治好病"的国情出发。PPH 手术笔者认为适合直肠黏膜脱垂的患者。

7. 铜离子、红外线照射等物理疗法　适合单纯性内痔，对外痔无效，对内痔Ⅰ、Ⅱ度痔有一定的疗效，消炎作用强。对那些不适应手术的病例，可采用物理的保守治疗。

8. 电烧、激光、射频等疗法　对一些单纯性外痔治疗可以使用，但不要一次切除多个外痔，最好分期治疗。此类疗法对内痔不太合适，因直肠内遗留创面，不宜愈合且容易出血。

9. 环状混合痔整形术　本术式适于Ⅲ、Ⅳ度环状混合痔。此为环状混合痔最佳手术方式。

（唐淑敏）

第四章

便秘

第一节　慢性顽固性便秘

慢性便秘是由不同的病因所引起的十分常见而又复杂的临床症状，主要是指不经常排便或排便困难以及排出干结的粪便。便秘患者可能就诊于不同的学科，但顽固性便秘常就诊于消化内科和肛肠或胃肠外科。美国每年有 400 万以上的人因便秘就诊，发病率约 2%；每年有 200 万～300 万便秘患者用泻剂辅助排便，住院患者的出院诊断中有便秘一项者有 92 万人，约 900 人死于便秘或与便秘有关的疾病。北京、天津地区普通人群的便秘患病率相近，分别为 4.6% 和 4.43%。60 岁及以上老年人的便秘患病率明显增高，天津地区对普通人群的调查显示，60 岁及以上的便秘者达 50% 以上，脑力劳动者多于体力劳动者，分别为 5.7% 和 3.4%。

一、定义

便秘不是一种疾病，而是一种可见于多种疾病的症状群，不同的患者有不同的含义，近年来，对慢性便秘的定义提出了量化的指标。在不用通便剂的情况下，1 周自发性排空粪便（spontaneous complete defecation，SCD）不超过 2 次，且 1/4 以上的时间内至少具有硬便、排便困难或排便不畅三项之一，为时 3 个月以上，称为慢性便秘。便秘患者可伴有腹痛、腹胀等症状。顽固性便秘患者常依赖于药物才能排便，或对各种治疗无反应。重度或顽固性便秘患者常焦虑不安，不能坚持工作和正常生活，生活质量受到明显影响。临床上，因便秘诊治的病人数量和耗资巨大。不少患者由于疗效不佳，滥用泻药，反而加重了病情。

二、病因

正常排便要求结肠和肛门直肠有正常的功能。粪便在结肠内以正常的速度通过，到达直肠后刺激直肠引起肛门直肠反射，再依赖于正常的盆底肌群的协调运动，使粪便顺利排出。以上排便生理上任何环节的异常均可导致便秘，包括：①平滑肌功能异常，导致肠内容物通过减慢，直肠感觉阈值增加，低级或高级中枢神经功能异常，排便反射敏感性降低；②肛门和盆底肌群的功能不协调，使排便时肛门括约肌呈反向性收缩，导致肛门出口阻力增加，排便困难。

1990 年 11 月在全国便秘诊断、治疗标准研讨会上对便秘的原因进行了详细地探讨，将便秘的病因分为六类二十七条。

1. 不合理的饮食习惯和不良的排便习惯　①饮食摄入量不足（食物含纤维素少）；②过度吸收（粪便量少）；③平日运动量少；④人为抑制便意；⑤滥用泻剂；⑥环境改变。

2. 结肠、直肠功能性障碍及器质性病变　如下所述。

（1）结肠机械性梗阻：良性与恶性肿瘤、扭转、炎症（憩室炎、阿米巴病、结核、性病性肉芽肿）、缺血性结肠炎、吻合口狭窄、慢性套叠、子宫内膜异位症等。

（2）直肠、肛管出口处梗阻：①肛管，狭窄、痔、裂；②直肠，直肠前膨出、直肠黏膜内套叠、盆底痉挛综合征、会阴下降综合征；③结肠神经病变及结肠肌肉异常，先天性巨结肠、后天性巨结肠、传输性结肠运动缓慢、结肠易激综合征。

3. 结肠神经异常　①中枢性：各种脑部疾患、脊髓损伤、肿物压迫、多发性硬化症；②支配神经异常。

4. 精神障碍　①抑郁症；②精神病；③神经性厌食。

5. 医源性　①药物（可待因、吗啡、抗抑制剂、抗胆碱剂、铁剂）；②制动。

6. 内分泌异常及代谢性疾病　①甲状腺功能低下；②甲状旁腺功能亢进；③高钙血症；④低血钾症；⑤妊娠；⑥糖尿病；⑦垂体功能低下；⑧嗜铬细胞瘤；⑨原发性或继发性脱水；⑩铅中毒；⑪老年、营养障碍。

在国外，对便秘的分类方法较多，如有根据病因将其分为原发性和继发性的；有根据部位分为结肠型、直肠型的；也有根据病理分为功能性和器质性的。在这些便秘当中，与外科治疗关系密切的主要是结肠、直肠的器质性病变，如乙状结肠冗长、出口处梗阻等。

三、检查方法

为了制订合理的治疗方案，治疗前详细评估便秘的动力障碍类型非常必要。目前，用于调查便秘的方法有结肠通过时间测定、肛门直肠测压及排粪造影等（表4-1）。

表4-1　调查慢性便秘的有关检查方法

检查方法	检查目的
胃肠通过时间	测定通过时间和判断便秘类型
肛门直肠测压	测定肛门括约肌功能和神经反射
直肠壁感觉和顺应性测定	测定排便阈值和直肠壁的顺应性
排粪造影	检测排粪功能及肛门直肠角的变化
肛门外括约肌肌电图测定	了解是肌源性或是神经源性异常
阴部神经潜伏期测定	了解是否存在神经传导的异常
超声内镜	判断有无肛门括约肌受损及其程度和方位

1. 结肠运输时间测定　是采用不透 X 线标志物测算胃肠通过时间（gastrointestinal transit time, GITT）。包括全胃肠、结肠及不同节段结肠的通过时间。1992 年国内所制定的统一标准：口服 1 枚内装 20 粒不透 X 线标记物的胶囊 72h 后摄片，结肠标记物剩余数 72h≥4 粒，可诊断为结肠慢传输型便秘（STC）。实际上 STC 的诊断不仅要根据 72h 标记物剩余数的多少，还要看剩余标记物在各部结肠分布的情况，以助评估慢传输结肠病变的程度、部位和范围及是否有出口梗阻。结肠运输实验的结果易受到被检者的生活规律、情绪、饮食等多种因素的影响，所以不能仅凭检查的结果而轻易作出诊断。最近同位素扫描法被认为是肠道运输的金标准，常用 ^{111}In 标记颗粒检测从回盲部到直肠的运输过程，24～48h 可获得结果，但目前尚未普及应用。这是诊断结肠慢传输型便秘不可缺少的检查，但应与其他生理检查进行综合分析。

在多数情况下，结肠节段运输时间延长是出口处梗阻的结果，随着梗阻的解除这种异常可以恢复正常。只有在直肠排空功能正常或治疗后排空功能恢复正常后仍有便秘的情况下，结肠传输试验才能发现真正的原发性结肠慢传输型便秘。

2. 肛管直肠压力测定　患者取左侧卧位，先不做直肠指检，将球囊或探头置于肛管内，测量肛管静息压和最大缩窄压。然后将球囊送入直肠壶腹部测量直肠静息压，导管接拖动装置测括约肌功能长度。换双囊导管，大囊置于壶腹，小囊置于肛管，向大囊内快速充气50～100mL，肛管压力下降且时间大于30s为肛管直肠抑制反射阳性。所测得肛管括约肌的压力、直肠容量及其顺应性以及肛管直肠抑制反射（RAIR）是否存在，并可协助诊断有无直肠前突和黏膜内脱垂。若 RAIR 存在，则可除外巨结肠症；若 RAIR 不存在或有疑问，则可行肛管直肠切断术以协助诊断。

3. 排粪造影检查　经肛管注入 300~400mL 钡剂，让患者坐在特制的排粪桶上，X 线侧位透视下调整位置，使左右股骨重合并显示耻骨联合。以通过肠腔内钡剂的显影来观察直肠和盆底在动静态下的 X 征象，为功能性出口梗阻的诊断奠定了基础，特别是对直肠形态的改变判断已很准确。由于盆腔造影同步排粪造影可使盆腔同时显影，所以增强了对盆底病变的观察。四重造影进一步使直肠、盆腔、子宫、膀胱全盆脏器同时显影，使对肠疝、腹膜疝、子宫后倾、膀胱脱出等诊断更为准确。

4. 直肠感觉功能测定　包括直肠扩张试验和直肠黏膜电感觉试验，分别通过直肠内球囊注气或电感受测试直肠感觉阈值。方法是将球囊导管插入壶腹，每隔 30s 注气 10mL，当受试者刚开始有直肠扩张感觉时，记录注入的气体量，此即为直肠感觉阈值，以后每次注入 50mL，当受试者出现排便紧迫感时，即为排便容量阈。继续注气当出现无法忍受的排便感觉时或疼痛时为最大耐受容量。慢性便秘患者直肠感受功能常常下降，而结直肠炎患者直肠敏感增加。

四、治疗

便秘治疗宜采取综合措施和整体治疗，以改善或恢复肠道动力及排便的生理功能。

1. 一般治疗　注重改变生活方式，对那些饮水量很少、膳食中纤维太少以及活动少的便秘患者，应鼓励增加晨起一次性饮水量、每日的膳食纤维摄取量和活动量。增加饮水和膳食纤维能增加和保留粪便内的水分，使粪便变软，体积变大。膳食纤维能加快胃肠通过速度。同时，应消除某些诱因尤其是引起便秘的药物因素。避免滥用泻药，因为长期服用大剂量刺激性泻药，可以损伤肠壁神经丛细胞，加重便秘。

2. 药物治疗　药物治疗的目的是软化粪便，促进肠道动力，刺激排便。临床上可根据便秘的程度、类型和性质，选用合适的通便剂（表 4-2）。

表 4-2　便秘的药物治疗

药物分类	举例	作用
长性泻药	欧车前、麦胶等	强吸水性，增加容积，松软粪便，加强刺激
渗透性泻药	福松（聚乙二醇 2000）	增加容积，松软粪便，加强刺激
	杜秘克（乳果糖）	
盐类泻药	镁盐，如硫酸镁	高渗盐吸收大量水分，增加容积，松软粪便
润滑剂	液状石蜡、麻仁润肠丸	润滑和松软粪便
刺激性泻药	番泻叶、鼠李、酚酞、蓖麻油	刺激肠道动力和分泌
肠促动力药	西沙必利、普卡必利	作用于肠神经丛（ENS）的 $5-HT_4$ 受体，并刺激神经递质，刺激肠动力
软化剂	开塞露、灌肠	松软粪便，刺激排便
中药	通便灵、新清宁片	辨证施治
微生态制剂	培菲康、丽珠肠乐	纠正肠内异常菌群

3. 心理和生物反馈治疗　除药物以外，有些便秘患者需要接受心理或生物反馈治疗。严重便秘患者常有焦虑或伴有抑郁，有一半以上盆底痉挛综合征患者有应激史，包括手术、分娩等，焦虑可加重便秘，因而，这些患者需接受心理治疗。虽然抗抑郁、焦虑药有引起便秘的不良反应，但有些便秘患者由于症状严重，终日虑及如何排出粪便，精神异常焦虑，对该类患者抗焦虑治疗是必要的。

对一些盆底痉挛综合征的患者，如治疗不满意，可以选择生物反馈治疗，纠正患者在排便时肛门括约肌和盆底肌的不协调运动。该法系让患者在排便时腹肌用力，而盆底包括肛门外括约肌则放松，使之引起适宜的腹内压和肛门括约肌的压力梯度，从而达到排便的效果。

4. 外科治疗　便秘手术治疗的主要适应证是慢通过型便秘。对一般治疗和药物治疗无效、严重影响工作和生活的患者，可以考虑手术切除结肠。但在对慢通过型便秘手术治疗的评估中，应注意有无并发出口梗阻性便秘。对于出口梗阻性便秘的手术治疗指征，目前已逐渐取得一定的共识。由于出口梗阻性便秘常并发肛门直肠以及盆底的解剖结构异常，如直肠前膨出、直肠脱出等，因此对是否需要手术和怎样手术，应进行分析和判断，对手术后疗效作出术前预测。某些肛门痉挛的患者并发的直肠前膨出，在进行直肠前膨出纠正术后，仍可能存在排便困难，这在术前应充分估计到，要在患者全面理解、完全同意的基础上才能进行。

（唐淑敏）

第二节　习惯性便秘

习惯性便秘（habitual constipation，HC）是指原发性持续性便秘。如果只是排便间隔时间超过 48h，无任何痛苦时，则不属于便秘。习惯性便秘在临床上把它视为一个独立的疾病。便秘是指比健康时便次减少，粪质干硬、排便困难及患者有不舒适的感觉而言。笔者在临床上经常遇到这类患者，虽然中老年人较多见，但每个年龄组均可见到，在治疗上均感到棘手。

一、病因

1. 原发性（功能性）便秘的原因　正常情况下，从横结肠开始的推进性集团蠕动每日发生 3~4 次，使粪便进入直肠，引起便意。这种蠕动是胃–结肠反射引起，故常发生在进食后。一般正常人多于每日早餐前后形成了排便 1 次的习惯。便秘常见原因有：①结肠功能紊乱：如肠易激综合征；②食物过少或过精，缺少纤维残渣对结肠运动的刺激；③妊娠：妊娠后期平滑肌动力减低，可能是由于黄体酮的作用所致；④生活规律的改变；⑤某些药物：如鸦片、吗啡、可待因、抗胆碱能和神经节阻滞药、镇静药、抗郁药、某些制酸剂（碳酸钙、氢氧化铝）等。此外，经常应用灌肠和服用泻药，可使肠道的敏感度减弱，以致引起或加重便秘。

2. 便秘一般分类　①按病因性质分为原发性（功能性）便秘和继发性（器质性）便秘；②按解剖部位分为结肠性便秘和直肠性便秘；③按结、直肠平滑肌状态分为弛缓性便秘和痉挛性便秘。

二、临床表现

1. 一般表现　便秘患者由于粪块在乙状结肠和直肠内过度壅滞，常觉左下腹胀压感，且有里急后重，排便不畅等症状。痔疮常为便秘的继发症而出现。习惯用泻药或洗肠的患者，由于胃肠运动功能的紊乱，可有中上腹饱胀不适、嗳气、反胃、恶心、腹痛、腹鸣、排气多等表现。长期便秘部分患者可有食欲不振、口苦、精神萎靡、头晕、乏力、全身酸痛等症状。少数患者有骶骨部、臀部、大腿后侧隐痛与酸胀感觉，系由于粪块压迫第三、四、五骶神经根前支所致。

粪便形状常成为患者的特有的主诉。直肠便秘者排出的粪便多数粗大块状，而结肠便秘则多为小粒，类似羊粪状。硬便的机械性刺激引起直肠黏膜分泌黏液，常覆在硬粪的表面及缝隙间，有时呈黏液膜状排出。便秘患者有时于排便过程中，突然腹痛发作，开始排出硬便，继之有恶臭稀便排出称为"假性腹泻"。

2. 便秘者多无明显体征　痉挛性便秘者，可触及痉挛收缩的肠管；直肠便秘时，左下腹部可触及质硬肿块，系滞留的粪块，在排便后肿块消失。

3. 钡餐检查　对观察胃肠运动功能有参考价值。在张力减退性便秘者，可看到钡剂到达结肠后排空明显延迟，在左侧结肠内长期停滞，能显出扩张的直肠壶腹。痉挛性便秘者，可见钡剂在结肠内被分成许多小块，并可见由于逆蠕动已到达降结肠或乙状结肠的钡剂，有时又逆行到横结肠的征象。胃肠 X 线钡剂检查的更大意义在于排除肿瘤、结核、巨结肠症等器质性病变致梗阻而引起的便秘。

4. 直肠、乙状结肠镜及纤维结肠镜检查　可直接观察肠黏膜的状态、肿瘤、狭窄等，并可做组织活检，明确病变的性质。在习惯性便秘患者，由于粪便的滞留和刺激，结肠黏膜特别是直肠黏膜常有不同程度的炎性改变，表现为充血、水肿、血管走向模糊不清。在痉挛性便秘者，除炎症改变外，有时肠镜下可见肠管的痉挛性收缩，表现为肠壁向腔内聚拢，肠腔收缩变窄，推进肠镜困难，稍停片刻痉挛可缓解。

三、诊断与鉴别诊断

习惯性便秘的诊断须依靠病史，分析便秘的原因，配合指诊可作出便秘的诊断。必要时可进行胃肠道 X 线钡灌肠和（或）结肠镜检查，以排除器质性疾病，确定习惯性便秘的诊断。便秘患者的发病年龄有时可提供线索。如年幼开始就有顽固性便秘时，应想到过长结肠和先天性巨结肠症的可能；中年以上患者，排便习惯一向规律，逐渐发生顽固性便秘时，应注意除外结肠癌，选择必要的 X 线检查及结肠镜检查尤为重要。

四、治疗

根本的治疗在于去除病因。对于习惯性便秘者，应建立合理的饮食和生活习惯。纠正不良习惯、调整饮食内容，增加富含纤维素的蔬菜和水果，适当摄取粗糙而多渣的杂粮，如标准粉、薯类、玉米、大麦等。油脂类的食物、凉开水、蜂蜜均有助于便秘的预防和治疗。

合理安排工作和生活，做到劳逸结合。适当的文体活动，特别是腹肌的锻炼有利于胃肠功能的改善，对于长期脑力劳动，久坐办公室少活动者更为有益。

养成良好的排便运动习惯。建立每日按时排便运动产生条件反射。对神经衰弱的患者，可适当服用安慰剂调节自主神经中枢的功能。对有肛裂、肛周感染、子宫附件炎的患者，应及时给予治疗，消除其以反射方式影响排便，造成便秘。

经上述处理未能解除的顽固性便秘患者，主要应选择润滑性药物治疗，必要时可考虑酌情使用下列药物。如甘油或液状石蜡、硫酸镁或氧化镁、山梨醇、半乳糖果糖苷、酚酞、番泻叶、大黄苏打片、通泰胶囊。另外还可以采用温盐水或肥皂水灌肠以及使用开塞露或甘油栓剂均有一定疗效。

（唐淑敏）

第三节　结肠慢传输型便秘

结肠慢传输型便秘又称结肠无力，其病因尚未完全明确。除肠壁神经丛的神经节细胞减少或缺如以外，可能与水分摄取、性别、年龄以及神经内分泌改变、体液变化等因素有一定关系。长期大量使用泻药也会造成结肠运输缓慢。本病以中老年女性发病率较高。1908 年 Arburthnot 首次提出经腹手术治疗慢性顽固性便秘，1911 年 Chapple 也报告 50 例慢性顽固性便秘的外科治疗。手术方式主要有次全结肠切除及回肠乙状结肠吻合（ISA），结肠转流及回肠乙状结肠吻合，结肠转流及回肠 - 直肠吻合（IRA）。早期报道成功率不高，且有一些严重的并发症，但却给慢性顽固性便秘的外科治疗打下了基础。

一、临床表现及诊断

在慢性顽固性便秘中结肠慢传输型便秘（STC）约占 45%，其绝大多数是由于结肠结构变异或结肠神经节病变（如缺如、萎缩甚至消失）引起结肠蠕动张力下降和推进速度减慢所形成的不完全或假性肠梗阻。结肠慢传输型便秘者常有腹部膨胀及不适，患者无自行排空大便史，用泻剂的效果比用灌肠，栓剂及手法助排便为好，结肠传输时间测定可发现结肠明显弥漫性延迟。排粪造影及肌电图可发现耻骨直肠肌有阵发性收缩。若单有结肠无力，可考虑行结肠切除术治疗便秘；若并发耻骨直肠肌阵发性收缩，则应首选反馈治疗以改善肛管括约肌功能。当训练完毕应重做生理学检查，若结肠传输时间测定仍有结肠无力，而耻骨直肠肌阵发性收缩已改善，则可行结肠切除术。

二、治疗

结肠慢传输型便秘患者的肠道功能丧失是一个渐进过程，为尽早减轻患者痛苦，避免病变加重和病情复杂化，对经正规系统保守和联合治疗6个月无效者，在排除出口处梗阻型便秘和手术禁忌证的前提下，积极慎重的外科手术治疗应作为慢传输型便秘的首选，Rex认为下列几点是长期严重便秘患者行结肠切除术的指征：①有确切结肠无张力的证据；②无出口处梗阻；③肛管有足够的张力；④临床上无明显的焦虑、忧虑及精神异常；⑤无弥漫性肠道运动失调的临床证据，如肠激惹综合征。此外还须考虑以下3点：①对发病时间短的患者不要轻率行结肠次全切除术；②对须做结肠次全切除术者，不要轻易接受精神科的评价而下结论；③不要以单项检查来诊断出口梗阻型便秘。对轻型患者仍首先考虑保守治疗为主。

手术目的是使慢性便秘患者结肠解剖关系得以恢复以改善排便功能。自1908年Arburthnot首先提出经腹部手术治疗慢性顽固性便秘至今，国内外关于手术治疗慢传输型便秘的主要方式有以下几种。

1. 全结肠切除术　切除从回肠末端至直肠上段范围内的结肠、施行回肠直肠吻合，是国外治疗慢传输型便秘的经典手术，术后长期有效率约90%，该术式彻底，复发率低，已作为国内外公认的标准术式。据国内外总的综合资料分析，其治愈率为50%~100%。主要并发症包括腹泻，其发生率为30%~40%，尤其是短期腹泻几乎100%，主要是由于切除了回盲部，短期内腹泻发生率较高，需经0.5~1年不断治疗和训练方可望好转，但若术中发现盲肠功能差，不做切除，术后腹泻同样不可避免，甚至更加严重，故大多学者认为，术前或术中发现盲肠功能差，扩张明显者应选用此术式，可减少腹胀、腹痛和腹泻。另一常见并发症为小肠梗阻，发生率为8%~44%，小肠梗阻发生率如此之高，除了粘连性肠梗阻缘故外，可能由于肠肌层神经反射障碍，而影响肠道功能。也有学者认为，这种障碍也可能影响近端小肠。约10%的患者术后便秘复发，其中41%~100%须再次手术。其他的并发症有吻合口漏和盆腔感染。因此，除从严掌握手术适应证外，还需在术中特别注意手术技术，以免发生粘连性梗阻和便秘复发。

2. 结直肠全切除、回肠储袋肛管吻合术　切除回肠末端至齿状线范围内全部大肠，取30cm回肠做15cm J型储袋，行储袋肛管吻合。鉴于该术式创伤大，操作复杂，术后可能出现吻合口漏、储袋炎、储袋排空障碍、性功能及排尿功能障碍等多种并发症，不作为慢传输型便秘的常规手术方式，仅在结肠（次）全切除术后效果不佳，经测压、排粪造影等证实存在直肠无力时采用，有助于改善其生活质量。Kalbassi报道15例，均行暂时性去功能回肠襻式造口，无吻合口漏，2例因顽固性盆腔疼痛切除储袋，平均排便次数5~8次/天，患者生理功能、社会功能和疼痛记分明显改进。Aldulaymi报道1例慢传输型便秘术前直肠排空正常，但最大耐受容积达700mL，行结肠次全切除后仍然便秘而行回肠储袋肛管吻合治愈。Hosie等也报告13例手术治疗的经验。8例结肠无力行结肠次全切除及回肠-直肠吻合，5例有巨直肠、便秘及肛门失禁。巨直肠施行手法回肠肛管吻合，其余的用吻合器吻合。随访20个月，排便白天4~8次，晚间1~2次。白天污染内裤1例，晚上污染内裤6例，11例（85%）对手术效果满意。

3. 结肠次全切除术　有切除升结肠至直肠中上段、施行盲肠直肠吻合，以及切除盲肠至乙状结肠中下段、施行回肠乙状结肠吻合两种方法。前者又有顺蠕动和抗蠕动的盲肠直肠吻合两种，均保留盲肠、回盲瓣和末端回肠襻，有助于控制食糜进入结肠的速度，同时盲肠作为一生理性容器，保留了代谢未消化的淀粉和制造短链脂肪酸的结肠菌群，有助于形成正常的粪便，维持正常的水分、钠和维生素B_{12}吸收，减少术后腹泻发生，预防肾、胆结石；但升结肠须从右侧翻转180°，操作较复杂，增加肠梗阻发生率，切除直肠可能损伤腹下神经，顺蠕动吻合须还保留5~10cm升结肠，术后便秘复发率及腹痛发生率较高。后者保留全部盆腔结直肠，术后无性功能及排便功能障碍，也保留了末端回肠，操作简单；但术后一段时间内可出现腹泻。结肠次全切除术疗效不低于全结肠切除术而术后腹泻发生率却明显降低，损伤也较之减小，恢复较快，已作为国内外推荐术式。刘勇敢等报道用次全结肠切除盲肠直肠端端吻合术治疗73例，复发1例，并发肠梗阻1例，短期腹泻19例，与全结肠切除术相比，腹泻发生率降低了26.6%；刘勇敢等又报道用次全结肠切除（旷置）盲肠直肠端侧吻合术治疗12例，手术均成功，术时平均85min，出血50~200mL，平均72mL，术后无肠梗阻和切口感染，排便1~3次/天，而对照组做次全结肠切除盲肠直肠端端吻合术34例，手术成功33例（1例因肠吻合口梗阻次日回肠造口），术时平均174min，失血200～750mL，切口感染2例，排便1～5次/天，两组术后随访1年均无症状复发，两组相比，治疗组具有疗效确切、手术时间短、出血少、损伤小及术后并发症低等优点；Vasilevsky曾报道用次全结肠切除回肠乙状结肠端端吻合术（ISA）治疗46例，有效率79%，术后排便2～8次/天，有60%伴有多种并发症，且有5例再次手术治疗，他认为严格选择该术式对治疗特发性便秘患者还是有意义的。1992年Pena报告了Vasilevsky的105例行次全结肠切除术患者长期随访结果，术前排便次数为4～6次/周，随访8年（1～15年）。共随访84例。结果：10%排便明显改进，28%仍用泻剂，16%仍用灌肠。术后排便次数每天3次，27%患者主诉腹泻，89%患者感觉满意。

4. 结肠部分切除术　根据结肠传输试验和结肠压力测定，若动力障碍局限于某一肠段，可行选择性肠段切除，如乙状结肠切除或左半结肠切除等。由于对结直肠生理病理的认识尚不全面，如扩张的直肠是否影响近端肠道的传输等；以及各种功能检查本身的局限性，如放射线标记物法的节段性结肠传输时间计算方法简单地将结肠分为右半、左半及乙状结肠直肠部，并不能计算出某一具体结肠段的传输时间；而放射性核素法和腔内压力测定方法远未普及，故该手术有较大争议，多数学者认为其复发率高，不应作为慢传输型便秘的手术方式。Kamm认为，特发性便秘除了全结肠切除外，其他手术治疗方式常有不可预测的结果。国内众多资料亦表明：结肠部分切除术效果不肯定而不主张采用，尤其是半侧结肠切除效果最差，除非患者拒绝其他术式。黄显凯等认为：对于便秘病史较短、钡灌肠片显示结肠梗阻段扩张、胃肠通过时间证明标志物滞留于某一肠段，做局部部分切除效果尚好；张连阳等认为结肠部分切除虽然疗效较差，但肠道结核病变和功能丧失是一个渐进过程，它可由起初的某一肠段病变逐渐发展到整个结肠，为避免长期滥用泻剂而引起泻剂性结肠和使病情加重或病变复杂化，对经长期保守治疗效果不满意者，在胃肠通过时间计时检查并测定传输指数（IT）值以及钡灌肠摄片判定明确为结肠属某一肠段病变的情况下，做部分结肠切除术仍有一定的积极和实际意义。此类手术保留了更多的结肠，术后不易发生腹泻和肛门失禁。随结直肠功能检测方法的进步，特别是放射性核素法传输试验和24h不卧床的结肠测压方法的应用，该手术的成功率可望提高。

结肠慢传输型便秘的手术治疗是有效的，但其手术方式目前尚未完全定型，国外应用较多的是全结肠切除及回－直肠吻合，也公认有较好的结果。其次为结肠次全切除及盲－直肠吻合。有关结肠部分切除，一般预后不佳，若钡灌肠只有一段结肠扩张，可切除该段结肠，后果良好。以上手术可治愈一些难治性便秘患者，但仍有一些后患及并发症，因此，对手术适应证的选择一定要严格。决定是否手术，及采用何种术式，一定要靠结肠运输时间及盆腔动力学检查，并结合病史及体格检查进行综合分析，然后决定治疗方案。

5. 慢传输型便秘患者常常并发出口处梗阻型便秘　Kamm认为慢传输型便秘并发出口梗阻者，行结肠切除效果不好，手术的成功率只有50%。混合型便秘手术治疗的成功率不仅和慢传输病变的结肠是否切除完全有关，还和所并发的出口梗阻是否能予以纠正密切相关。因此对混合型便秘的手术治疗，除选择适当的结肠切除术式外，还对其所伴有能通过手术治疗的出口梗阻病变等采取同期或分期手术治疗的方案。①分期手术方案：对并发有直肠前突、直肠黏膜内套叠或脱垂及耻骨直肠肌肥厚的病变者，于结肠切除前期先行前突修补、黏膜结扎切除或耻骨肌切开等相应的纠正手术。一般于3个月后再Ⅱ期行结肠切除术。采取此方案主要是基于考虑到出口梗阻有时很难和左半结肠慢传输相鉴别，而先行纠正出口梗阻手术的优点是如术后便秘好转，即可避免结肠切除。倘若手术证实出口梗阻已解除，但仍有便秘存在，则再行结肠切除；②同期手术方案：对并发有盆底下降、盆底腹膜疝或子宫后倾者，于结肠切除同期采用盆底抬高、直肠悬吊、子宫固定之相应修复手术。对并发有严重的直肠黏膜内套或内脱垂的患者，可考虑将有黏膜病变的直肠尽可能切除后行低位吻合。但混合型便秘比在单纯慢传输型便秘的诊断和治疗均为复杂和困难，术后便秘的改善率明显低于单纯慢传输型便秘的患者，所以混合型便秘的患者采用手术治疗更应慎重选择。

（唐淑敏）

第四节 出口处梗阻型便秘

出口处梗阻型便秘（OOC）又称盆底肌功能不良，是一组导致顽固性便秘的常见疾病，过去对这一组疾病认识不清，目前国内、外报道逐渐增多，而且愈来愈受到人们的重视。

一、分类

出口处梗阻型便秘按盆底和肛门括约肌解剖结构与生理功能的病理变化分为盆底肌失弛缓综合征（SPFS）和盆底肌松弛综合征（RPFS）两类，依其病变盆底肌失弛缓综合征包括内括约肌失弛缓症（ISAI）、耻骨直肠肌痉挛（PRMS）、耻骨直肠肌肥厚（PRMH），后二者又称为耻骨直肠肌综合征（PRS）；盆底肌松弛综合征包括直肠前突（RC）、直肠前壁黏膜脱垂（AMP）、直肠脱垂（IRP）、直肠内套叠（IRI）、肠疝（EC）、会阴下降（PD）、骶直分离（SRS）、内脏下垂（SP）。由于CFC常以混合型便秘（MC）形式出现和出口处梗阻型便秘本身两类病变可同时并发病的形式发生，为获满意确切疗效，必须在排除慢传输型便秘前提下对治疗以出口处梗阻型便秘某一病变为主的同时处理并发病，因而往往涉及联合治疗。

二、临床表现及诊断

其主要表现为粪便在肛管、直肠处排出受阻，临床以排便困难为主要表现，其次有排便不尽感，有时须用手法协助排便。诊断要点：①有长期排便困难史，排便有时须用手法助排便，如用手指伸入直肠内挖大便；或在阴道内、会阴部加压协助排便；②体格检查有下列不同表现：如直肠指诊，肛管内压力较高、直肠黏膜向前膨出、直肠黏膜松弛、摒便可将直肠内手指排出、盆底肌不松弛；③排粪造影：直肠不能排空；④气囊逼出试验：气囊不能或延迟排出；⑤结肠运输时间测定：仅在乙状结肠、直肠处有延迟。

三、分类及治疗

出口处梗阻型便秘是一组盆底肌功能不良的疾病的总称，临床上常见的有直肠前突、直肠内脱垂、耻骨直肠肌综合征3种类型。严重出口处梗阻型便秘须手术治疗。现分述如下：

（一）直肠前突（rectocele，RC）

直肠前突多发生在直肠前壁向阴道内突出，类似疝突出，又称直肠前膨出。由于直肠前突多见于女性，当排粪时，直肠腔中高压的作用方向改变，压力朝向阴道，而不向肛门口（图4-1）。部分粪块陷入前突内不能排出，而当排粪用力停止后，粪块又可"弹回"直肠内，排粪不全或可迫使患者作更大用力，导致前突逐渐加深，形成恶性循环，致使便秘症状逐渐加重，患者不得不用手指插入阴道压迫阴道后壁将粪便挤出，有利于粪便排出。其原因多数与分娩引起的直肠阴道隔的损伤和长期用力排便有关；有人发现它与会阴下降的程度正相关，会阴下降愈重，直肠前突也愈重。这就可以解释未婚妇女中有时也可以出现直肠前突，其原因为盆底下降伴有的子宫下降所引起的阴道松弛所致，并无直肠阴道隔损伤。值得注意的是直肠前突常常伴有直肠内脱垂，因为二者与盆底同时有脱垂与松弛之故。

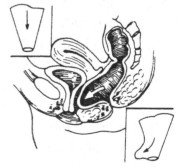

图4-1 直肠前突

1. 分类 直肠前突可分为高位、中位和低位三型。低位直肠前突多因分娩时会阴撕裂所致，常伴肛提肌、球海绵体肌撕裂。中位直肠前突是最常见的类型，其薄弱区呈圆形或卵圆形，多位于肛提肌上3~5cm处，也可延至近端7~8cm。这类直肠前突是由于直肠阴道隔松弛及随着年龄增大、经产、不良的排便习惯和腹腔压力增高出现渐进的直肠前壁松弛而造成。高位直肠前突由于阴道上 1/3 和子宫骶骨韧带的拉长造成，其缺损部位离肛缘约 8cm，且通常与生殖器官完全脱垂和阴道后疝有关。

根据排粪造影所显示的影像，直肠前突的深度分为轻、中、重三度。正常应 <5mm；5～15mm 为轻度；15～30mm 为中度；>30mm 为重度。

2. 临床表现及诊断　中老年妇女多见。主要症状为排便困难、费力、肛门阻塞感。Khubchandani 提出直肠前突所致的便秘可有以下特点：①不能排净大便；②排便时肛门处有持续压力下降感；③有肛门下坠感；④排便多需灌肠协助；⑤需在直肠周围加压才能排便；⑥须用手指插入阴道或直肠内才能排便；⑦将卫生纸卷或纸卷插入直肠诱导排便；⑧肛门处有陷凹或疝的感觉。

直肠指诊可确诊。膝胸位，于肛管上端的直肠前壁扪及易凹陷的薄弱区，嘱患者作用力排粪（摒便）动作时，该区向前下方突出或袋状更明显。排粪造影：是诊断直肠前突的可靠影像学依据。在造影照片上可见：①排便时直肠前下壁呈囊袋状向前突出，相应部位的直肠阴道隔被推移变形；②如果发现钡剂残留于前突的囊袋中，则是直肠前突导致排便困难的重要依据；③排粪造影还可显示直肠前突的深度和长度。排粪造影有钡液法和钡糊法，前者操作简便，后者较烦琐。但钡糊法与日常排粪较接近，且能显示钡剂滞留和嵌顿，其结果较真实、可信、可帮助决定是否应行手术治疗，是其优点。高位直肠前突应与阴道后疝相鉴别。阴道后疝是指阴道和直肠间的腹膜疝囊，其内容物包括小肠、肠系膜、网膜等。患者多有盆腔的沉重感和下坠感，特别是在站立时。这是由于疝囊内容物中肠系膜的重力牵引所致。诊断方法：当患者站立且有下坠感时，应用瓦尔萨尔瓦手法同时做直肠和阴道检查，若觉拇指和示指间有饱满感，表明有阴道后疝。若阴道后疝误诊为直肠前突而手术，则术中易损伤腹腔内容物，且直肠前突修补后很快复发。

3. 治疗　直肠前突若无坠胀及排便困难的症状，一般不必处理。只有引起严重症状时才予以治疗。首先应按松弛性便秘共同的非手术方法治疗。经非手术治疗无效可考虑手术治疗。对中度者酌情做联合治疗，对重度者手术修补效果最好；而国外许多学者则主张只要发现直肠前突，均须治疗，以免病情加重，同时认为在直肠前突未形成之前应注意治疗引起直肠前突之原因——便秘，一旦直肠前突形成则须治疗直肠前突之病因——直肠阴道隔薄弱，而不是直肠前突之结果——便秘。必须提出，单纯直肠前膨出较少见，绝大多数合并直肠内套叠、会阴下垂、肠疝等疾病，应同时给予处理，否则将影响治疗效果。

其手术指征为：①症状严重长达 1 年以上的单纯直肠前突；②排粪造影中直肠前突 >3～4cm，且有钡剂滞留在前突内一半以上；③若伴有直肠内脱垂或盆底疝及子宫脱垂后倒时，应结合同时处理；④无长期滥用含蒽醌的刺激性泻剂如大黄类等历史，无慢传输型便秘存在。

（1）套扎、注射、松解：作为一种联合疗法，其适用于直肠前突及并发盆底肌失弛缓综合征患者，鲁明良等用胶圈套扎法治疗直肠前突 48 例，有效率为 92.8%；曹树怀等用套扎注射法治疗直肠前突 50 例，总有效率为 100%，认为套扎疗法治愈率虽高，但远期疗效有待观察；喻德洪用硬化注射固定法治疗直肠前突 36 例，总有效率为 77.14%；李友谊用硬化注射加肛门内括约肌切断术治疗直肠前突并发内括约肌失弛缓症 34 例，总有效率为 100%；杨成荣等采取直肠前突修补缝扎加耻骨直肠肌切断术治疗直肠前突并发耻骨直肠肌综合征 56 例，总有效率为 100%。

（2）经肛门吻合器直肠黏膜环切术治疗：适用于直肠前突及其并发盆底肌松弛综合征者。梁秀芝报道用 PPH 治疗直肠前突并发痔脱出及直肠脱垂（IRI）100 例，总有效率达 79%；贺平等报道治疗直肠前突并发直肠前壁黏膜肌垂 15 例，有效率为 93.3%；董全进等报道治疗直肠前突并发经肛门吻合器直肠黏膜环切术 24 例，有效率达 79.16%，并随访 1～38 个月，显效率为 100%。PPH 的应用使得直肠前突和直肠脱垂、套叠的黏膜以及痔核的切除标准化，并使缝线与荷包缝合位置均得以量化，通过直肠壁 270° 范围的黏膜紧缩，使疝入阴道及脱垂的黏膜切除部分后向上悬吊或牵拉收紧固定，在保证局部血供的前提下恢复了肛管的通畅性，保留了正常的肛垫组织，符合生理解剖，并能一次治疗两种及其以上相适应的出口处梗阻型便秘的病变，手术操作安全方便、损伤小、时间短、恢复快，但有吻合口出血、肛门坠痛，腹胀和腹泻等弊端，又因钉仓容量限制，对范围较大的病变尚需同时两次或分期治疗。

（3）手术修补：对重度直肠前突者以手术修补为宜，手术修补的原则是修补缺损，消灭薄弱区。手术途径有3种：①经直肠：喻德洪做经直肠切开修补51例，总有效率为76.5%；张鹏用涤纶布修补18例，远期有效率达100%；②经阴道：丁义江等用切开缝合修补注射硬化剂治疗36例，显效率达94.4%；韩进霖等做荷包缝合治疗30例，总有效率为100%；杨向东等做横行折叠缝合45例，有效率达96.44%；③经会阴：李云峰等做经会阴切开缝合直肠阴道隔、提肛肌、内括约肌、会阴浅横肌治疗24例，有效率达100%。

从临床报道资料看，直肠前突3种修补术式的疗效差别无可比性，远期疗效尚不能确定，可比之处为：从直肠修补直肠前突操作简便，可在局部麻醉下完成手术，且可同时处理盆底肌松弛综合征中直肠腔内并发病，但存在术野小、操作难、易发生尿潴留、感染和直肠阴道瘘等弊病。而经阴道修补具有术野暴露好、易于操作、较少发生尿潴留和感染之优点，尤其是多次肛管手术后瘢痕性狭窄，扩肛困难的患者以及高位直肠前突以经阴道修补为宜。但也存在有阴道狭窄和疼痛之缺点；至于经会阴修补，其不损伤直肠和阴道腔壁，可避免感染和损伤引起的并发病症。

经直肠修补直肠前突有切开修补法和闭式缝合法两种，常见手术方式有三种，现述如下：

1）Sehapayak手术：麻醉可采用腰麻、骶麻或局部麻醉。体位以患者俯卧位为宜，扩肛至4~6指。在齿线上方、直肠前正中做纵切口，长5~7cm，深达黏膜下层，显露肌层，沿黏膜下层向两侧游离黏膜瓣。根据前突宽度游离1~2cm，游离黏膜瓣时助手左示指插入阴道作引导，2-0号铬制肠线间断缝合两侧肛提肌边缘4~6针，以修补直肠下端的直肠阴道隔薄弱区。剪除多余的黏膜瓣，然后间断或连续缝合黏膜切口（图4-2）。Sehapayak报道应用该术式治疗直肠前突353例，随访204例，其中101例（49.5%）症状消除，72例（35%）症状明显改善，28例（14%）症状有所改善，3例（1.5%）无效，总有效率为98.5%。尿潴留为最常见的术后并发症，其发生率为44%，直肠阴道瘘1例，深部感染4例，轻度感染15例，感染率为56.6%。

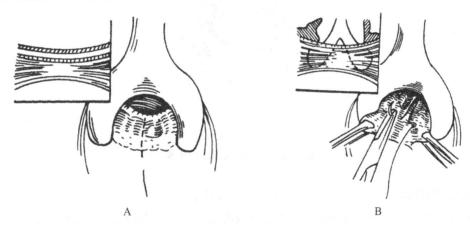

A   B

图4-2 直肠前突Sehapayak手术

A. 切口；B. 缝合

2）Khubchandani手术：前面步骤同Sehapayak手术，在齿线上方1.5~2cm行横切口，长2~3cm，在切口两端向上各做纵切口，每侧长约7cm。游离基底部较宽的黏膜肌层瓣（瓣内必须有肌层）。黏膜肌层瓣向上分离需超过直肠阴道隔的薄弱区。先间断横行（左右）缝合3~4针，纵行缝叠松弛的直肠阴道隔。再间断垂直（远近）缝合2~3针，上下折叠直肠阴道隔，缩短直肠前壁，降低缝合黏膜肌层瓣的张力，促进愈合。切除过多的黏膜，将黏膜肌层瓣边缘与齿线间断缝合，然后间断或连续缝合两侧纵切口（图4-3）。Khubchandani报道应用该术式治疗直肠前突59例，其中37例（62.7%）疗效优良，10例（16.9%）良好，8例（13.6%）好，4例（6.8%）差。3例发生肠管狭窄，未经手术治愈；3例并发直肠阴道瘘，术后6个月自愈；18例黏膜肌层瓣收缩，黏膜坏死及延期愈合，预防方法是黏膜瓣基底部要宽，并带有肌组织。本法适用于较大的直肠前突。

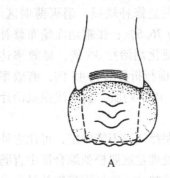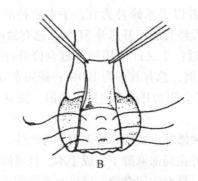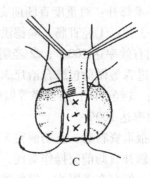

图 4-3　直肠前突 Khubchandani 手术
A. U 形切口；B. 横行间断缝合；C. 纵行间断缝合

3）Black 手术（闭式修补术）：按前突大小，用血管钳钳夹直肠黏膜，用 2-0 号铬制肠线从齿线处自下而上连续缝合直肠黏膜及其肌层，修补缺损。缝合时应注意连续缝合须呈下宽上窄，以免在上端形成黏膜瓣影响排便（图 4-4）。Infantino（1995）报告直肠前突 21 例，有 13 例应用 Block 法修补，随访 2 年，有效率为 80.9%，他认为本法简单、有效。但笔者认为本法仅适用于较小的（1~2cm）直肠前突。

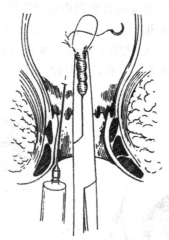

图 4-4　直肠前突 Black 手术

（二）直肠内脱垂（internal rectal prolapse，IRP）

又称直肠内套叠、隐性直肠脱垂或不完全性直肠脱垂等，是指直肠黏膜层或直肠全层套叠入远端直肠腔或肛管内而未脱出肛门的一种功能性疾病。该病多发生于直肠远端，部分患者可累及直肠中段，近来的研究显示其中有相当一部分病例存在骶直分离。

1. 临床表现及诊断　本病多见于女性，中老年或老年发病。尽管出口处梗阻型便秘患者中男性明显少于女性，但男性患者以直肠内套叠为主。患者主诉直肠内有阻塞感、排便不全、便次多，每次粪量少。诊断靠下列检查：①直肠指检可发现直肠下端黏膜松弛或肠腔内黏膜堆积；②乙状结肠镜检查虽不能发现内套叠，因插入肠镜时已将套叠复位，但在内套叠处常可见溃疡、糜烂、黏膜红斑或水肿，常易误诊为直肠炎症性疾病；③排便动态造影是有价值的检查方法，可明确本病诊断。典型的表现是直肠侧位片可见黏膜脱垂呈漏斗状影像，部分患者有骶骨直肠分离现象。

2. 治疗　肠内脱垂致顽固性出口梗阻性便秘经非手术治疗无效后，可借助外科手术治疗改善症状。手术的目的就是纠正造成梗阻的形态学异常，去除病因，阻断其与便秘间的恶性循环。直肠内脱垂的手术治疗方法有两种类型，分为经肛门手术和经腹手术。

（1）经肛门直肠内脱垂手术

1）直肠黏膜间断缝扎加高位硬化剂注射疗法：目前国内外报道的手术方法包括直肠黏膜间断缝扎加高位注射术、多排直肠黏膜结扎术、纵行直肠黏膜条状切除术、经肛门吻合器直肠黏膜环切术（PPH）。本手术的机制在于消除松弛的直肠黏膜，恢复肠壁解剖结构。2004年至2006年中南大学湘雅二医院老年外科采用经肛门吻合器直肠黏膜环切术加高位消痔灵注射疗法治疗直肠黏膜内脱垂12例，术后近期取得较好的疗效，其机制是利用圆形吻合器切除齿线上部分松弛的直肠黏膜袖，使肛垫上移，达到恢复肛管解剖、维持正常排便功能的目的，同时黏膜下层可注射硬化剂，以加强固定效果。

2）胶圈套扎术：在齿线上方黏膜脱垂处做3行胶圈套扎，每行1~3处，最多套扎9处，以去除部分松弛的黏膜。必要时可在套扎部位黏膜下层加注硬化剂。

3）Delorme手术：本手术除能完全环行切除直肠内脱垂的黏膜（4~10cm），还可同时修补直肠前突及切除内痔（图4-5），只要病例选择恰当，又无结肠慢传输型便秘、乙状结肠疝、乙状结肠套、肛提肌综合征、肠易激综合征等。也不适用于并发腹泻及外脱垂者。Watts等报道了113例Delorme手术，其中101例术后随访>12个月，其中30例复发，手术有效率为70.3%。并认为Delorme手术是一种简单、安全、有效的手术方法，适用于任何年龄的患者。但是，该手术的复发率高。

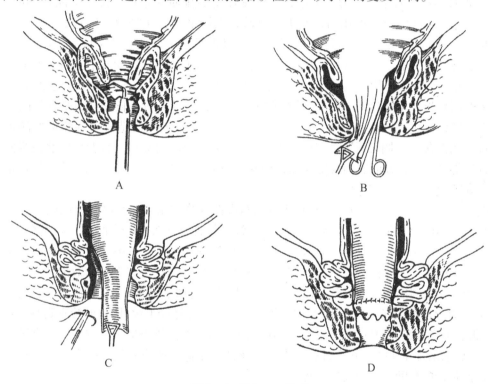

图4-5　Delorme手术

A. 切口；B. 分离；C. 分离完成；D. 缝合

（2）经腹直肠内脱垂手术

1）Ripstein手术：Ripstein手术是一种安全有效的手术方式，特别对于直肠脱垂或直肠壁全层内脱垂。Scultz等报道112例Ripstein手术后随访结果，结果表明直肠出血、肛门疼痛、里急后重症状较术前明显好转。直肠内脱垂患者的直肠排空困难明显好于术前。综述国外14篇文献，报道了2 338例Ripstein手术，手术的复发率为0~12%；另外手术并发症的发生率为0.8%~29.3%。该手术并发症较多，特别是大便梗阻，因此，选用该方法时应慎重。采用修补材料行直肠固定时，固定直肠的一侧，或者年龄大的患者将修补材料固定于骶骨，在直肠后固定直肠。

2）功能性直肠悬吊和盆底抬高术：该手术包括以下4个方面：A. 改良的Orrs直肠悬吊，用丝线U形单侧悬吊直肠，留有直肠活动的余地；B. 盆底抬高，将下降的Douglas陷窝缝合至膀胱颈及子宫骶韧带水平；C. 切除过多的乙状结肠；D. 缝合缩短子宫圆韧带，将子宫抬高固定与纠正后倒。该手术方法是在纠正直肠内脱垂的同时，不损伤直肠的神经，全面纠正盆腔形态学的异常改变，达到功能性治愈的目的。刘宝华等采用功能性直肠悬吊术治疗48例，手术有效率72.6%。

3）腹腔镜手术：目前经腹腔镜治疗直肠内脱垂包括结肠部分切除后直肠内固定术和单纯直肠内固定术。

目前，直肠内脱垂各种手术方式的疗效报道不一致，在选择手术方法时应首选经肛门手术方式，因为该手术创伤小，患者容易接受；其次是经腹治疗直肠内脱垂创伤大、相当多的患者疗效欠佳。目前经肛门吻合器直肠黏膜环切术（PPH）治疗直肠黏膜内脱垂方法较理想，因为该方法能切除较多的直肠黏膜，并发症少，手术方法容易掌握。

（三）耻骨直肠肌综合征（puborectalis）

这是一种以耻骨直肠肌痉挛性肥大，致使盆底出口处梗阻为特征的排便障碍性疾病。组织学改变为耻骨直肠肌肌纤维肥大。确切病因尚不清楚，可能与先天异常、局部炎症（如坐骨直肠间隙脓肿）、滥用泻药及盆底肌痉挛等因素有关。

1. 临床表现及诊断　临床表现为：①进行性缓慢加重的排便困难；②排便需灌肠协助或服泻剂，泻剂用量逐渐加大；③排便时过度用力，常大声呻吟，大汗淋漓；④排便时间过长，每次常需0.5～1h；⑤便次频繁、有排便不畅感；⑥排便前后常有肛门及骶后疼痛，或直肠下段有重压感。诊断依据：①直肠指检：肛管紧张度增高，肛管长度延长，耻骨直肠肌较肥大，有时呈锐利边缘，常有触痛；②肛管压力测定：静止压及收缩压均增高，括约肌功能长度增加，可达5～6cm；③气囊逼出试验：50mL气囊自直肠排出时间延长（常超过5min）或不能排出；④盆底肌肌电图：耻骨直肠肌有不同程度的异常肌电活动；⑤结肠传输功能检查：有明显的直肠滞留现象；⑥排便动态造影：各测量值尚正常，但静止、摒便及排便相都存在"搁架征"。本病应与盆底肌痉挛综合征相鉴别，后者是以盆底肌群痉挛性收缩为主的一种功能性疾病，盆底肌肉反常收缩，病理检查无肌纤维肥大，保守治疗多数可以治愈。

2. 治疗　如下所述。

（1）渐进性肛管扩张术：Maria（1997）报告用渐进性肛管扩张术治疗耻骨直肠肌综合征，能改善自主排便的频率。因肛管扩张器能阻止外括约肌和耻骨直肠肌静止期生理性收缩，从而降低耻骨直肠肌矛盾性收缩。方法：采用三种扩张器（直径为20、23及27mm），每日对患者行渐进性肛管扩张，由小到大，每次扩张10min，为期3个月。结果：13例耻骨直肠肌综合征经以上治疗效果满意，自然排便增加到0～6次/周，无1例出现排便失禁。12例治疗前需用缓泻剂平均4.6次/周，治疗后仅2例用缓泻剂1次/周。8例治疗前需灌肠平均2.3次/周，扩张后仅3例需灌肠1次/周。肛管直肠测压：治疗前为93mmHg，扩张后下降至57mmHg，6个月后平均压力为62mmHg。排粪造影检查：肛管直肠角测量，扩张前为95°，扩张后增加至114°，6个月后为110°。该法费用低，操作简便，能在家中治疗，并根据需要可多次重复扩张，也有助于生物反馈训练。

（2）A型肉毒素（BTX-A）[2s]：A型肉毒素为一复合物，含有神经毒素和血凝素，但仅神经毒素有临床治疗作用。毒素作用于神经肌肉连接处以及自主神经末梢，通过突触前抑制阻碍神经末梢释放乙酰胆碱，引起受胆碱能神经支配的骨骼肌麻痹，产生软瘫和麻痹现象，对抗和缓解肌肉痉挛，使各肌肉间的力量达到新的平衡，从而改善一系列与肌肉痉挛有关的临床症状。但其作用仅维持6～8周。Hallen等报道7例盆底肌痉挛综合征（Anismus），经A型肉毒素局部注射治疗后，4例临床效果明显，临床症状得到完全改善；2例症状有所改善，但出现短期便失禁，1例无效。Joe报道4例盆底肌痉挛综合征，经A型肉毒素治疗后2～4d内症状得以缓解，疗效良好，但2个月后有2例症状复发，无便失禁。A型肉毒素一般直接注射于耻骨直肠肌肉处，每块肌肉选择2～8个注射点，通常用6U（1U相当于0.04ng）。不良反应有暂时性便失禁，但多可恢复。本疗法仍须继续观察其大宗病例的长期效果。

（3）若耻骨直肠肌有病理性改变，如肥厚、炎性增生致肛管狭窄，则须采用耻骨直肠肌部分切除术，以解除肛管狭窄引起的梗阻。

手术方法：术前按直肠前膨出经直肠切开修补术要求进行准备。采用腰麻，患者取俯卧位，屈髋至

135°，从尾骨尖向下做正中切口至肛缘上方，长 3~4cm，距肛缘 1~2cm。切开至深筋膜，暴露尾骨尖，即为耻骨直肠肌上缘标志。术者左手示指伸入直肠，向上顶起耻骨直肠肌，弯血管钳沿肠壁与耻骨直肠肌之间的间隙小心分离，向两侧各分离出 2~3cm，注意不要损伤直肠壁。用两把止血钳夹住游离好的耻骨直肠肌，在两钳间切除 2~2.5cm 宽的耻骨直肠肌肌束，两断端缝扎止血。切除后，在直肠内可扪及 V 形缺损，若仍能触到纤维束，则应予以切除。伤口冲洗后置橡皮片引流，缝合皮下组织及皮肤。

耻骨直肠肌综合征的手术方式及疗效见表 4-3。

表 4-3 耻骨直肠肌综合征的手术方式及疗效

作者	年份	疾病	术式	病例	有效
Wasserman	1964	耻骨直肠肌综合征	后方部分切除	4	3
Wallanee	1969	耻骨直肠肌综合征	后方部分切除	44	33
河野通孝	1987	耻骨直肠肌综合征	后方部分切除	7	3
Barnes	1985	慢性便秘	后方切断	9	2
Kamm	1988	顽固性便秘及巨直肠症	侧方切断单侧	12	1
			侧方切断双侧	6	3
喻德洪等	1990	耻骨直肠肌综合征	后方部分切除	18	15

（四）乙状结肠膨出

乙状结肠膨出是指在动态的排粪造影中见到冗长的乙状结肠阻碍肛管直肠排空。乙状结肠膨出占慢性便秘的 5%。

1. 病因和分类　Litshagi 及 Kaser 将肠膨出（小肠疝、阴道后疝、乙状结肠膨出）分为原发性及继发性两种。前者与多产、高龄、肥胖、便秘及腹压增高等因素有关；后者多因妇科术后，特别是经阴道子宫切除而致乙状结肠膨出。Nichols 根据病因将肠膨出分为 4 类：先天性，推出性，牵拉性和医源性。推出性是由阴道穹隆外翻所致；牵拉性则是膀胱膨出、直肠前膨出下端外翻牵拉所致。Jorge 根据排粪造影时乙状结肠襻最低位置与骨盆解剖标志间的关系将结肠膨出分为 3 度：Ⅰ度：乙状结肠襻未超过耻尾线；Ⅱ度：乙状结肠襻超过耻尾线但在坐尾线之上；Ⅲ度：乙状结肠襻低于坐尾线。

2. 临床表现及诊断　乙状结肠膨出的主要症状有便秘、排空不全、排便用力、腹胀、直肠膨胀感和腹痛等。诊断主要依据排粪造影的结果，排粪造影可准确、客观地评价乙状结肠膨出，在其诊断中起着主要作用。它可显示直肠子宫或直肠膀胱陷窝的深度，降入直肠子宫或直肠膀胱陷窝之乙状结肠或小肠的轮廓及其位置。

3. 治疗　经保守治疗无效，特别是Ⅲ期乙状结肠膨出可行手术治疗。如经腹将冗长乙状结肠切除，降结肠，直肠端端吻合，或用腹腔镜行冗长乙状结肠切除，乙状结肠吻合术。

（五）肛管内括约肌痉挛性收缩或肛管内括约肌失弛缓症

直肠或直肠乙状结肠的扩张可立刻引起肛管内括约肌（IAS）反射性松弛，此反射称为直肠括约肌松弛反射，或称为直肠抑制反射，对排便很重要。若肛管内括约肌呈痉挛性收缩不能松弛，将导致出口处梗阻型便秘。

1. 临床表现与诊断　主要为无痛性排便困难，便意淡漠或无便意，大便干燥，部分患者有会阴部酸胀不适感。肛门直肠指诊内括约肌弹性增强，可有触痛，肛管压力增高，甚至指尖进入肛管都很困难。直肠内有较多粪便蓄积。主要检查有：

（1）排粪造影：可观察到：①肛管不开放，直肠颈部呈对称性囊状扩张，在肛管直肠交界处呈萝卜根样改变；②静息相见直肠扩张明显，甚至出现巨直肠；③钡剂不能完全排空。

（2）肛肠压力测定：肛管的静息压主要靠内括约肌维持，故本病患者的静息压明显高于正常。此外，肛管内括约肌松弛反射幅度下降或不能引出，对诊断有肯定意义，表现在气囊扩张直肠时，肛管压力下降不明显或上升。

（3）直肠最大耐受量明显升高。

（4）盆底肌电图：内括约肌肌电图的放电频率和放电间隔，以及扩张直肠时有无电节律抑制，对诊断本病及鉴别其他出口梗阻性便秘有重要意义。

2. 治疗　如下所述。

（1）保守治疗：口服粗纤维食物，应用缓泻剂均可获得暂时效果，但不能治愈。在局部麻醉下肛管扩张有一定疗效。生物反馈疗法，可训练机体控制功能，有较好的疗效。

（2）手术治疗：对严格保守治疗无效者，可考虑肛管内括约肌和直肠平滑肌部分切除术。Shafik 报告 146 例原发性排便过少患者行肛管内括约肌切断术，术后 132 例（90.4%）症状得到改善，排便次数及直肠压力也恢复正常，随访 3~7 年并无复发。因此，肛管内括约肌切断术是治疗肛管内括约肌痉挛性收缩的一种有价值的方法。

肛管内括约肌痉挛性收缩是一种肛管直肠功能紊乱性疾病，临床不太少见，多与长期忽视便意有关。本病诊断不难，直肠指诊时，内括约肌弹性增强，肛管压力增高，甚至指尖进入肛管困难。而耻骨直肠肌综合征指诊时，内括约肌松弛，可进入肛管，但仅在耻骨直肠肌段有狭窄或肥厚。治疗应以保守治疗为主，局部麻醉下肛管扩张效果明显，保守治疗无效时可考虑手术治疗。

（唐淑敏）

第五章

结肠扭转手术

第一节　乙状结肠扭转手术

乙状结肠扭转有急性和慢性两种。急性扭转可往下腹部或腹部左侧突然发生阵发性绞痛，临床表现明显，迅速加重，可早期出现休克；慢性的发病比较缓慢，多见于成年男性，有不完全性肠梗阻临床表现，治疗后排出大量气体。症状迅速消失，可反复发作，时轻时重。肠减压后可见三种类型（图5-1）：①扭转180°，是直肠上方和乙状结肠下部的轻度扭转，形成单纯性肠梗阻，肠系膜血液循环无严重影响；②超过360°扭转，肠襻的入口和出口都有闭塞，造成两处闭袢性梗阻，一在乙状结肠，另一在扭转与回盲瓣之间，严重影响肠壁血液循环；③回肠乙状结肠扭转或扭转综合征，是回肠围绕乙状结肠，并通过其下方成结，形成两处闭袢性梗阻。

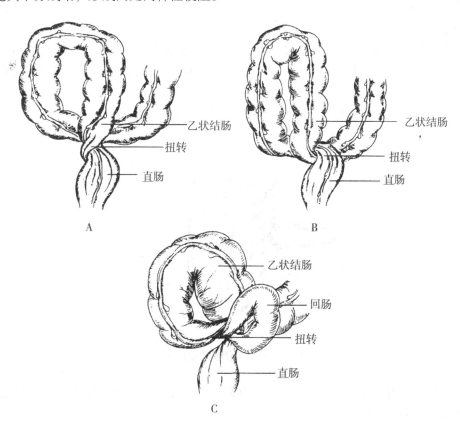

图5-1　乙状结肠扭转类型

A. 乙状结肠扭转180°；B. 乙状结肠扭转360°；C. 回肠乙状结肠扭转

一、单纯乙状结肠扭转复位术

（一）概述

单纯乙状结肠复位术是一种简单而安全的手术方式，虽然手术死亡率低，但其复发率可高达25%。术中要注意探查乙状结肠系膜根部，确认肠襻扭转的方向，复位时应将整个乙状结肠向扭转的相反方向进行复位。复位后，要准确判定肠襻生机良好，排除系膜血液供应无障碍。

（二）适应证

术中探查扭转的乙状结肠肠襻生机良好。

（三）禁忌证

术中见扭转肠襻部分或全部出现坏死；肠襻有明显缺血征象；系膜存在血液供应障碍。

（四）术前准备

对患者心肺肾等重要脏器的功能进行检查，充分进行术前评估和必要的术前纠正；术前进行输液，扩充血容量，必要时输血及白蛋白；术前留置胃管。

（五）麻醉

持续硬膜外麻醉或全身麻醉。

（六）体位

平卧体位。

（七）手术步骤

1. 切口　左下腹正中或经左侧腹直肌切口。

2. 手术探查　患者臀部抬高，较头部高25°～30°，将小肠用湿纱布覆盖，以宽拉钩牵向上方，显露乙状结肠。探查乙状结肠及其系膜扭转方向及范围，观察肠管血运供应情况，估算腹腔渗液的多少和污染的程度。

3. 复位　术者可用手将扭转的乙状结肠向扭转的相反方向复位；也可由助手经肛门插入肛管或软质硅胶管，术者协助将肛管或硅胶管通过扭转处，为防止其脱落，可将其在肛门处固定（图5-2）。

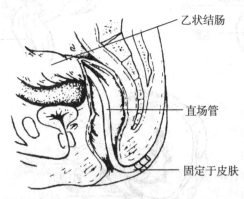

图5-2　直肠管留于乙状结肠内

4. 肠减压　复位后用手可将肠内容物依次由近向远侧段挤压，尽可能将乙状结肠及近侧段结肠内聚集的粪便及气体经肛门排出。

（八）术中注意事项

（1）术中正确判断扭转乙状结肠的生机，如发现坏死或即将坏死，应立即取消单纯乙状结肠扭转复位术，改为坏死肠管切除一期吻合术或肠管切除近侧端结肠造口术。

（2）坚持手术无菌操作原则，肠减压时，注意保护腹腔，防止因挤压肠管（破裂或穿孔）而导致的腹腔再次污染，肠减压手法要轻柔，避免暴力。

（3）无菌生理盐水冲洗腹腔，避免因渗液过多或吸收不全而导致的术后腹腔感染。

（九）术后处理

（1）经肛门留置的肛管或硅胶管保留3~7d，保持扭转处肠腔通畅，避免乙状结肠术后再次发生扭转。

（2）持续胃肠减压至肠蠕动恢复，早期下床活动，加速肠蠕动恢复。

（3）禁食期间，静脉输入营养（脂肪乳和氨基酸）及水和电解质，充分保证热量的供给和水电解质平衡。

（4）静脉输入广谱抗生素3~5d或根据患者的具体情况选择用药的时间。

（十）手术并发症

1. 迟发型乙状结肠破裂　乙状结肠因扭转后出现血液供应障碍，肠黏膜缺血坏死脱落，肠壁变薄，可出现延迟性肠壁全层坏死穿孔。

2. 术后肠梗阻　腹腔渗液较多导致术后腹腔严重粘连或乙状结肠扭转复发导致肠梗阻。

（十一）述评

由于乙状结肠为腹膜内位器官，系膜较长，根部较狭窄，肠襻活动度较大，部分患者乙状结肠冗长，因此单纯乙状结肠扭转复术后复发率较高。单纯乙状结肠扭转复术虽然其术后复发率较高，但因其手术方法简单，手术时间短，对患者打击小，对一般状态较差、生命体征不稳的急危重患者是一种比较好的选择，降低了急诊手术的术中和术后死亡率，为二期手术赢得了机会。

二、乙状结肠系膜折叠缝合术

（一）概述

乙状结肠固定术是在乙状结肠单纯复位术的基础上，考虑单纯乙状结肠扭转复位术术后易出现复发而设计。Tiwary发现乙状结肠扭转的患者，乙状结肠襻有一个较长的系膜和一个狭窄的基底，手术应纵形切除乙状结肠系膜上的纤维带，然后横形缝合，使系膜基底变宽以减少乙状结肠的活动度。

（二）适应证

同单纯乙状结肠扭转复位术。

（三）禁忌证

同单纯乙状结肠扭转复位术。

（四）术前准备

同单纯乙状结肠扭转复位术。

（五）麻醉

连续硬膜外麻醉或全身麻醉。

（六）体位

平卧体位。

（七）手术步骤

1. 切口　同单纯乙状结肠扭转复位术。

2. 手术探查　同单纯乙状结肠扭转复位术。

3. 复位　同单纯乙状结肠扭转复位术。

4. 固定　用不可吸收缝线将过长的乙状结肠系膜与肠轴做"百叶窗"式折叠缝合（图5-3），肠系膜每折叠缝合一次的距离是2cm，可根据系膜的长短折叠缝合3~5次，缩短过长的系膜，限制肠襻活动，防止术后复发。

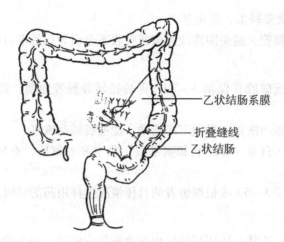

图 5-3 乙状结肠系膜折叠缝合术

（八）术中注意事项

（1）同单纯乙状结肠扭转复位术。

（2）在系膜折叠缝合时要注意系膜的血液供应，防止因系膜多次缝合而出现的肠襻血液供应障碍，若发生血液供应障碍应立即更改其他术式。

（九）术后处理

同单纯乙状结肠扭转复位术。

（十）手术并发症

（1）主要同单纯乙状结肠扭转复位术。

（2）术后肠管坏死穿孔：肠系膜折叠缝合后，由于乙状结肠扭转的肠管已经出现水肿，折叠缝合使系膜血管迂曲明显，加重了肠管血液供应障碍，肠管可出现缺血坏死及穿孔。

（十一）述评

乙状结肠系膜折叠缝合术由于增宽了乙状结肠的系膜根部，降低了乙状结肠肠襻的活动度，理论上应较单纯乙状结肠扭转复位术的术后复发率低，另外此手术方法操作时间短，难度低，对患者打击小。

三、乙状结肠复位固定术

（一）概述

乙状结肠固定术是在乙状结肠单纯复位术的基础上设计的另一种术式。若患者一般状态较差，扭转乙状结肠无血液供应障碍，可考虑采用此种术式。术中将乙状结肠浆肌层与横结肠或与左侧腹壁壁腹膜用不可吸收缝线固定，术后可不考虑进行二次手术切除冗长的乙状结肠。

（二）适应证

非绞窄性扭转、乙状结肠无血液循环障碍者。

（三）禁忌证

同单纯乙状结肠扭转复位术。

（四）术前准备

同单纯乙状结肠扭转复位术。

（五）麻醉

连续硬膜外麻醉或全身麻醉。

（六）体位

平卧体位。

（七）手术步骤

1. 切口　同单纯乙状结肠扭转复位术。
2. 手术探查　同单纯乙状结肠扭转复位术。
3. 复位　同单纯乙状结肠扭转复位术。
4. 固定　乙状结肠复位后，用不可吸收丝线与横结肠肠壁浆肌层缝合（图5-4），或与左侧腹壁壁腹膜缝合固定（图5-5），或将乙状结肠折叠使其与降结肠并行排列，降结肠内侧与乙状结肠浆肌层间断缝合固定（图5-6）。

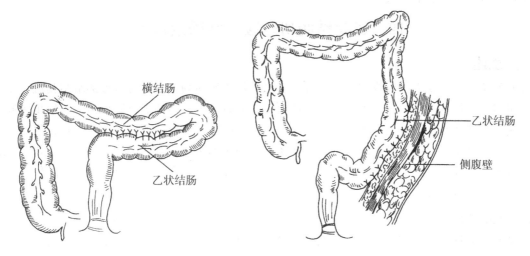

图5-4　乙状结肠与横结肠固定术　　　　图5-5　乙状结肠与侧腹壁缝合固定

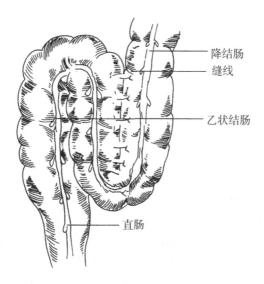

图5-6　结肠并排折叠固定

（八）术中注意事项

（1）同单纯乙状结肠扭转复位术。
（2）乙状结肠与横结肠或与侧腹壁壁腹膜缝合时，注意缝线不能穿透乙状结肠或横结肠肠壁全层，以免术后发生肠漏。

（九）术后处理

同单纯乙状结肠扭转复位术。

（十）手术并发症

（1）同单纯乙状结肠扭转复位术。

（2）迟发型肠破裂穿孔：由于扭转的乙状结肠肠壁水肿或缝合处张力较大，缝线致肠壁浆肌层破损，肠壁变薄，迟发性发生肠破裂。

（十一）述评

乙状结肠扭转固定缝合术，手术操作简便省时，如果术中观察扭转的乙状结肠血液供应无障碍，肠壁无坏死者，可选择此手术方式。

四、乙状结肠切除腹壁结肠造口术

（一）概述

扭转的乙状结肠已发生部分或全部坏死时，需要切除坏死的肠管，同时行近侧端结肠造口术。乙状结肠发生扭转后，扭转的肠襻很快出现血液循环障碍，继而发生较窄性低位肠梗阻，最后出现肠坏死和肠穿孔。这类患者通常年龄较大，伴随疾病较多如心肺及糖尿病等慢性疾病。此病特点：发病急，病情危重，腹腔感染严重，一部分患者常并发感染性休克。该手术方式简单易操作，手术时间短，创伤小，有利于患者术后恢复，而且术后并发症较少。缺点是需要进行二期手术，若直肠坏死切除较多，腹腔粘连严重，二次手术难度较大。

（二）适应证

乙状结肠部分坏死或全部坏死，肠壁水肿明显，一般状态不佳，生命体征不稳的患者。

（三）禁忌证

同单纯乙状结肠扭转复位术。

（四）术前准备

同单纯乙状结肠扭转复位术。

（五）麻醉

全身麻醉。

（六）体位

仰卧体位。

（七）手术步骤

1. 切口　同单纯乙状结肠扭转复位术。

2. 手术探查　同单纯乙状结肠扭转复位术。

3. 切除坏死肠管及肠减压术　游离乙状结肠系膜，切断并结扎及其供应血管，自坏死肠管远侧约3cm处切断直肠（尽可能保留较多的直肠），将乙状结肠提出腹壁切口外，自坏死肠管近侧 3~5cm 处切断肠管（约降结肠部位），切除乙状结肠。肠减压术：用吸引器吸出或消毒容器收集近侧段肠腔内容物进行减压；也可在拟行切除肠管（降结肠）的近侧端的切线处近侧 2cm 处先做荷包缝合，切除坏死的乙状结肠，然后自近侧结肠断端置入吸引器头或直径较粗的胶管，收紧荷包线，最后通过吸引器或胶管对近侧扩张的肠管进行持续性减压。

4. 造口　若肠襻坏死的位置较高，可行结肠双腔造口术（Mikulicz 手术）（图 5-7）；若肠襻坏死的位置较低，无法将远侧肠段提出腹壁外，可选择 Hartmann 手术，即闭合远侧段肠管断端，将近侧的降结肠提出腹壁切口外做单腔结肠造口术（图 5-8）。

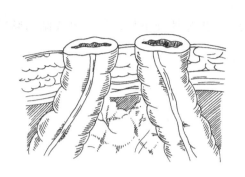

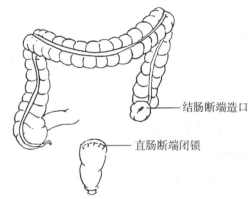

结肠断端造口

直肠断端闭锁

图 5-7　Mikulicz 手术　　　　　　　图 5-8　Hartmann 手术

（八）术中注意事项

（1）坚持术中无菌操作原则，最大限度防止在肠减压时，肠内容物对腹腔的污染。

（2）对降结肠进行单腔造口时，要注意造口部位的选择，一般为反麦氏点处，要切除直径 3cm 大小的圆形皮肤，以防造口狭窄；注意造口部位各层筋膜（腹直肌前后鞘）开口的大小正确选择，开口过小可造成造口狭窄，过大可出现造口旁疝或造口内陷。

（九）术后处理

（1）早期同单纯乙状结肠扭转复位术。

（2）术后安置造口粪便收集袋，加强造口的护理，发现问题及时处理。

（3）若患者一般状态较佳，无手术禁忌证，可于术后 3 个月对造口进行手术还纳。

（十）手术并发症

（1）主要同单纯乙状结肠扭转复位术。

（2）术后可出现造口狭窄、造口旁疝、造口内陷和造口坏死等。

（十一）述评

扭转的乙状结肠出现部分或全部坏死时可应采用坏死肠管切除，远侧直肠断端闭合，近侧端结肠单腔或远近侧端结肠双腔造口术，一般不进行一期肠切除肠吻合术，其原因如下：乙状结肠扭转发病急，很快发展为绞窄性肠梗阻，患者病情较重，一般状态较差；结肠内细菌较多，肠腔内常有大量粪便；肠壁水肿明显，腹腔渗液较多，腹腔污染较重；结肠肠壁较薄，血液供应较差。上述原因决定了坏死乙状结肠切除后，不能一期吻合术，否则会出现高百分比的吻合口瘘，危及患者生命。

五、乙状结肠切除一期吻合术

（一）概述

乙状结肠扭转后不发生或发生部分坏死或全部肠襻坏死，可行正常扭转肠襻或坏死肠段切除，一期吻合术。术后由于一期肠切除肠吻合术有较高的吻合口瘘发生率及术后死亡率，其适应证必须具备如下条件：①腹腔渗液较少，污染较轻；②预行吻合的肠管水肿不明显，扭转肠襻的近侧结肠肠腔内容物较少或结肠减压（内疏通）能将肠内容物排出体外；③患者一般状态较好，生命体征平稳；④严格遵守结肠吻合的"三原则"和术中操作无菌术；⑤术中进行顺行性结肠灌洗（切除阑尾，经阑尾残端置管，用生理盐水进行灌洗，最后一次灌洗液中放入抗生素）术，减少肠道内细菌总量。术中提倡不进行扭转肠襻复位而行肠襻切除术，这样可减少扭转肠襻复位后的毒素吸收，减轻患者的中毒症状，有利于全身感染的控制，减少术后并发症。

（二）适应证

乙状结肠未出现坏死或出现部分或全部坏死，腹腔渗液少，污染轻，肠壁水肿不明显，患者一般状态较好，生命体征平稳者。

（三）禁忌证

腹腔渗液较多，腹腔污染严重，患者一般状态较差，生命体征不稳，远近侧段结肠肠壁水肿明显者。

（四）术前准备

同乙状结肠扭转单纯复位术。

（五）麻醉

连续硬膜外或全身麻醉。

（六）体位

截石体位。

（七）手术步骤

1. 切口　同单纯乙状结肠扭转复位术。

2. 手术探查　同单纯乙状结肠扭转复位术。

3. 分离切除坏死肠襻　于乙状结肠系膜内，切开壁腹膜，游离乙状结肠系膜及血管，切开乙状结肠外侧脏腹膜，切断并结扎乙状结肠血管，充分松动乙状结肠，自坏死肠襻远端 3 ~ 5cm 处，用切割闭合器或荷包钳夹闭切断直肠，将乙状结肠提出腹壁切口外，近侧断端直接放置消毒盆内进行肠腔减压或在拟行切除肠襻的近侧 5cm 处做荷包缝合，自荷包线远侧 2cm 处切断肠管，移除切除的肠襻，将吸引器插头或直径较粗的塑料管插入近侧肠腔内 10 ~ 15cm，收紧荷包线，进行肠腔初步减压术。

4. 术中结肠顺行性灌洗　切除阑尾，自残端置入直径 1.0cm 塑料或硅胶管，缝线固定。用生理盐水进行结肠顺行灌洗，直至流出的灌洗液变为清亮，最后一次灌洗中加用庆大霉素 16U，甲硝唑 250mL（图 5 - 9）。

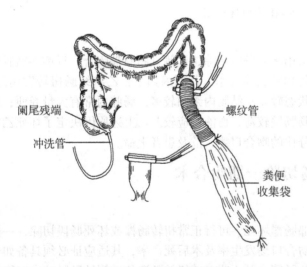

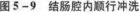

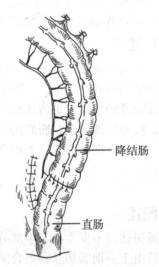

图 5 - 9　结肠腔内顺行冲洗　　　图 5 - 10　降结肠与直肠端 - 端吻合术

5. 肠吻合　选择合适口径的吻合器进行降结肠与盲肠端 - 端或端 - 侧吻合（图 5 - 10）。

（八）术中注意事项

（1）严格遵守术中无菌操作原则，尽可能避免因手术操作而造成的再次腹腔内污染。

（2）术中结肠顺行灌洗时，要注意近侧肠管的血液供应情况，降结肠断端在直肠吻合前，要多次用碘附进行消毒。

（3）由于乙状结肠扭转后，近侧结肠明显扩张，吻合时，降结肠断端口径与直肠断端口径相差较大，可选择端－侧吻合或侧－侧吻合术。

（九）术后处理

（1）持续性胃肠减压 3～4d，为预防吻合口发生瘘，可于术后留置肛管进行直肠肠腔减压或定时（每日 2 次）用手进行扩肛直至肠道功能恢复。

（2）禁食 3～4d，静脉输液以保证患者的营养和水电解质平衡，肠蠕动功能恢复后要尽早经口进食。

（3）全身应用广谱抗生素 3～5d。

（十）手术并发症

（1）吻合口瘘：乙状结肠扭转合并肠坏死后，行坏死肠襻一期切除吻合术，术后有较高吻合口瘘发生率，其原因如下：结肠肠壁较薄，血液供应较差；肠内有大量粪便和细菌；腹腔内渗液较多，细菌污染严重；肠管壁明显扩张，水肿严重；发病急，患者一般状态较差。

（2）术后腹腔感染或脓肿形成。

（十一）述评

乙状结肠扭转后无论发生或不发生结肠坏死都可进行乙状结肠切除一期吻合术，虽然其手术方式最大的缺点是术后吻合口瘘发生率较高，但若能严格掌握手术适应证和禁忌证，术中进行规范化的结肠顺行性灌洗术，减少术中腹腔污染因素，运用好结肠吻合技术如夏穗生倡导的"上要空，下要通，口要正"的原则及术后正确支持治疗和护理，吻合口瘘发生率会大大降低，避免了患者因临时性造口术还需要经历二次造口手术还纳的痛苦和经济负担。

（徐曙光）

第二节　盲肠扭转手术

一、右半结肠切除术

（一）概述

盲肠扭转后出现肠坏疽和穿孔的发生率较高，立即进行急诊手术切除扭转的肠管是降低术后患者死亡率和并发症的有效措施。选择切除扭转的肠襻后，可根据患者的一般状态和扭转肠管的病理生理条件，选择一期右半结肠，回肠与横结肠吻合术或回肠单纯造口术。由于盲肠扭转后行单纯的复位术，其复发率较高，目前临床上已经被弃用。因此，右半结肠切除术及回肠与横结肠一期吻合术已成为盲肠扭转的首选手术方式。

（二）适应证

术中发现盲肠出现部分或全部坏死，腹腔内渗出较少，污染不严重，而且患者一般状态较好，生命体征平稳者。

（三）禁忌证

同乙状结肠扭转手术。

（四）术前准备

同乙状结肠扭转手术。

（五）麻醉

全身麻醉。

（六）体位

仰卧体位。

（七）手术步骤

1. 切口　右侧腹部旁正中或经右侧腹直肌切口。

2. 手术探查　患者取仰卧体位，将小肠用湿纱布覆盖，以宽拉钩牵向左上方或侧方，显露盲肠及升结肠。探查盲肠及其系膜扭转方向及范围、肠管扩张、肠壁水肿及其系膜血液循环等情况，正确判断扭转肠襻是否存出现或即将出现坏死。

3. 复位和肠减压术　可将盲肠向扭转的反方向复位，复位后用手可将肠内容物依次自近侧段向远侧段挤压，直至远侧段回肠及结肠内聚集的粪便及气体经肛门排出体外；若扭转的肠襻近段扩张不明显，为了节省手术时间，扭转肠襻也可不需要进行复位，可直接切除右半结肠。

4. 肠切除肠吻合　若扭转肠襻肠壁水肿不明显，腹腔渗液较少，污染不严重，患者一般状态良好，身命体征平稳者，可行右半结肠切除，末段回肠与横结肠吻合术。

（八）术中注意事项

（1）严格遵守术中无菌操作原则，尽可能通过各种手段防止腹腔再次发生污染。

（2）用大量温盐水冲洗腹腔，直至冲洗液为清亮。

（3）根据预吻合肠管的具体情况选择合适口径吻合器进行吻合。

（4）注意和坚持结肠吻合术的"三原则"。

（九）术后处理

（1）持续性胃肠减压 3～5d，早期下床活动，改善肺功能，促进肠道功能的恢复。

（2）禁食期间，给患者静脉输注营养液及水、电解质溶液，提供必要的营养支持，保持水电解质平衡食。

（3）全身应用广谱抗生素 3～5d。

（十）手术并发症

1. 吻合口或肠穿孔　若手术前肠扭转时间较长，腹腔渗液较多，污染较重，吻合口水肿明显或手术创伤应激，可出现肠黏膜坏死，严重者可出现吻合口瘘或肠穿孔。

2. 腹腔内感染和脓肿形成　由于腹腔污染严重，盐水冲洗不彻底；术中操作再次污染腹腔；患者营养状态差；吻合口瘘或肠穿孔等，可于术后出现腹腔感染和腹腔脓肿。

3. 术后　可出现麻痹性或粘连性肠梗阻。

（十一）述评

由于手术切除了扭转的肠管，有效去除了扭转的病因，只要患者能够耐受手术，目前右半结肠切除术仍然是治疗盲肠扭转的首选手术方法。

二、盲肠固定术

（一）概述

盲肠发生扭转后若肠襻生机良好，肠系膜血运供应无障碍，患者一般状态较差，不能耐受进一步手术，可将扭转的盲肠复位后，选择盲肠固定术。固定术的方法简单，如仅用不可吸收线将游离的盲肠固定于右侧结肠旁沟处，此术式对患者打击小，术后并发症少。目前由于单纯的盲肠扭转复位术术后有较高的复发率，因此已被临床弃用。

（二）适应证

术中未发现盲肠出现坏死征象，不能耐受进一步手术者。

（三）禁忌证

同乙状结肠扭转手术。

（四）术前准备

同乙状结肠扭转手术。

（五）麻醉

连续硬膜外麻醉或全身麻醉。

（六）体位

平卧体位。

（七）手术步骤

1. 切口　右侧上腹部旁正中切口或右侧经腹直肌切口。

2. 手术探查　患者取仰卧位，将小肠用湿纱布覆盖，以宽拉钩牵向左上方，显露盲肠及升结肠。探查盲肠及其系膜扭转方向及范围，观察扭转肠管是否存已经出现坏死以及其系膜血液供应是否存在障碍。

3. 复位　将扭转的盲肠按扭转的反方向复位。

4. 肠减压　复位后用手可将肠内容物由近侧段向远侧段挤压，直至盲肠及远侧端内聚集的粪便及气体经肛门排出。

5. 固定　用不可吸收缝线将游离盲肠肠壁浆肌层与右侧 – 侧腹膜缝合固定（图 5 – 11）。

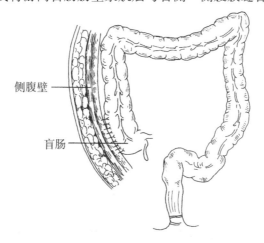

侧腹壁

盲肠

图 5 – 11　盲肠固定于侧腹壁

（八）术中注意事项

（1）缝合固定盲肠时，注意进针深度不可穿透肠壁全层，否则会出现肠瘘。

（2）盲肠缝合固定后，若发现扭转盲肠肠襻已经出现坏死，应立即切除坏死的肠管，可根据患者的一般状态、腹腔污染程度及肠管的病理生理情况选择肠一期切除吻合术或单纯肠造口术。

（九）术后处理

同乙状结肠扭转固定术。

（十）手术并发症

同乙状结肠扭转固定术。

（十一）述评

盲肠固定术可作为治疗盲肠扭转的另一种手术方式，术中判断扭转的盲肠生机良好，肠壁水肿不严重，患者一般状态较差，不能耐受肠切除肠吻合，可行盲肠固定术。虽然此手术方法简单，对患者打击小，术后并发症少，但术后复发率较高，选择此方法要慎重。

（徐曙光）

第三节 横结肠扭转手术

一、横结肠扭转复位固定术

（一）概述

横结肠扭转复位后，由于其肠系膜较长，根部较窄，肠管活动度较大，单纯复位后肠扭转的复发率较高，所以目前临床较少采用，除非患者一般状态较极差，生命体征不稳，不能耐受进一步手术者，才采用此种手术方法；复位后的横结肠若生机良好，患者一般情况较好时，可将横结肠浆肌层与升结肠浆肌层或与侧腹壁腹膜缝合固定。

（二）适应证

术中证实扭转的肠襻生机良好，肠管管壁水肿较轻者。

（三）禁忌证

同乙状结肠扭转手术。

（四）术前准备

同乙状结肠扭转手术。

（五）麻醉

连续硬膜外麻醉或全身麻醉。

（六）体位

平卧体位。

（七）手术步骤

1. 切口 上腹部正中或经右侧腹直肌切口。

2. 探查 用无菌湿纱布覆盖小肠，显露扩张的横结肠；观察横结肠及其系膜扭转方向及范围；辨别扭转肠管的生机，如肠管的色泽、血管搏动和蠕动情况等，确认肠管是否存在坏死或即将出现坏死。

3. 观察腹腔积液 量的多少、颜色，是否有臭味，必要时进行腹腔积液生化检查和细菌培养，便于术后指导治疗。

4. 复位 将扭转的横结肠向扭转相反方向复位。

5. 肠减压 复位后可将肠内容物依次由结肠近侧段向远侧段挤压，直至将结肠内聚集的粪便及气体经肛门排出。

6. 固定术 将已复位横结肠用不可吸收丝线固定于右侧升结肠（浆肌层缝合）（图 5 - 12）或将横结肠浆肌层与侧腹壁壁腹膜固定（图 5 - 13）。

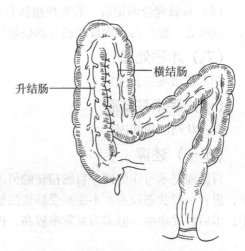

升结肠 横结肠

图 5 - 12 横结肠与升结肠固定术

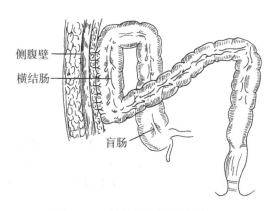

侧腹壁
横结肠
盲肠

图 5 - 13 横结肠与侧腹壁固定术

（八）术中注意事项

（1）为预防肠瘘的发生，横结肠与升结肠或与侧腹壁壁腹膜缝合固定时，仅能缝合肠管的浆肌层，不能进针过深，穿透肠壁全层；固定缝合处不要有张力，以免局部张力过大，出现肠浆肌层裂开。

（2）术中若腹腔渗出较多，避免术后发生腹腔感染或脓肿，可用大量（1 000mL 以上）无菌生理盐水冲洗腹腔，直至冲洗液变为清亮为止。

（九）术后处理

同乙状结肠扭转复位固定术。

（十）手术并发症

同乙状结肠扭转复位固定术。

（十一）述评

横结肠扭转复位固定术是一种简便省时，对患者创伤小，术后并发症少的手术方式，其临床效果虽然没有循证医学证实，但对发病急，一般状态较差，生命指征指征不平稳的年老体弱患者是首选方式。横结肠扭转单纯复位术，由于横结肠为腹膜内位器官，活动度较大，其系膜根部较窄，血液供应相对小肠而言较差，单纯复位后极易术后复发，所以目前临床很少采用。

二、横结肠部分或全部切除一期吻合术

（一）概述

横结肠扭转复位后，若扭转的肠管出现部分或全部坏死，腹腔渗液较少，患者一般状态较好，生命体征平稳时，可施行坏死结肠切除，一期行横结肠与横结肠吻合术或右半结肠切除或左半结肠切除术，必要时行扩大右半结肠切除术。

（二）适应证

术中探查发现扭转的横结肠出现或即将出现部分或全部坏死，腹腔渗液较少，而且患者一般状态较好，生命体征平稳者。

（三）禁忌证

同横结肠扭转复位固定术。

（四）术前准备

同横结肠扭转复位固定术。

（五）麻醉

连续硬膜外麻醉或全身麻醉。

（六）体位

平卧体位。

（七）手术步骤

1. 切口　同横结肠扭转复位固定术。

2. 手术探查　同横结肠扭转复位固定术。

3. 复位　将扭转的横结肠反方向复位后，观察其色泽、蠕动及血液供应等生机情况。

4. 肠减压　复位后，如果扭转肠襻未出现明显坏死时，用手可将肠内容物依次向远侧段肠管挤压，尽可能将结肠内聚集的粪便及气体经肛门排出；如果肠管出现明显坏死，不可用手挤压肠管，以免肠管破裂，肠内容物溢出污染腹腔。

5. 肠切除肠吻合术　根据扭转横结肠的坏死范围，可选择横结肠部分切除术，横结肠与横结肠吻合术（图 5 - 14）；右半结肠切除，回肠与横结肠吻合术（图 5 - 15）；左半结肠切除，横结肠与降结肠或直肠吻合术（图 5 - 16）；右半结肠扩大切除术，回肠与降结肠（图 5 - 17）。

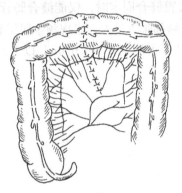

图 5 - 14　横结肠与横结肠吻合术

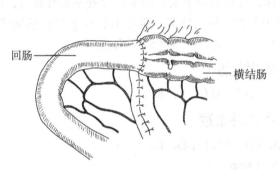

图 5 - 15　回肠与横结肠吻合术

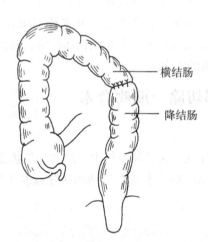

图 5 - 16　横结肠与降结肠吻合

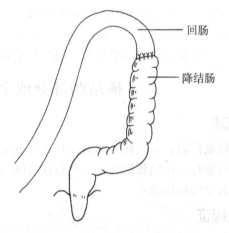

图 5 - 17　回肠与降结肠吻合

（八）术中注意事项

（1）注意坚持术中无菌操作原则，避免肠切除肠吻合或肠减压时肠管破裂时肠内容物污染腹腔；肠减压时手法要轻柔，避免暴力操作。

（2）正确判断扭转横结肠坏死的范围和程度。坏死肠管居横结肠中部，范围较少时，可行横结肠部分切除术、横结肠与横结肠吻合术；坏死肠管范围较大，接近结肠肝曲时，可行右半结肠切除术、回肠与横结肠远侧段吻合术；坏死肠管接近结肠脾曲时，可行左半结肠切除、横结肠近侧段与降结肠吻合术；全部横结肠坏死，可行扩大右半结肠切除、回肠与降结肠吻合术。

（3）术中要坚持结肠吻合的"三原则"，即"口要松、上要空、下要通"。

（4）术中要密切观察患者的一般情况，注意生命体征的变化，根据手术中扭转横结肠坏死的范围和程度，选择合适的手术方法。

（九）术后处理

同乙状结肠切除一期吻合术。

（十）手术并发症

主要同乙状结肠扭转一期吻合术；一部分患者术后可出现腹泻，随着回肠末段（100～150cm）对水吸收的增加（代偿），腹泻症状缓解。个别患者可出现顽固性腹泻，需进行静脉输液，同时给予口服止泻药物如蒙脱石散和洛哌丁胺等。

（十一）述评

横结肠属腹膜内位器官，其系膜较长，根部较短，活动度较大，单纯扭转复位，复发率较高，临床效果不理想；复位后的横结肠予以固定，其疗效还需要临床大宗病例去验证；手术切除扭转的肠襻是治愈横结肠扭转的一种有效方法，虽然手术具有一定的死亡率和术后并发症，但只要严格掌握手术适应证，术中根据患者的具体情况，选择合理的手术方式，以及术后积极正确的治疗和护理，大部分患者都可以得到治愈。

三、横结肠部分切除远近端结肠双腔造口术

（一）概述

横结肠扭转复位后，由于扭转的肠管出现部分或全部坏死，腹腔渗液较多，污染较重，而且患者一般状况较差，生命体征不稳，只能简单快速地施行坏死结肠切除术，不能耐受进一步肠吻合术，所以坏死肠管切除后，将远端及近端结肠行双腔造口术。

（二）适应证

扭转的肠襻出现部分或全部坏死，患者一般状态较差，腹腔污染较重，患者生命体征不稳，不能耐受进一步手术（如肠管游离和肠吻合）者。

（三）禁忌证

同乙状结肠扭转手术。

（四）术前准备

同乙状结肠扭转手术。

（五）麻醉

连续硬膜外麻醉或全身麻醉。

（六）体位

平卧体位。

（七）手术步骤

（1）切口：上腹部右侧经腹直肌切口或正中切口。

（2）手术探查：同横结肠扭转复位固定术。

（3）游离并切除部分或全部坏死的肠管。

（4）肠减压：切除坏死肠管后，用吸引器自结肠近侧断端吸出近侧段肠管内的粪便和气体。若近侧段肠管内容物较多或较稠，吸引器无法吸出时，可利用无菌塑料套（腔镜套）收集近侧段结肠内容物（见图5-8）。

（5）结肠造口术：近侧结肠断端与远侧结肠断端分别于腹壁开口提出，可吸收线或不吸收丝线逐层缝合固定造口（图5-18）。

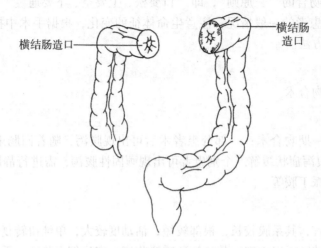

横结肠造口

横结肠造口

图 5 - 18 横结肠部分切除、双腔造口术

（八）术中注意事项

（1）正确判断坏死结肠的切除范围，保留的结肠远近侧断端和肠段要有良好的血液供应，避免术后再出现坏死。

（2）结肠减压时，要保护好腹腔，采取有效的方法（如无菌塑料套收集肠内容物）进行肠腔减压，尽可能避免肠内容物对腹腔的再一次感染。

（3）造口的肠襻要避免张力，系膜避免扭转，造口的结肠断端血液供应要充分；造口部位避免自切口提出，否则易出现切口裂开或感染，严重者可出现造口回陷；造口应分别自腹壁开口提出，这有利于术后护理。

（九）术后处理

（1）持续性胃肠减压至肠蠕动恢复。

（2）禁食期间，静脉输液以维持患者的水电解质平衡和营养状态。

（3）术后常规应用广谱抗生素，根据患者的具体情况酌情选择合适的停药时间，避免过度用药，产生二重感染。

（4）造口还纳时间：一般选择手术后 3 个月还纳造口，也可根据患者的具体情况可提前于术后 2 个月或延迟至术后 6 个月时还纳造口。

（十）手术并发症

（1）造口内陷：是双腔造口比较常见的并发症。通常原因是造口肠襻有张力或两造口自腹壁一处开口（腹壁缺损较多）提出所致。

（2）造口旁疝：通常为小肠脱出，其原因造口肠襻与腹壁各层缝合不确切或与腹壁开口残留腔隙过大所致。

（3）造口周围皮肤感染或湿疹。

（十一）述评

横肠结一旦扭转，会出现绞窄性低位肠梗阻，病情急危重，其死亡率可高达 33%。由于横结肠扭转后很快出现血液供应障碍，扭转的肠襻很快出现坏死，严重者出现穿孔。手术时，大部分患者一般情况较差，生命体征不稳，腹腔渗液较多，腹腔污染严重，保留的结肠水肿明显，若强行进行一期结肠吻合，其吻合口发生瘘的机会较高，一旦发生吻合口瘘，患者几乎无法挽救。因此，横结肠部分切除远近端结肠双腔造口术是治疗横结肠扭转后肠坏死的首选术式。

（徐曙光）

第六章

结肠梗阻手术

第一节　梗阻性结肠癌手术

梗阻性结肠癌较常见，结肠癌是结肠梗阻的原因，梗阻是结肠癌的晚期症状，多表现为慢性梗阻，仅 10% 的结肠癌患者表现为急性梗阻。特别是左半结肠肠管较细，水分经过吸收粪便较干，且此部位的癌肿常趋于浸润性，易引起肠腔狭窄和肠梗阻。急性大肠癌梗阻常表现为闭袢性梗阻，肠管高度膨胀，肠壁严重充血水肿，血液循环障碍，易发生肠坏死、肠穿孔，肠道细菌大量生长繁殖，而且肠黏膜屏障功能损害，肠道细菌侵入血液循环，可引起严重的肠源性感染。再则，急性大肠癌梗阻以老年患者居多，患者伴发疾病多，各脏器功能低下，免疫功能减低，常伴低蛋白血症及严重的水、电解质紊乱，从而加重病情及增加手术危险性。因此，对梗阻性大肠癌应高度重视，积极做好术前准备，及时采用合理的手术方法，提高梗阻性大肠癌的治疗效果。

一、右半结肠一期切除吻合术

梗阻性右半结肠癌施行右半结肠切除较安全，发生吻合口瘘的机会少。因此，近年来治疗意见已基本取得一致，即在充分肠减压的基础上行右半结肠一期切除吻合术。对肿瘤不能切除的病例，一般主张行回肠与梗阻病变远端的结肠吻合，以解除梗阻。

（一）适应证

（1）盲肠、升结肠及横结肠右侧梗阻性癌；

（2）无肠穿孔及弥漫性腹膜炎者；

（3）患者全身情况较好，无严重贫血、低蛋白血症；

（4）无心肺等重要脏器的严重伴发疾病；

（5）无腹腔广泛浸润转移者。

（二）禁忌证

（1）全身情况差、严重营养障碍及贫血者；

（2）伴有严重心肺肝肾等疾病不能耐受此手术者；

（3）伴有肠坏死或肠穿孔及腹膜炎或有腹腔广泛浸润转移者。

（三）术前准备

梗阻性结肠癌患者由于恶心呕吐，不能进食，伴有脱水电解质紊乱，病情多较危重，甚至可出现休克症状，故抓紧时间做好术前准备十分重要。尽可能在 2～3h 内完成各项准备，以免延误手术时机，发生肠坏死、肠穿孔等严重并发症。

（1）放置胃肠减压管持续减压，避免麻醉中因呕吐发生误吸。

（2）检查血清钾、钠、氯、二氧化碳结合力、非蛋白氮、肌酐、血细胞比容等指标，交叉配血，备血 600～2 000mL。

（3）纠正脱水、电解质及酸碱平衡紊乱。

（4）对严重贫血及低蛋白血症的患者，可适量输全血、血浆或白蛋白。

（5）应用抗厌氧及需氧菌的广谱抗生素。

（6）了解心肺肝肾等重要脏器功能。

（7）对重症患者，经积极抗休克治疗仍无明显好转者，多伴有肠绞窄或肠坏死，应在抗休克的同时立即进行手术。

（8）留置导尿管。

（四）麻醉

硬膜外阻滞麻醉或全身麻醉。

（五）体位

仰卧位。

（六）手术步骤

1. 切口　以脐为中心经右腹直肌切口、切开腹膜后，应用切口保护器以注意保护切口免受污染及防止癌细胞种植在切口上。

2. 探查　确定病变肠管范围及梗阻肠管情况，探查有无肠系膜淋巴结、肝脏或盆腔转移，确定能否行根治性手术切除。虽有淋巴结转移，但能切除者应争取将肿瘤切除，清扫肿大淋巴结。如肿瘤侵犯肝脏、小肠、输尿管等脏器，应将转移病变一并切除。确定切除范围后，提起横结肠及末端回肠，在上、下端各距肿瘤约10cm，用粗丝线结扎右半结肠及回肠末端肠系膜上的边缘血管。结扎回肠末端，以防止脱落的肿瘤细胞在肠腔内扩散或沿肠系膜的边缘静脉播散至远处（图6-1）。

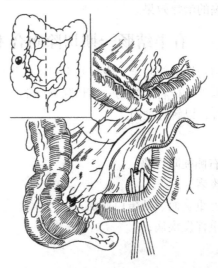

图6-1　结扎右半结肠及回结肠系膜上边缘血管

3. 处理引流血管、淋巴结　自结肠中段处切开胃结肠韧带，切断走向胃大弯的胃网膜右血管诸分支。清除幽门下方的淋巴结，然后游离结肠肝曲，结扎肠系膜血管，从横结肠系膜开始，结扎、切断结肠中动、静脉右支（图6-2）。再往下分离、结扎、切断右结肠动静脉及回结肠动静脉（图6-3）。并将位于肠系膜上静脉右侧及其前方的肿大淋巴结一起切除。最后将肠系膜充分游离。若肿瘤位于肝曲附近，常需将大部分横结肠切除，并切断、结扎结肠小动脉的左支。

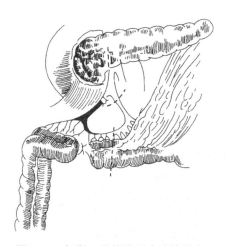
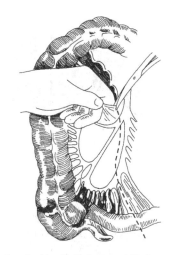

图6-2 切断、结扎结肠中动静脉右支　　图6-3 分离、切断、结扎右结肠动静脉及回结肠动静脉

4. 游离右侧结肠　将盲肠及升结肠牵向左侧，沿结肠外侧自髂窝至结肠肝曲、剪开升结肠侧腹膜（图6-4）。钝、锐性交替分离，将盲肠及升结肠从后腹壁游离，注意勿损伤十二指肠、输尿管、精索（卵巢）内血管等。有时肿瘤与输尿管或十二指肠粘连，应小心地用刀或剪刀分离，避免损伤（图6-5）。

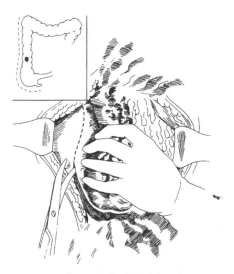
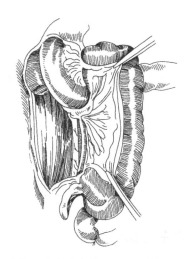

图6-4 剪开升结肠侧腹膜　　图6-5 仔细分离肿瘤与十二指肠等组织的粘连

5. 肠减压　将右侧结肠提出切口外，以盐水纱布填塞腹膜后创面。在肿瘤近侧切开梗阻的结肠、剪开回肠末端结扎线，由近向远挤压空肠、回肠，排空肠内容物。

6. 结肠切除吻合　在预定切线上各夹一把有齿血管钳，距血管钳约5cm处的健侧肠管上各夹一把肠钳，切除回肠末端、盲肠、升结肠及右半横结肠。一般采用回肠与横结肠对端吻合，也可行端-侧吻合或侧-侧吻合（图6-6～图6-8）。缝闭横结肠系膜与回肠系膜之间的裂隙。检查无出血后，蒸馏水冲洗术野。分层缝合腹壁切口，腹腔置负压球引流，从右下腹切口引出。

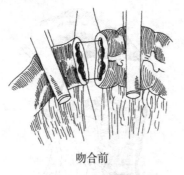

吻合前

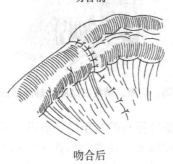

吻合后

图 6-6　回肠与横结肠端－端吻合

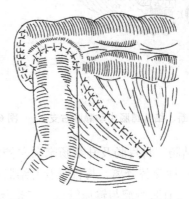

图 6-7　回肠与横结肠端－侧吻合

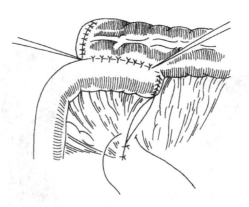

图 6-8　回肠与横结肠侧－侧吻合

（七）术中注意事项

（1）术中应着重预防癌细胞的扩散。所以，首先应切断病变结肠的引流血管及淋巴，广泛切除肠系膜，最后才游离盲肠及升结肠；

（2）梗阻的右侧结肠高度膨胀，肠壁水肿变薄。因此，游离右侧结肠时操作应轻柔，以防造成肠破裂，污染腹腔。行肠减压过程中，注意保护切口及手术野，防止粪便溢出造成切口及腹腔污染；

（3）游离右侧结肠时注意辨清输尿管走向，防止损伤输尿管；

（4）游离结肠肝曲时注意保护后方的十二指肠，以防造成损伤。

（八）术后处理

（1）术后持续胃肠减压至肠蠕动恢复；

（2）禁食 3~4d，静脉输液维持营养及水；

（3）全身应用抗生素 3~5d；

（4）引流管 48~72h 拔除。

二、结肠次全切除术

近年来许多学者主张对位置较高的梗阻性左半结肠癌采用结肠次全切除术（扩大右半结肠切除

术），其理由：①回肠结肠吻合，远端结肠清洁，小肠血液循环好、不扩张，吻合较安全；②可同时切除同时性多原发癌；③一次性手术避免了分期手术的诸多缺点。

（一）适应证

（1）横结肠左侧、脾曲、降结肠梗阻性癌；

（2）同时性结肠多原发癌。

（二）禁忌证

（1）全身情况差、严重营养障碍及贫血者；

（2）伴有严重心肺肝肾等疾病不能耐受此手术者；

（3）伴有肠坏死或肠穿孔及腹膜炎或有腹腔广泛浸润转移者。

（三）术前准备

同右半结肠一期切除吻合术。

（四）麻醉

硬膜外阻滞麻醉或全身麻醉。

（五）体位

仰卧位。

（六）手术步骤

1. 切口　左侧旁正中或正中切口。

2. 游离结肠　沿结肠外侧自髂窝至结肠肝曲，切开后腹膜，切除部分胃结肠韧带，剪开左结肠外侧后腹膜。锐性将左、右半结肠充分游离。在根部结扎、切断回结肠动、静脉，结肠中动、静脉，左结肠动、静脉，切除相应肠系膜，并按要求清扫系膜淋巴脂肪组织，结肠切除范围（图6-9）。

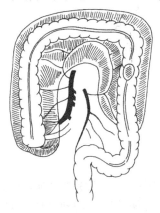

图6-9　结肠次全切除范围

3. 肠减压　将结肠提出切口外，接于消毒盆内，以盐水纱布填塞腹膜后创面。在肿瘤近侧切开梗阻的结肠，由近向远挤压空肠、回肠，排空肠内容物。

4. 结肠切除吻合　在预定切线上各夹一把有齿血管钳，各距血管钳约5cm处的健侧肠管上夹一把肠钳，切除回肠末端、右半结肠及部分左半结肠。采用回肠乙状结肠对端吻合或端、侧吻合。缝合乙状结肠与回肠系膜裂隙。

（七）术中注意事项

同右半结肠一期切除吻合术及左半结肠一期切除吻合术。

（八）术后处理

（1）术后持续胃肠减压至肠蠕动恢复；

（2）禁食 3~4d，静脉输液维持营养及水；

（3）全身应用抗生素 3~5d；

（4）引流管 48~72h 拔除。

三、左半结肠一期切除吻合术

左侧结肠梗阻性癌由于梗阻近端肠腔聚集大量含菌量极多的粪便，结肠血供来自末梢血管，加上肠壁炎症水肿而血液循环较差，影响吻合口愈合。因此，一期切除吻合术后吻合口瘘发生率高。传统方法采用分期手术，但分期手术可增加癌细胞种植扩散，使一些初次手术能切除的肿瘤在再次手术时已无法切除或已广泛转移；一些年老体弱患者对短期内再次手术难以承受，以致丧失手术时机，患者需承受多次手术的痛苦及经济负担。目前多数学者主张，左侧结肠梗阻性癌如果情况允许应尽量争取一期切除肿瘤，如患者全身情况好，肠管具有活力，经肠减压及结肠灌洗后，可行一期肠切除吻合术。如一期吻合有发生吻合口瘘之虑时，可采用结肠造口术。

（一）适应证

（1）适用于降结肠、乙状结肠梗阻性癌；

（2）患者全身情况较好，无心肺等重要脏器严重病变，无严重贫血及低蛋白血症者；

（3）经肠减压或术中结肠灌洗，吻合口肠壁血液循环好，富有光泽、有弹性者；

（4）无肠坏死及肠穿孔者。

（二）禁忌证

（1）全身情况差、严重营养障碍及贫血者；

（2）伴有严重心肺肝肾等疾病不能耐受此手术者；

（3）伴有肠坏死或肠穿孔及腹膜炎或有腹腔广泛浸润转移者。

（三）术前准备

同右半结肠一期切除吻合术。

（四）麻醉

硬膜外阻滞麻醉或全身麻醉。

（五）体位

仰卧位。

（六）手术步骤

1. 切口　左侧旁正中或经左腹直肌切口，自肋缘下至耻骨联合上方。切口要够长，才能显露充分。

2. 肠减压及术中结肠灌洗　在梗阻远端按要求切断结肠或直肠，剪开结肠外侧腹膜，游离肠襻及系膜，将膨胀肠襻提出腹壁切口外、行术中结肠灌洗。切口用中无菌单及盐水垫（或者切口保护器）保护好，以防污染。灌洗方法同乙状结肠扭转手术。

3. 游离　先将降结肠及乙状结肠牵向右侧，在其外侧剪开侧腹膜（图 6-10）。锐性分离降结肠的腹膜后附着，在肾脏前面，以手指钝性分离，游离结肠与肾包膜间的纤维、脂肪组织，剪开肾包膜前方的纤维组织层（图 6-11），将结肠连同其系膜向内侧翻转（图 6-12）。分离中注意保护左侧输尿管及精索内（卵巢）血管。继续向上分离，剪开脾结肠韧带及大网膜与横结肠上缘的附着（图 6-13）。注意在牵拉降结肠时勿用力过猛，以防撕裂脾脏下极包膜引起出血。从横结肠上缘分开大网膜后，打开小网膜囊，在胰尾部背面钝性分离（图 6-14），剪开胰腺下缘与结肠系膜之间的纤维、脂肪组织（图 6-15）。切断横结肠系膜附着的纤维束带，此处常有小血管分叉，须钳夹后切断、结扎止血。将左侧横结肠及脾曲从腹膜后附着游离（图 6-16）。

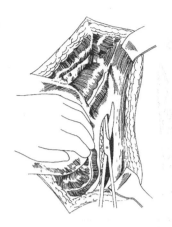

图 6 - 10　剪开降结肠侧腹膜

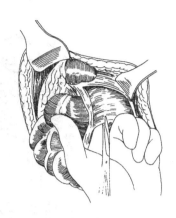

图 6 - 11　剪开肾包膜前方的纤维组织层

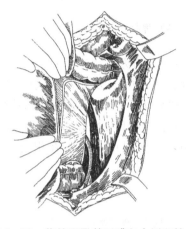

图 6 - 12　将结肠及其系膜向内侧翻转

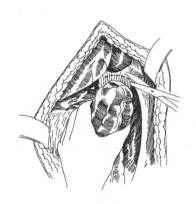

图 6 - 13　剪开脾结肠韧带

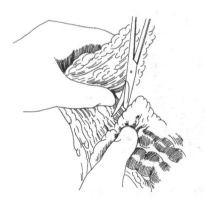

图 6 - 14　在胰尾部背面分离

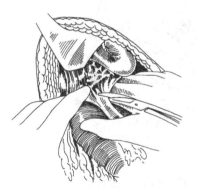

图 6 - 15　剪开胰腺下缘与结肠系膜之间的纤维和脂肪组织

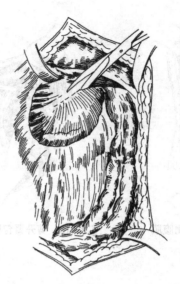

图 6 - 16　游离横结肠左侧及结肠脾曲

4. 清扫淋巴组织　提出横结肠及大网膜，充分显露腹主动脉前方及左侧腹膜。剪开十二指肠悬韧带，游离十二指肠空肠曲（图 6 - 17），将十二指肠牵向右侧，以便清除腹主动脉周围的淋巴组织。在腹主动脉前面，沿小肠系膜与腹后壁的附着处剪开腹膜，在根部切断、结扎及缝扎肠系膜下静脉（图 6 - 18）。切开腹主动、静脉前的疏松组织，从左肾静脉下方开始，向下锐性分离腹主动脉前及左侧的淋巴组织，继续向下分离，切除髂动脉前及周围的淋巴、脂肪组织（图 6 - 19）。在相当于左、右髂内动脉起点处结扎、切断直肠上血管及乙状结肠系膜（图 6 - 20）。

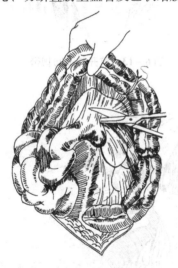

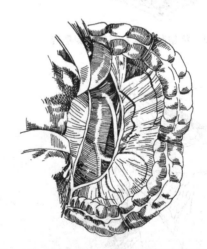

图 6 - 17　游离十二指肠空肠曲　　　　　图 6 - 18　切断、结扎及缝扎肠系膜下静脉

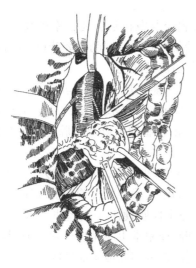

图 6 – 19 切除髂动脉前及周围的淋巴、脂肪组织

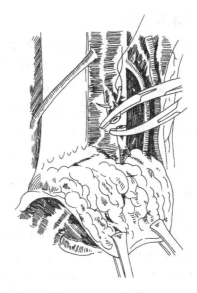

图 6 – 20 切断、结扎直肠上血管及乙状结肠系膜

5. 切除、吻合 在预定切线处各上一把有齿血管钳及一把肠钳，切除左半结肠，移去切除肠管（图 6 – 21），将横结肠断端拉至盆腔与乙状结肠下端或直肠端 – 端吻合（图 6 – 22）。

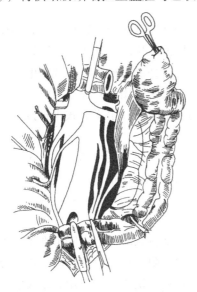

图 6 – 21 钳夹、切除左半结肠

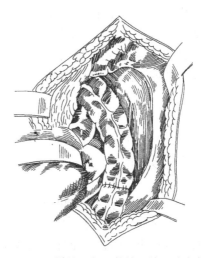

图 6 – 22 横结肠与乙状结肠端 – 端吻合

（七）术中注意事项

（1）分离左半结肠时，动作应轻柔，切忌猛力牵拉及挤压，以防造成梗阻肠管破裂而污染腹腔。

（2）肠减压及结肠灌洗时注意保护肠管，防止粪便溢出，污染切口及腹腔。

（3）游离结肠脾曲时，勿用力过猛牵拉结肠，以防撕裂脾脏下极包膜引起脾出血。

（4）分离中辨清楚并充分显露左侧输尿管，防止误切断、误结扎输尿管。

（5）充分游离结肠，使肠吻合口无张力。

（6）通过肠减压及术中灌洗，彻底排空结肠内粪便。

（7）吻合口应仔细缝合，要吻合可靠。

（八）术后处理

同右半结肠一期切除吻合术。

（九）手术并发症

1. 吻合口瘘　一旦发生，后果非常严重，可造成弥漫性腹膜炎及败血症，死亡率很高。因此，应尽量减少其发生。一旦发生吻合口瘘应及时有效地处理：①近端肠管做腹壁回肠双腔造口。②清除腹腔内因吻合口瘘引起的肠内容物及其脓液，放置引流管、术后充分引流及灌洗。

2. 腹腔感染及腹腔脓肿形成　行术中肠减压以及切除结肠时可能造成粪便污染，导致术后腹腔感染，可引起弥漫性腹膜炎及脓肿形成。因此，肠切除中应尽量避免或减少粪便污染，对伴有肠穿孔或者术中肠减压时有粪便污染者，需用大量蒸馏水反复冲洗腹腔以防止肿瘤种植以及腹腔感染或脓肿形成，局部放置引流管引流。

3. 肠梗阻　术后早期肠梗阻多为麻痹性肠梗阻，一般采用积极的非手术疗法，输液，应用抗生素、胃肠减压、加强营养等全身支持疗法，大都可缓解。多见于并发局限性或弥漫性腹膜炎肠坏死穿孔的病例，手术时肠管有损伤、感染或因炎性水肿粘连也可表现为不完全性肠梗阻，虽经非手术治疗多可缓解，但也有发展成机械性肠梗阻需再次手术解除梗阻。术后晚期肠梗阻常由肠粘连或粘连带所致，大都表现为机械性肠梗阻。常需手术解除粘连或切断束带。偶有需要肠部分切除或肠捷径吻合。术中大量冲洗吸净腹盆腔积液，整理小肠排列顺序，并选择性放置防粘连材料可预防其发生。

4. 吻合口狭窄　主要是吻合时吻合口口径太小，或者将对侧造口黏膜一并缝入，可导致术后吻合口狭窄甚至闭合。术中选择合适口径吻合器或做肠管端－侧或侧－侧吻合可避免。

（十）述评

结肠癌并发梗阻是晚期症状，也是常见的并发症，如何正确处理直接影响预后。结肠癌伴发的梗阻是低位，往往缓慢发生。由于回盲瓣的作用，结肠癌发生完全性梗阻呈闭袢性改变，肠管扩张明显，严重时可造成血供障碍，引起肠壁坏死、穿孔，出现粪性腹膜炎。这种低位梗阻常导致水电解质和内稳态的严重失衡。对梗阻性结肠癌尤要重视围术期的处理，包括抗生素的应用，补充水与电解质，维持酸碱内稳态平衡；也要重视肠道清洁和术后处理，同时掌握合适的手术时机和手术方式也直接影响患者预后和转归。

结肠癌梗阻手术时机选择：结肠癌并发梗阻时诊断明确时，或临床怀疑结肠癌梗阻时，应积极准备手术治疗，其急诊手术指征：①经短时间保守治疗症状无改善或进行性加重者；②并发腹膜炎时应立即行手术；③如梗阻并发中毒性休克，应在抗休克的同时，积极进行手术。只有去除病因，休克才能彻底纠正。

术前准备和术中肠道清洁：①纠正水电解质和内稳态失衡；②胃肠减压；③肠道准备：不完全性梗阻的患者术前用剧烈的泻剂，如番泻叶、甘露醇等可诱发完全性梗阻。对完全性梗阻者术前禁用肠道灌洗，这种不合适的处理可加重梗阻，甚至导致肠缺血坏死、穿孔；④抗生素的应用：结肠癌梗阻时，患者腹胀呕吐严重，可以在术前和术中经静脉给予抗生素，宜选用抗厌氧菌和革兰阴性杆菌为主的抗生素，如甲硝唑和头孢类抗生素。

术中减压和灌洗的目的是为了减轻肠管张力，恢复肠壁血供。①一期切除肿瘤后，将近端开放肠管提出腹壁外及清除肠道内粪便及大量细菌。其方法：F14～16导尿管，用生理盐水灌洗至肠腔清洁，再拔出导管并处理阑尾残端，然后行肠管对端吻合；②游离病变后，在梗阻近端切开肠壁或横断肠管，用大口径塑料管或螺纹管插入肠管，用条带扎紧松开肠钳后，将肠管另一端置入无菌长条状腔镜用引流袋内，即可由梗阻近端向远端排空肠内容物，同时也可在盲肠插入导尿管行清洗灌肠，当肠管内粪渣较稠时，此法多不理想，而且容易污染术野。减压和灌洗时注意手术野周围应用纱垫保护，防止污染。

结肠癌梗阻时手术方式：结肠癌梗阻手术治疗的目的是解除梗阻，切除肿瘤，恢复肠道的连续性。右半结肠癌并发急性梗阻，除非肿瘤非常晚期无法切除，或病情危重，不能耐受根治性手术，都应行右半结肠切除，一期吻合术。左半结肠梗阻传统的方法是分二期手术，先行梗阻近端肠造口减压，解除梗阻，二期切除病灶后，造口还纳恢复肠道连续性。该手术的缺点除增加一次痛苦外，更主要的是延误了肿瘤的治疗。另一种 Hartmann 手术，在切除肿瘤后，直肠远端封闭，结肠近端造口，该手术的优点是一期切除了肿瘤，待病情允许时再行二期手术，恢复肠道的连续性。现在也有许多作者选择性对左半结肠癌梗阻者施行一期切除术。梗阻性结肠癌行结肠一期切除吻合术，可使患者免受分期多次手术的痛苦，减轻患者的经济负担，提高治疗效果。但如掌握不当，易发生吻合口瘘，加重病情甚至导致患者死亡。据报道。一旦发生吻合口瘘，其死亡率高达50%。因此，应严格掌握适应证、切忌不顾患者的实际情况盲目追求一期切除吻合术，而给患者造成严重后果。只有在患者全身情况良好，经肠减压及结肠灌洗后结肠内粪便排出彻底，切除病变肠管后近端肠管活力正常的情况下才能考虑一期切除吻合术。如患者全身情况差，伴心肺等脏器严重疾患，手术耐受性很差，则应采用分期手术：先行病变近端结肠造口，二期再行肠切除吻合术。

结肠癌伴发穿孔的治疗：梗阻性结肠癌并发穿孔的发生率约为3%~6%，穿孔部位可位于梗阻的肿瘤部位或在梗阻的近端，由于回盲瓣的作用，癌肿性结肠梗阻多呈闭袢型梗阻。在盲肠或结肠固定部位可以发生缺血、坏死、穿孔。结肠癌穿孔后可以出现三种结局：①急性穿孔引起弥漫性腹膜炎；②炎性肿块或腹腔脓肿，多见于固定部位结肠后腹膜后穿孔，在腹膜后间隙形成脓肿；③穿透至邻近脏官形成瘘，如结肠小肠瘘、结肠胃瘘等。结肠穿孔的治疗方式：①穿孔小，时间短，腹腔污染不严重，可采取一期切除吻合术；污染较重，肠壁水肿明显，担心一期吻合后发生吻合口瘘，可以切除梗阻和穿孔段肿瘤，远端关闭，近端造口，再择期行二期吻合；如果无法一期切除肿瘤，可行结肠近端造口或短路手术，二期切除肿瘤。②对于形成炎性肿块或包裹性脓肿者，可经短时间的准备，争取一期切除肿块行肠吻合。③对于穿孔形成脓肿，症状较重者，应先作近端造口或短路手术，使粪便转流，并引流脓肿，进行抗感染治疗，待症状控制后再行切除术。④形成内瘘症状不严重者，经过全身和肠道准备再行手术，可以行一期切除术。肿瘤引起穿孔或形成内瘘，腹腔多有种植或转移，按Dukes分期均为D期，根治性切除的可能性很小，5年生存率较差。穿孔后癌细胞会脱落于腹腔，除了注意用大量蒸馏水清除污染外，更要重视腹腔癌细胞种植的危险，污染严重的部位还应放置引流。

（徐曙光）

第二节　乙状结肠扭转手术

结肠扭转的发病率在地区上有很大差异，在美国，结肠扭转占结肠梗阻病例的1%~4%，而在东欧、北欧及亚洲一些地区则高达占30%~50%。在我国的肠扭转病例中，约有80%为小肠扭转，20%为结肠扭转。在结肠扭转中90%发生于乙状结肠，少部分发生在盲肠，横结肠扭转极少见，升、降结肠固定于侧腹壁，不发生扭转。乙状结肠扭转是结肠绞窄性梗阻较为多见的一种，于1836年由VonRoki-tansky首先描述。患者年龄多在40~50岁，北方多见而南方少见，由于乙状结肠系膜较长，活动度较大，远、近端系膜附着点近，形成一个狭窄的"V"形，形成发生乙状结肠扭转的解剖学基础。同时，由于乙状结肠内粪便积聚，通过重力作用以其系膜为固定点沿系膜的长轴旋转可诱发扭转，扭转分为顺时针方向和逆时针方向，以逆时针扭转常见（图6-23）。乙状结肠扭转小于180°为生理性扭转，不出现症状，当扭转至360°以上时，系膜血管将发生绞窄，直肠、乙状结肠段肠管也因轴的旋转而发生狭窄甚至梗阻，近端肠管则因梗阻加重扭曲，从而迅速形成一个绞窄性闭袢梗阻。扭转肠襻内气体、液体积聚，肠腔内压力增加，进一步影响肠壁血运。如扭转不及时解除，肠壁发生坏死，可导致肠穿孔和腹膜炎。

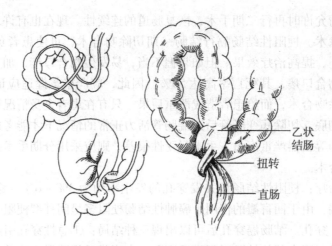

乙状结肠

扭转

直肠

图 6－23　乙状结肠逆时针扭转

一、乙状结肠扭转复位加乙状结肠固定术

如发现肠襻生机良好而无坏死征象者，可行乙状结肠扭转复位加乙状结肠固定术。

（一）适应证

（1）乙状结肠梗阻经非手术复位失败者。

（2）乙状结肠梗阻经非手术复位后复发，或非手术治疗复位后，由于乙状结肠冗长，为了防止复发而施行乙状结肠切除术。

（3）非手术疗法无效，病程超过48h，有肠坏死趋势者。

（4）乙状结肠梗阻有肠坏死或腹膜炎征象者。

（5）乙状结肠梗阻插镜观察见肠腔内有血性粪水，肠黏膜有溃烂、坏死或溃疡形成者。

（二）禁忌证

全身情况差或有严重心肺肝肾疾患不能耐受手术者。

（三）术前准备

（1）按肠梗阻原则处理，包括胃肠减压、补液，纠正水、电解质、酸碱平衡失调，控制血压、血糖。

（2）如果全身情况好，血压、脉搏正常，乙状结肠扭转无绞窄现象者，应首先采用非手术治疗包括经软结肠内镜或直肠插管减压，复位后将肛管固定留置2～3d，以助肠减压及肠壁水肿消退，且有预防早期复发的作用。但非手术复位后扭转复发的机会较多，常需择期行乙状结肠切除手术，手术可在复位后2～3周，肠梗阻症状缓解，肠管水肿消退后进行。

（四）麻醉

对较重的患者可用气管内插管全身静脉复合麻醉，辅以肌肉松弛剂，能充分供氧并维持麻醉在较浅水平。对症状较轻的早期患者，可采用持续硬膜外阻滞麻醉。

（五）体位

仰卧位。

（六）手术步骤

1. 切口　左下腹旁正中或经腹直肌切口。

2. 探查　患者头低臀高位，将小肠以湿纱布垫覆盖，以宽拉钩牵向上方，显露乙状结肠。探查乙状结肠及其系膜扭转方向及范围，肠管膨胀及血液循环变化等情况。

3. 复位　将扭转的乙状结肠复位。术者右手伸入盆腔引导助手自肛门插入肛管或塑料软粗导管，通过扭转处直达膨胀的乙状结肠，当即有大量气体和稀粪自肛管排出，膨胀的肠管立刻得以缓解，将肠襻按其扭转相反方向回转即可复位。复位后，留置肛管的头端要超过远端梗阻之肠腔，并予保留3d后取出。

4. 肠减压　复位后可向远端挤压，将乙状结肠及近端结肠内积聚的粪便及气体经肛门排出，充分减压。

5. 乙状结肠固定术　乙状结肠扭转复位术手术虽然简单有效，但术后复发的机会多，所以近年多主张乙状结肠非绞窄性扭转复位后，乙状结肠血液循环良好，无肠襻及系膜坏死者，可行乙状结肠折叠固定术，可有效预防复发。

（1）结肠折叠固定术是将乙状结肠折叠使其与降结肠并行排列，降结肠内侧与乙状结肠浆肌层间断缝合固定（图6-24）。

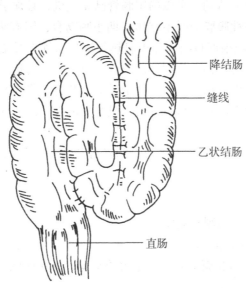

图6-24　结肠折叠固定术

（2）乙状结肠腹膜被覆术是沿结肠旁沟腹膜开一长切口，将乙状结肠经腹膜切口牵入腹膜外间隙，再将腹膜缝于乙状结肠，使其粘连固定（图6-25）。

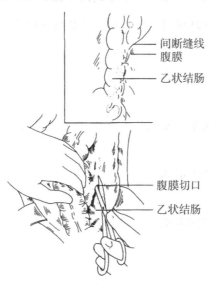

图6-25　乙状结肠腹膜被覆固定术

（3）另外有乙状结肠横结肠固定术，是将乙状结肠与横结肠缝合数针，使乙状结肠固定。乙状结肠腹壁固定术是乙状结肠缝于腹前壁固定。乙状结肠系膜折叠缝合使肠系膜变窄。

（七）术中注意事项

（1）乙状结肠扭转发生多急骤，病程进展迅速，可于短时间内发生肠绞窄坏死甚至肠穿孔，引起腹膜炎等全身中毒症状。因此，应及时诊断及治疗、对非手术治疗失败者应积极手术治疗。

（2）扭转的乙状结肠高度膨胀，肠壁水肿菲薄，血液循环障碍。因此，复位及行肠减压过程中，操作应轻柔，切忌动作粗暴。以防肠破裂穿孔，造成腹腔污染。行肠切除减压或术中结肠灌洗过程中，注意保护切口及术野，防止粪便溢出，造成切口及腹腔污染。

（3）肠管活力的判断：解除梗阻后正确判断肠管的生机十分重要，生机良好的可结束手术，否则必须予以切除。如肠管已呈麻痹和扩大，无蠕动，或外界刺激后无收缩力，或肠壁已呈紫黑色或暗黑色，相对的肠系膜终末小动脉已无搏动，可以确定肠管已无生机，必须予以切除和一期吻合，尽量不做小肠造口术，只有在弥漫性化脓性腹膜炎时不宜作一期小肠吻合，因有吻合口裂开之危机。如有可疑，可用0.5%普鲁卡因溶液作肠系膜根部封闭，并用温热等渗盐水纱布敷盖肠管，观察20～30min，如肠管血运仍不佳和肠壁色泽不转红者，仍需切除该段肠管。至于多普勒超声探查血流，静脉内注射荧光素钠检查肠管有无黄色荧光，肌动电流描记法、温度记录法以及肠管浆膜和黏膜 pH 测定法等仅在实验研究中应用，缺乏临床价值。如遇有肠管生机可疑时，只要病情许可，病变肠襻又不很长，还是以切除较为安全。

（4）游离乙状结肠及系膜时，注意辨清输尿管的走行和解剖，常规显露输尿管，防止损伤输尿管及腹膜后血管。

（八）术后处理

（1）肛管保留3～7d，过早拔除则易复发。

（2）持续胃肠减压至肠蠕动恢复、肛门排气。

（3）禁食期间，静脉输液以维持营养及水、电解质平衡，肠功能恢复后逐渐经肠道进食。

（4）全身应用广谱抗生素3～5d。

（5）因单纯复位复发率高，因此，应待急性期过去。局部情况好转，患者全身及肠道经充分准备后行二期手术切除冗长的乙状结肠。通常二期切除吻合术在第1次手术后2～3周施行。

二、乙状结肠切除结肠腹壁造口术

如果扭转的乙状结肠部分或全部坏死时，应行扭转乙状结肠切除，结肠腹壁造口术。

（一）适应证

同乙状结肠扭转复位加乙状结肠固定术。

（二）禁忌证

全身情况差或有严重心肺肝肾疾患不能耐受手术者。

（三）术前准备

同乙状结肠扭转复位加乙状结肠固定术。

（四）麻醉

同乙状结肠扭转复位加乙状结肠固定术。

（五）体位

仰卧位。

（六）手术步骤

1. 切口　同乙状结肠扭转复位加乙状结肠固定术。

2. 探查　同乙状结肠扭转复位加乙状结肠固定术。

3. 切除、造口 分离、切断并结扎乙状结肠系膜及血管，切断坏死肠管远端，剪开乙状结肠外侧腹膜，将乙状结肠游离并提出腹壁切口外，行近端肠减压，最好在拟定切除肠管处做荷包缝合后插入肠减压器行扩张肠管减压，切除坏死肠管。如果坏死部位较高，可行结肠双腔造口术（Mikulicz 手术）（图 6 - 26）。如肠襻坏死的位置较低，无法提出远端外置者，可选择 Hartmann 手术（图 6 - 27），即缝闭远侧肠断端，将降结肠提出做单腔结肠造口。

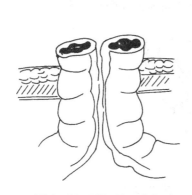

图 6 - 26 Mikulicz 手术

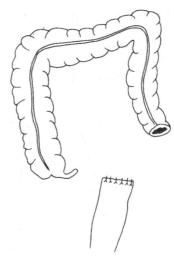

图 6 - 27 Hartmann 手术

（七）术中注意事项

同乙状结肠扭转复位加乙状结肠固定术。

（八）术后处理

（1）早期处理同乙状结肠扭转复位加乙状结肠固定术。

（2）术后接人工肛门袋、加强腹壁结肠造口的护理。

（3）3 个月后行肠造口闭合术。

三、乙状结肠切除吻合术

如患者全身情况好，无严重腹膜炎，肠管血供良好，经术前非手术复位减压或术中肠减压及结肠灌洗后可行一期乙状结肠切除吻合术。

（一）适应证

同乙状结肠扭转复位加乙状结肠固定术。

（二）禁忌证

全身情况差或有严重心肺肝肾疾患不能耐受手术者。

（三）术前准备

同乙状结肠扭转复位加乙状结肠固定术。

（四）麻醉

同乙状结肠扭转复位加乙状结肠固定术。

（五）体位

仰卧位。

（六）手术步骤

1. 切口 同乙状结肠扭转复位加乙状结肠固定术。

2. 探查 同乙状结肠扭转复位加乙状结肠固定术。

3. 切除 分离、切断并结扎乙状结肠系膜及血管，切断坏死肠管远端，剪开乙状结肠外侧腹膜，将乙状结肠游离并提出切口外。

4. 术中结肠灌洗 术中结肠灌洗可彻底清除肠内容物、减少结肠内细菌数量，改善肠壁血液循环，有利于结肠吻合口愈合，防止吻合口瘘发生。方法：在梗阻远端切断结肠，游离后提出切口外，插入螺纹管结扎固定，将其接于手术台下塑料袋或桶中，切除阑尾，经其残端插入^{18}F 的 Foley 导尿管，如阑尾已切除者经末端回肠切口插管灌洗（切口应距离回盲瓣 15cm 以上，不可太近，否则易发生吻合口瘘）；管经过回盲瓣括入盲肠，并在插管近端上一把肠钳，阻断末端回肠、防止反流。用 37℃ 的生理盐水 3~6L 灌洗结肠，并挤压粪便以利排出，灌洗至流出液清亮为止（图 6-28）。

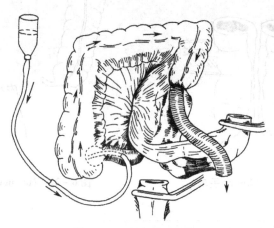

图 6-28 术中结肠灌洗

5. 肠吻合 将乙状结肠大部分切除后行乙状结肠近端或降结肠与直肠端-端吻合（图 6-29）。

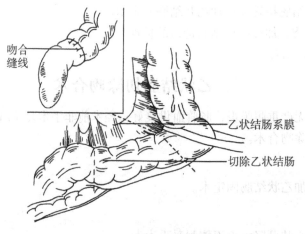

图 6-29 乙状结肠切除吻合术

（七）术中注意事项

同乙状结肠扭转复位加乙状结肠固定术。

（八）术后处理

同乙状结肠扭转复位加乙状结肠固定术。

（九）手术并发症

1. 吻合口瘘 一旦发生，后果非常严重，可造成弥漫性腹膜炎及败血症，死亡率很高，因此，应尽量减少其发生。一旦发生吻合口瘘应及时有效地处理：①近端肠管做腹壁结肠造口或回肠双腔造口；

②清除腹腔内因吻合口瘘引起的肠内容物及其脓液，放置引流管、术后充分引流及灌洗。

2. 腹腔感染及腹腔脓肿形成　切除乙状结肠时可能造成粪便污染，导致术后腹腔感染，并且乙状结肠扭转一旦发生肠襻坏死或穿孔，肠内容物进入腹腔，可引起弥漫性腹膜炎及脓肿形成。因此，肠切除中应尽量避免或减少粪便污染，对扭转肠襻坏死穿孔者，用大量生理盐水反复冲洗腹腔，冲洗干净后再加抗生素如甲硝唑灌洗，局部放置引流条或引流管。

3. 肠梗阻　术后早期肠梗阻多为麻痹性肠梗阻，一般采用积极的非手术疗法，输液，应用抗生素、胃肠减压、加强营养等全身支持疗法，大都可缓解。多见于合并局限性或弥漫性腹膜炎肠坏死穿孔的病例，手术时肠管有损伤、感染或因炎性水肿粘连也可表现为不完全性肠梗阻，虽经非手术治疗多可缓解，但也有发展成机械性肠梗阻需再次手术解除梗阻。术后晚期肠梗阻常由肠粘连或粘连带所致，大都表现为机械性肠梗阻。常需手术解除粘连或切断束带。偶有需要肠部分切除或肠捷径吻合。术中大量冲洗吸净腹盆腔积液，整理小肠排列顺序，并选择性放置防粘连材料可预防其发生。

4. 吻合口狭窄　主要是吻合时吻合口口径太小，或者将对侧造口黏膜一并缝入可导致术后吻合口狭窄甚至闭合，术中选择合适口径吻合器或做肠管端－侧或侧－侧吻合可避免。

5. 造口相关并发症　可出现造口脱垂以及造口旁疝等。脱垂肠管长度可从几厘米到30cm，祥式横结肠造口较末端乙状结肠造口多10倍，在腹内压升高时偶可导致急性脱垂，若肠管经常脱出，粪袋与脱出之肠壁黏膜接触摩擦，而致顽固性溃疡，有时需手术治疗。术中严密缝合固定造口肠段与腹壁组织，造口肠襻用支持杆固定，选择合适部位行造口以及造口处切口不宜过大可预防此并发症发生。造口旁疝，即小肠从结肠旁脱出，发病率为10%左右，仅次于造口脱垂。疝的发生与造口位置的选择、造口技术及手术前后的处理有关，而造口周围肌肉和组织的萎缩、营养不良、术后感染、慢性咳嗽、过度肥胖以及尿路梗阻等腹内压增高的因素都可诱发造口旁疝的发生。目前认为经腹直肌旁造口及经剖腹切口处造口最易发生造口旁疝，而经腹直肌造口可减少造口旁疝的发生。

6. 肠扭转复发　常发生于乙状结肠扭转复位手术后，乙状结肠扭转复位后将过长的乙状结肠按小肠排列术的方法平行折叠固定于降结肠内侧，一般不作肠系膜缩短缝合术，因系膜缩短后常可能再次引起扭转，最根本的方法是二期手术将过长的乙状结肠切除吻合。对血运明显不良、术前已有乙状结肠过长症状或复发者，可考虑切除过长结肠，近端造口，远端缝闭，留待二期手术修复重建。

（十）述评

乙状结肠扭转手术的疗效与下列因素密切相关：

1. 正确掌握手术适应证　对乙状结肠扭转应有足够认识，早期明确诊断，对无肠绞窄及坏死征象者，可先行非手术治疗、待扭转复位、经充分肠道准备后择期手术，但非手术治疗失败或有肠绞窄征象者，应及早手术、防止发生肠坏死和穿孔。一旦发生肠穿孔，则可致严重的腹膜炎，增加手术的困难，加重病情，严重者可危及患者的生命。

2. 合理选择手术方法　乙状结肠扭转手术各有其优缺点，应结合患者的全身情况及病情合理选择。单纯乙状结肠扭转复位加结肠系膜折叠缝合术手术简单安全有效，但术后有一定复发率。因此，一般主张复位术后2~3周，再行乙状结肠切除吻合术。该方法尤其适合年老、体弱成伴有心肺等重要脏器严重病变，不宜接受复杂手术的患者。一旦发生扭转肠襻绞窄坏死，应当机立断行乙状结肠切除。不适宜一期吻合者，应行腹壁结肠造口。坏死部位较高者，可行远、近端结肠双腔造口（Mikulicz手术）；此法的优点是：二期行肠造口还纳术操作方便，可直接将造口肠管游离，在切口外吻合后送入腹腔，逐层缝合切口。肠坏死部位较低者，适宜行关闭远侧断端、结肠近侧单腔造口（Hartmann手术）；该方法的优点是能充分切除坏死肠段，并发症少，手术安全。乙状结肠切除吻合术是防止肠扭转复发的最佳手术。近年来不少作者推荐一期乙状结肠切除吻合术，但此手术具有发生吻合口瘘的潜在危险。因此，应严格掌握，切忌盲目追求一期切除吻合而给患者带来严重后果。

3. 准确判断扭转肠管的血运　肠管血运的判断实际上也就是肠管活力及生机的判断，绞窄性肠梗阻手术中常会遇及此类问题。临床医生一直在寻找更敏感、可靠的方法，包括肉眼观察，术中多普勒超声监测肠系膜对侧肠壁搏动性血流以判断肠管活力，自肠系膜动脉注射锥虫蓝，应用血氧含量计测定肠对系膜缘的氧饱和度，使用肠平滑肌张力测定，肌电活动分析，红外线体积扫描，肠管表面温度测定，放射性核素微球注入动脉用闪烁技术测定其吸收率等，但许多方法因需要特殊设备或专门技术而未能在临床常规使用。迄今临床最常用的还是手术时肉眼观察肠壁色泽，肠蠕动以及有无动脉搏动和肠黏膜出血加以判定。若肠管已呈黑色，表面失去光泽，腹腔或疝囊内为混浊、腐臭渗液；肠壁变薄、软、无弹性、无蠕动，经机械刺激无收缩；肠系膜血管无搏动，表示肠管已坏死。倘若肠管呈不同程度的紫褐色或紫红色，不能判定生机，则首先应解除绞窄状态，以温热等渗盐水纱布垫湿敷，或回纳腹腔观察15min左右，或用0.5%普鲁卡因20～30mL行肠系膜根部阻滞，如肠管色泽转红润、系膜小血管恢复搏动、机械刺激诱发肠蠕动能通过受累肠管，三者具其一，表示肠管已恢复生机。必要时可重复温热盐水纱布垫湿敷观察1～2次，若仍不能恢复生机，则需手术切除。如肠管恢复生机，但有散在的点状或小片状肠壁组织色泽可疑，则可将周围正常浆肌层行间断缝合修补，但术后须严密观察，以防穿孔。

（徐曙光）

第三节　结肠损伤手术

结肠损伤是较常见的腹内脏器损伤。结肠在腹内脏器中含菌量最多、每克粪便含菌量约 10^8 个，大部分为厌氧菌，一旦损伤极易引起感染。且结肠壁薄，血液循环差，故损伤后愈合能力差、加上术后结肠胀气，易发生吻合口瘘。结肠损伤后感染率高达25%，感染是术后发生严重并发症及死亡的重要原因。因此，结肠损伤的早期诊断和及时有效的手术治疗非常重要。

一、结肠穿孔修补、盲肠造口术

（一）适应证

1. 一期手术指征　如下所述。

（1）伤后至手术时间在4～6h以内。

（2）年龄在60岁以下，血浆白蛋白>35g/L。

（3）无严重的基础疾病如糖尿病或肝硬化等，没有并发其他器官的严重损伤。

（4）无严重休克或休克得到纠正者或失血量不超过正常血容量的20%。

（5）肠内粪便少，腹腔没有严重的污染。

（6）无肠系膜血管的严重损伤，肠管局部血供良好。

（7）经过肠道准备的医源性损伤。

（8）低速非爆炸性损伤或刀伤所致的小穿孔。

2. 二期手术指征　如下所述。

（1）年龄>60岁，营养状况较差或并发有严重的基础疾病。

（2）受伤到手术时间4h以上。

（3）腹腔污染严重。

（4）并发有腹腔内2个以上器官的严重损伤。

（5）并发有盆腔内2个以上器官的严重损伤。

（6）先天性巨结肠灌肠所致的穿孔。

（7）并发休克。

（二）禁忌证

（1）患者全身情况差或有严重心肺肝肾疾患不能耐受手术者。

（2）结肠广泛损伤穿孔伴有严重腹膜炎及全身感染者。

（三）术前准备

（1）输液，如有休克，应积极抗休克治疗。

（2）应用强有力的广谱抗生素。

（3）胃肠减压。

（四）麻醉

持续硬膜外麻醉或全身麻醉。

（五）体位

仰卧位。

（六）手术步骤

1. 切口　经右腹直肌切口逐层切开进腹。

2. 探查　仔细探查了解盲肠或升结肠穿孔的部位及大小，对腹部穿透性损伤，应切开升结肠外侧腹膜，游离盲肠及升结肠，检查其后壁有无穿孔。并仔细探查腹腔，了解有无其他脏器损伤。

3. 缝合　剪除裂口边缘的坏死组织，用 1－0 号丝线全层间断缝合，再间断缝合浆肌层，并利用附近肠脂垂及大网膜覆盖加强保护。

4. 盲肠造口　在右下腹切除直径约 3cm 大小的皮肤及皮下组织，"十"字剪开腹外斜肌腱膜及腹膜。盲肠稍加游离后，从该切口牵出腹壁切口处，将腹膜与盲肠壁缝合 8～10 针关闭盲肠与腹壁的间隙，再将腹外斜肌腱膜、皮肤与盲肠缝合。造口应立即开放。

5. 引流　大量温生理盐水充分冲洗腹腔，彻底清除从结肠裂口溢入腹腔的肠内容物，缝合口附近放置负压球引流。

（七）术中注意事项

（1）术中仔细探查升结肠，了解穿孔的部位及大小，对腹部穿透性损伤，应切开升结肠外侧腹膜，游离盲肠及升结肠，检查其后壁有无穿孔，并检查腹膜后组织及输尿管、十二指肠等脏器有无损伤。

（2）术中仔细检查结肠系膜血管有无损伤，同时了解受损系膜相应结肠血供是否良好，如果结肠血供差，应及时行结肠切除术，对于有结肠多发损伤的部位，应根据未损伤肠管范围、部位以及肠管血供情况选择合适的手术，必要时可以行全结肠切除术或回肠造口术。

（3）术中需要予以大量生理盐水冲洗腹盆腔以避免粪便污染，同时放置引流管行腹盆腔引流；术中术后加强抗炎以补液支持治疗，及时纠正酸碱失衡和水电解质紊乱。

（八）术后处理

（1）术后持续胃肠减压至肠蠕动恢复；

（2）禁食，纠正水、电解质及酸碱失衡，静脉营养支持治疗；

（3）全身应用抗生素 3～5d；

（4）仔细观察引流管引流，3～5d 拔除引流管。

二、右半结肠切除术

（一）适应证

同结肠穿孔修补、盲肠造口术。

（二）禁忌证

（1）患者全身情况差或有严重心肺肝肾疾患不能耐受手术者。

（2）结肠广泛损伤穿孔伴有严重腹膜炎及全身感染者。

（三）术前准备

（1）输液，如有休克，应积极抗休克治疗。

（2）应用强有力的广谱抗生素。

（3）胃肠减压。

（四）麻醉

持续硬膜外麻醉或全身麻醉。

（五）体位

仰卧位。

（六）手术步骤

1. 切口　右腹直肌切口。

2. 冲洗　用组织钳夹住损伤的肠壁破口，外加纱布垫包裹，以减少手术时对腹腔的污染。吸净腹腔内渗出液、粪便及血块等，以大量温生理盐水冲洗腹腔。

3. 探查　对回盲部的损伤，一般宜广泛游离升结肠，以减少感染向腹膜后扩散。升结肠的广泛损伤，由于结肠肝曲位置较深，需将其全部游离。在升结肠外侧剪开后腹膜，钝性分离盲肠及升结肠并提出切口外，仔细检查腹膜后组织及输尿管、十二指肠等脏器有无损伤。

4. 右半结肠切除　肠系膜不必切除过多，可靠近肠管进行右半结肠切除，保留回肠、结肠血管主干，以免影响保留肠段的血液循环（图6－30）。

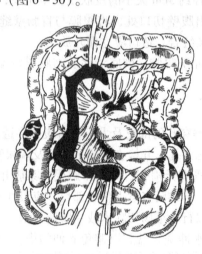

图6－30　切除右半结肠系膜时勿损伤血管主干

5. 吻合　受伤时间短、腹腔污染不重者，可行回肠与横结肠对端吻合术（图6－31），用1－0号丝线全层间断缝合，再间断缝合浆肌层，吻合口应无张力。

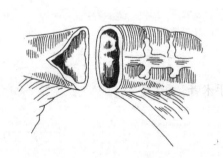

图6－31　回肠与横结肠对端吻合

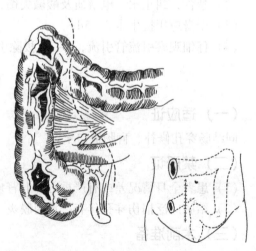

图6－32　回肠结肠双腔造口

6. 造口　结肠创伤严重、腹腔污染重，不宜行一期吻合者，可行结肠、回肠双腔造口（图6－

32）。或将横结肠与回肠切端均从一个腹壁切口牵出，行双腔造口。

7. 引流　大量生理盐水清洗腹腔，吸净清洗液、右结肠旁及盆腔放置双套管或负压球引流。

（七）术中注意事项

同结肠一期切除吻合术。

（八）术后处理

同结肠一期切除吻合术。

三、结肠损伤部外置造口术

（一）适应证

同结肠穿孔修补、盲肠造口术。

（二）禁忌证

（1）患者全身情况差或有严重心肺肝肾疾患不能耐受手术者；

（2）结肠广泛损伤穿孔伴有严重腹膜炎及全身感染者。

（三）术前准备

（1）输液，如有休克，应积极抗休克治疗。

（2）应用强有力的广谱抗生素。

（3）胃肠减压。

（四）麻醉

持续硬膜外麻醉或全身麻醉。

（五）体位

仰卧位。

（六）手术步骤

1. 切口　经左腹直肌切口。

2. 探查　探查腹腔、了解结肠损伤部位、范围以及肠系膜血管有无损伤，了解腹腔内有无其他脏器损伤。

3. 造口　横结肠及乙状结肠活动度较大，结肠损伤部可直接提出切口外置行结肠造口（图6-33A）；结肠脾曲及降结肠的损伤，因结肠位置较深且固定，应将外侧腹膜切开充分游离结肠，使损伤肠段外置不致有张力。若伤口较小，可行缝合后外置；若损伤超过结肠周径的一半或结肠系膜损伤严重影响肠壁血液循环，须将损伤肠管切除，行双腔式结肠造口（图6-33B），或将损伤结肠的远、近端分别拉出造口，以后再择期行结肠吻合术。

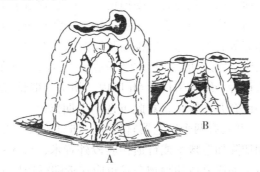

图6-33　切除损伤肠管后外置行双腔式结肠造口

4. 引流　大量温盐水清洗腹腔，放置负压球或烟卷引流。

（七）术中注意事项

同结肠一期切除吻合术。

（八）术后处理

同结肠一期切除吻合术。

（九）手术并发症

1. 腹盆腔感染及脓肿形成　结肠损伤穿孔时肠内容物进入腹腔，可引起腹膜炎及脓肿形成，术后容易导致腹腔感染及脓肿形成。因此，术中应仔细探查，发现穿孔结肠，并尽量避免或减少粪便污染腹盆腔，对有结肠坏死穿孔者，用大量生理盐水反复冲洗腹盆腔，局部放置引流管引流。

2. 吻合口瘘　因结肠损伤后，穿孔处肠管因炎症反应充血水肿，单纯修补或者行肠切除吻合术后容易导致术后肠吻合口瘘，严重者可造成弥漫性腹膜炎及败血症，应尽量减少其发生。发生吻合口瘘后可在近端肠管行腹壁结肠造口或回肠双腔造口，清除腹腔内肠内容物及其脓液，放置引流管引流、术后引流、灌洗并加强抗感染治疗。

3. 肠梗阻　肠管损伤、手术时污染以及炎性水肿粘连可导致肠梗阻，大多经非手术治疗多可缓解，但也可发展成机械性肠梗阻需再次手术解除粘连或切断束带。偶有需要肠部分切除或肠捷径吻合。术中大量冲洗吸净腹盆腔积液，整理小肠排列顺序，并选择性放置防粘连材料可预防其发生。

（十）述评

结肠损伤以开放性损伤最多见，大多为穿透性损伤，战时多为枪弹伤，平时多为锐器伤引起，共约占95%。钝器所致的穿孔性损伤仅占5%左右。在腹部闭合性损伤时，可因暴力撞挤腹壁使结肠在腹壁与脊柱和骨盆间被挤破，或自高处下坠而撕破结肠。此外，一些诊断或治疗如结肠镜和钡灌肠等，也可引起结肠损伤。

结肠损伤有其一定的特殊性：①升结肠和降结肠位置较固定，而且部分在腹膜后，有时只伤及腹膜后部分，损伤后不易察觉，常被遗漏。此部位的损伤可以引起严重的腹膜后感染，且容易扩散。故探查必须仔细，若伤口位于腰背部。尤其是有肾损伤时，则必须探查结肠"裸区"及弯曲部。若发现升结肠或降结肠前壁有撕裂伤时，应检查其后壁，以免漏诊。Weil等认为，腹内肠管的非对称性穿孔，腹膜后血肿，腰部伤口，靠近结肠肝、脾区的肾损伤，以及进出伤口在结肠腹膜返折以下者，是结、直肠腹膜后探查的适应证。②结肠壁较薄，血运较差，愈合能力不如小肠。在结肠系膜有损伤时，形成血肿，血液渗至肠壁，不易分辨肠管是否尚有生存活力。③结肠内容物较干，流动性小，污染范围不大，尽管含细菌甚多，感染力较小肠内容物为强，但刺激性较小，左侧结肠尤为如此。因此，结肠破裂后早期反应轻，腹膜刺激征不明显，尤其是腹膜后损伤，临床表现不典型，导致早期诊断困难。结肠损伤常伴腹内其他脏器损伤，如肾、小肠、胰腺及肝脏等，由于消化液的刺激可影响结肠裂口的愈合。结肠破裂晚期由于粪便污染所致的严重感染，可发生严重的腹膜炎，使患者发生全身中毒表现，甚至败血症及感染性休克等，常可因此危及生命，因此凡疑有结肠损伤，均应及时给予手术探查及治疗。

结肠损伤的治疗方式及效果与受伤时间、患者年龄、是否有合并伤、术前和术中失血量、污染或感染的程度，以及是否有感染性休克等有关。总的来说结肠损伤的基本术式可分为两种：①Ⅰ期修补或Ⅰ期切除吻合术；②修复加近端结肠造瘘或切除加近端结肠造瘘。目前，对在什么情况下采用何种术式各家意见尚不完全一致，但多数人认为，结肠损伤后6h以内，伤员一般情况好，全身中毒症状及腹腔污染不重，单纯结肠伤且伤口较小或合并伤轻微，对此可选用Ⅰ期修复。反之，若伤后在6h以上，术前低血压，术中出血量在1L以上，并发有两个以上器官损伤，伤口较大，大量粪便外溢，腹腔污染及全身中毒症状重，对此则应行Ⅰ期切除加造瘘术或行损伤肠段外置术，待3~4周后患者情况改善再行造瘘修复术。也有人主张，即使行Ⅰ期修复或切除吻合术也应在近端行造瘘术，待炎症消退、吻合口愈合后再关闭瘘口。

各段结肠损伤的处理原则：①盲肠和升结肠损伤：若损伤不重、污染轻者，可行局部缝合修补；若污染重者，应在回盲瓣近侧20cm处做回肠造瘘远侧封闭，并予以腹腔引流。若损伤严重，可做右半结肠切除或外置，回肠末端造瘘，横结肠做黏膜瘘，3~4周后Ⅱ期切除肠瘘，做回 - 横结肠吻合术。②横结肠损伤：损伤轻者可行单纯缝合修补术，若损伤重则行损伤段外置，3~4周后Ⅱ期关闭肠瘘。③左半结肠损伤：损伤轻可修补，视具体情况选用近侧去功能性造瘘，远侧关闭；若损伤重可将损伤肠段切除，近侧造瘘，远侧关闭。④乙状结肠损伤：损伤轻可行单纯修补；若损伤重则将损伤肠段外置，Ⅱ期切除肠瘘；若损伤肠段不能外置，则切除损伤肠段，近端造瘘，远端关闭。

因此，及早诊断结肠损伤，术中仔细探查避免遗漏肠穿孔或腹膜后肠管穿孔出血，同时大量生理盐水反复冲洗避免或减少粪便污染腹盆腔，围术期加强抗感染治疗等对于患者的预后及转归均非常重要，切不可因结肠损伤范围不大而麻痹大意，最终导致严重术后并发症。

（徐曙光）

第四节　乙状结肠梗阻内镜减压术

（一）概述

乙状结肠梗阻的通常做法是急诊行肠造瘘术，二期再行吻合手术。两次手术增加了患者痛苦，降低生活质量。目前也可以采用非手术治疗，在内镜帮助下，将减压管放置到乙状结肠梗阻部位的近端。减压成功后可以一期手术，同时行梗阻病灶切除及肠吻合术。

（二）适应证

（1）全身情况较好。
（2）一左侧结肠梗阻患者，一般梗阻部位在脾曲远端。

（三）禁忌证

（1）患者一般情况较差，无法耐受操作者。
（2）有腹膜炎体征，怀疑有肠穿孔或绞榨性肠梗阻患者。
（3）病灶巨大，肠腔完全梗阻的患者。

（四）术前准备

（1）患者禁食、胃肠减压。
（2）营养支持治疗。
（3）清洁灌肠。

（五）麻醉

不需要麻醉或全身静脉麻醉。

（六）体位

采用左侧卧位。

（七）手术关键步骤

首先将内镜通过梗阻部位，将润滑过的导丝通过病灶部位到达梗阻上方，撤出内镜。将润滑过的导管由导丝放置到梗阻部位上方，撤出导丝。如立即看到有气体或液体引出，说明减压成功。

（八）术中注意事项

术中注意观察患者生命体征及腹部情况，观察有无明显肠出血情况，如有明显腹痛腹胀甚至有腹膜炎体征，应立即停止操作，行腹部 X 线片或 CT 检查，必要时急诊手术治疗。

（九）术后处理

继续禁食、胃肠减压。观察患者有无明显腹痛腹胀加重，有无腹膜炎体征，有无下消化道出血情况，患者排气排液较多，腹痛腹胀明显缓解后，可以停止胃肠减压。

（十）手术并发症

（1）肠出血。

（2）肠穿孔。

（十一）述评

左半结肠患者中约有15%会出现急性肠梗阻症状，许多患者为高龄，有水、电解质紊乱及酸碱失衡等状况，且肠梗阻使近端肠管扩张、水肿，因此一期手术切除肿瘤并行肠吻合术风险较大。传统手术通常一期行肠造瘘术，条件合适的患者还要经过二、三次开腹手术，再行肠吻合术。目前可以采用非手术治疗，在内镜帮助下，将减压管放置到乙状结肠梗阻部位的近端。减压成功后可以一期手术，同时行梗阻病灶切除及肠吻合术：内镜下减压手术有出血及肠穿孔的风险，如果仔细操作，发生概率较小。同时术中注意密切观察患者生命体征及腹痛及腹部体征，如果出现及时处理，一般不会造成严重后果。总的说来内镜下置管减压安全、简便，值得在左侧结肠梗阻患者中推广应用。

（徐曙光）

第五节　乙状结肠扭转或假性肠梗阻内镜治疗术

（一）概述

乙状结肠扭转或假性肠梗阻的通常可采用硬质乙状结肠镜、钡剂灌肠或放置直肠导管等治疗措施，但这些治疗并发症较高，且治疗后再次发生扭转或梗阻概率较高。而急诊手术因肠管扩张、水肿，手术风险较大。近年来文献报道应用软式结肠镜治疗乙状结肠扭转或假性肠梗阻，取得较好的疗效。

（二）适应证

（1）全身情况较好。

（2）乙状结肠扭转或假性梗阻。

（三）禁忌证

（1）患者一般情况较差，无法耐受操作者。

（2）有腹膜炎体征，怀疑有肠穿孔或绞榨性肠梗阻患者。

（3）机械性肠梗阻的患者。

（四）术前准备

（1）患者禁食、胃肠减压。

（2）营养支持治疗。

（3）清洁灌肠。

（五）麻醉

不需要麻醉或全身静脉麻醉。

（六）体位

采用左侧卧位。

（七）手术关键步骤

首先将内镜到达梗阻部位，充入适量气体，将近端结肠扩张，可以排空大量气体及粪便。继续在直视下将内镜进入肠腔，通过冗长的乙状结肠，并进入右侧结肠，继续抽空近端结肠的气体及粪便。

（八）术中注意事项

术中注意观察患者生命体征及腹部情况，观察有无明显肠出血情况，如有明显腹痛腹胀甚至有腹膜炎体征，应立即停止操作，行腹部X线片或CT检查，必要时急诊手术治疗。

（九）术后处理

继续禁食、胃肠减压。观察患者有无明显腹痛腹胀加重，有无腹膜炎体征，有无下消化道出血情况，患者排气排液较多，腹痛腹胀明显缓解后，可以停止胃肠减压。

（十）手术并发症

（1）肠出血。

（2）肠穿孔。

（十一）述评

乙状结肠扭转或假性肠梗阻的以往多采用非手术治疗，如硬质乙状结肠镜、钡剂灌肠或放置直肠导管等，但这些治疗失败率较高，治疗失败后多需要急诊手术治疗，急诊手术由于肠管扩张、水肿，因此风险较大。而软式结肠镜可以通过扭转或梗阻部位，成功进行扭转肠管复位，并能吸出近端结肠积聚的大量气体及粪便。在术前充分减压及肠道准备后，进行乙状结肠切除手术，既能有效降低手术风险，又能解决非手术治疗后复发率较高的问题。

（徐曙光）

第七章

阑尾手术

第一节 阑尾切除术

一、概述

距今大约500年前，人类首次记载了近似阑尾炎病程的医学文献。到1875年Groves在加拿大成功完成了首例阑尾切除术。1886年，病理学家Fitz明确提出，盲肠周围炎是由阑尾炎引起。他创造了"阑尾炎"这个术语，并预示阑尾炎的最终治疗是剖腹手术。在这之后的百余年中，阑尾切除术日趋完善，被公认为是治疗阑尾炎最可靠、最有效的方法。阑尾切除术是腹部外科中最基本、最常用的一种手术。但由于阑尾炎症所引起病理改变程度、阑尾位置往往存有较大差异，手术难度相差较大。阑尾为一腹膜内器官，长约5～7cm，少数不足2cm或长达20cm，直径约0.5～0.8cm。阑尾为一盲管，其根部位于盲肠末端3条结肠带汇合之处，与盲肠相通。尖端游离，可伸向任何方向。常见的部位有回肠前位或后位、盲肠下位、盲肠后位、盲肠外侧位等（图7-1）。所以，在阑尾手术时，应先找到盲肠，顺结肠带向下寻找，在3条结肠带的汇合处，即能找到阑尾根部。阑尾系膜中有阑尾动脉和静脉阑尾动脉起于回结肠动脉，为一终末支，一旦血液循环受阻，极易发生阑尾坏疽；阑尾静脉通过回结肠静脉到肠系膜上静脉入门静脉。因此，在阑尾化脓时，有可能导致门静脉炎或肝脓肿，必须予以重视，以提高治疗效果，避免或减少术后并发症和后遗症的发生。

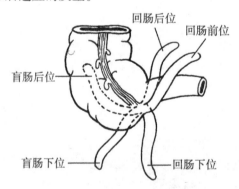

图7-1 阑尾常见变异位置

二、适应证

（1）急性单纯性阑尾炎。
（2）急性化脓性、坏疽性阑尾炎。
（3）急性阑尾炎穿孔致弥漫性腹膜炎。
（4）小儿、老年性阑尾炎，因确诊较难，且患者抵抗力较差，易致阑尾穿孔形成弥漫性腹膜炎，宜早行手术治疗。

（5）妊娠急性阑尾炎，早期（3个月以内）早做手术；中、晚期不能用抗生素控制者，亦应手术治疗。预产期或临产期急性阑尾炎症状较重者也应施行手术。

（6）慢性阑尾炎、慢性阑尾炎急性发作或复发性阑尾炎。

（7）阑尾周围脓肿经手术引流或非手术治疗治愈3个月以后仍有症状者，可以行阑尾切除术。

（8）其他如阑尾寄生虫、类癌、腹腔内其他脏器疾病累及阑尾等。

三、禁忌证

（1）急性阑尾炎发病已超过72h，或已有包块形成，阑尾的局部炎症性水肿已很明显，此时期不适合手术治疗。

（2）阑尾周围脓肿经治疗而无症状者，不必强行做阑尾切除术。

四、术前准备

（1）急性阑尾炎，患者体质好可以不用特殊准备。

（2）脱水、电解质和酸碱平衡紊乱者，术前要纠正。

（3）合并腹膜炎者，要联合、大剂量使用广谱抗生素，控制感染。

（4）特殊类型的阑尾炎，术前需特殊准备。

（5）术前不灌肠。

（6）会阴部、下腹部备皮。

五、麻醉

局部麻醉、硬膜外麻醉或腰麻、小儿用全身麻醉。

六、体位

平卧位。

七、手术步骤

1. 切口　通常采用麦氏切口。麦氏点是右髂前上棘与脐连线中外1/3交界点，麦氏切口是经过此点做一垂直于上述连线长约5~7cm的切口，也可选用右下腹经腹直肌切口，以利于手术中切口延长和探查（图7-2）。切开皮肤与皮下组织；按腱膜方向剪开腹外斜肌腱膜，显露腹内斜肌，剪开腱膜。然后术者及助手各持一把止血钳，交错插入腹内斜肌和腹横肌，边撑开边分开肌纤维，直到腹膜；再用甲状腺拉钩拉开肌肉，充分显露腹膜（图7-3）。用两把止血钳交替提起腹膜，使之与腹腔内容物分开，按皮肤切口方向剪开腹膜进入腹腔镜，再用两把止血钳夹住切口的腹膜边缘固定于手术巾上，以保护切口（图7-4）。

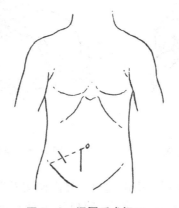

图7-2　阑尾手术切口

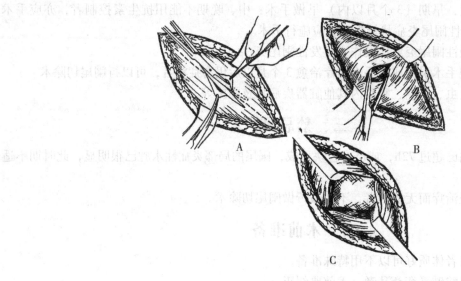

图 7-3　切口腹壁各层组织，进入腹腔

A. 剪开腹外斜肌腱膜；B. 分离腹内斜肌和腹横肌；C. 拉开肌肉，显露
腹膜

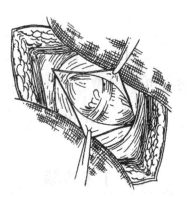

图 7-4　切开腹膜，显露回盲部

2. 游离阑尾　用拉钩牵开切口，暴露术野，右髂窝寻找盲肠，结肠袋、肠脂垂等提示盲肠（图7-5）。找到盲肠后，顺结肠带寻找阑尾。当阑尾位于腹膜后位，有时需扩大切口，直视下游离阑尾。

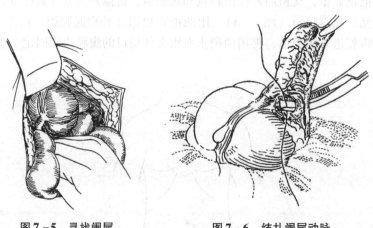

图 7-5　寻找阑尾　　　　　　**图 7-6　结扎阑尾动脉**

3. 处理阑尾系膜　阑尾钳夹住阑尾，提出切口，暴露阑尾及系膜。剪断并结扎系膜。当炎症致组织水肿时，可分次切断结扎，直至完全游离阑尾系膜根部（图7-6）。

4. 切除阑尾 距阑尾根部 0.5cm 用 4 号丝线在盲肠壁做荷包缝合，其直径恰好包埋阑尾残端，紧靠阑尾根部直血管钳压榨，用 4 号丝线在压榨部处结扎阑尾，蚊式血管钳在靠近线结处剪断。若根部炎症严重或坏疽，可直接结扎。在血管钳与结扎线之间切断阑尾，残端碘附涂擦，包埋入荷包缝合（图7-7）。最后可将阑尾系膜或邻近脂肪结缔组织覆盖阑尾残端。

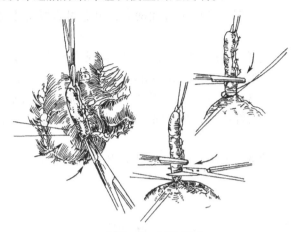

图 7-7 切除阑尾

5. 关闭切口 用 0 号可吸收线或 4 号丝线连续缝合腹膜，关闭腹腔。以盐水等冲洗伤口，减少切口感染可能性。以干纱布沾干切口，1 号丝线间断缝合腹内斜肌腱膜，4 号丝线间断缝合腹外斜肌腱膜，再细丝线间断缝合皮下组织和皮肤。

八、术中注意事项

（1）妊娠并发阑尾炎，阑尾位置随子宫增大而向外上方推移。

（2）麦氏切口最常用，但由于阑尾位置变异较多，应根据腹部压痛最明显部位调整。术中暴露不清时，可上下适当扩大切口。

（3）与术前诊断不一致，应进一步探查排除其他疾患：如腹腔内有气体、液体或食物残渣，或有胆汁性渗出液，应探查胃、十二指肠及胆囊以除外胃、十二指肠溃疡穿孔或急性胆囊炎；女性患者腹腔内有血性渗出液，应探查输卵管及卵巢，以除外输卵管破裂或黄酮囊肿破裂，女性患者还应考虑附件炎、盆腔炎可能；若阑尾正常，应考虑克罗恩病、憩室炎、肠系膜淋巴结炎等，须探查距回盲部 100cm 内的回肠。如探查发现有腹腔内疾患应扩大切口或改行经腹直肌切口以获得良好暴露。

九、术后处理

（1）一般阑尾切除术后不需要特殊处理，早期下床，促进肠蠕动恢复，预防肠粘连。

（2）肠蠕动恢复后进食流食。

（3）抗生素应用：阑尾切除术患者因穿孔或急性发炎等可能导致细菌污染腹腔及切口。因此，阑尾切除术患者应常规给予广谱抗生素并联合应用抗厌氧菌抗生素如甲硝唑等。

（4）妊娠期阑尾术后给予镇静药物，继续用黄体酮。

（5）放置引流者，应根据脓液量，术后 24～72h 拔除。

（6）对阑尾穿孔并发腹膜炎者，应按腹膜炎处理。

十、手术并发症

1. 术后切口感染 是常见并发症，多见于化脓、坏疽或穿孔阑尾炎。一般在术后 2～3d 出现体温升高，切口处胀痛或跳痛，切口局部有红肿或压痛加重，轻者可加用有效抗生素，如怀疑切口下积液或积脓，应将切口敞开，清除血块、脓液或线结，充分引流。预防措施包括切口保护，切除阑尾时保护好周围组织、组织止血彻底及缝合时避免无效腔。缝合腹膜冲洗、浸泡切口。

2. 术后腹腔感染 包括腹膜炎及腹腔脓肿，多由于阑尾残端结扎不牢、结扎线脱落、腹腔内污染严重，残留炎症或血肿所致。若术后 4~5d 患者体温再度升高，腹痛及白细胞升高和局部触痛、脉搏增快，应警惕腹腔感染的可能，常规直肠指诊或盆腔检查，以排除盆腔脓肿，也可经 B 超及 CT 确诊。大多数腹腔脓肿可经抗感染治疗治愈；但脓肿如进行性增大，可通过直肠镜下穿刺引流或 B 超引导下穿刺置管。必要时手术切开引流。

3. 粘连性肠梗阻 多发生于穿孔并发腹膜炎者。一般表现为不完全肠梗阻，由水肿、粘连所致，经积极抗感染及全身支持治疗，梗阻多可缓解。如不好转，为完全性肠梗阻，需再次手术。

4. 术后出血 有腹腔内出血、腹膜后出血及肠腔出血等。腹腔内出血常由阑尾系膜结扎线脱落所致。严重者发生右下腹部包块，出血性休克，甚至回盲部坏死。治疗应立即输血，输液，再次剖腹手术止血。

5. 粪瘘 多发生于坏疽性阑尾炎，阑尾根部穿孔或盲肠病变严重者。常见于术后数日内，由切口排出粪臭分泌物，如见到食物残渣即可确定。一般局限于阑尾周围，很少污染游离腹腔。如远端肠道无梗阻，经换药可自行闭合。

十一、述评

急性阑尾炎的死亡率一般低于 0.1%，坏疽性阑尾炎为 0.6%，而阑尾炎穿孔并发腹膜炎时，可高达 5% 左右，因此早期正确诊断，及时有效治疗至关重要。阑尾切除术一般情况下手术操作较容易，但有时也很困难，如异位阑尾。因此，绝不能认为阑尾炎是"小病"，阑尾切除术是"小手术"。必须予以重视，以避免或减少术后并发症或后遗症发生。

（许 倩）

第二节 阑尾逆行切除术

一、概述

某些情况下，为避免急性炎症时肿胀的阑尾破裂，在试图将阑尾提至创口前，先结扎并切断阑尾根部更为安全。

二、适应证

（1）盲肠后位阑尾炎。
（2）阑尾系膜过短。
（3）阑尾因炎症粘连不易提出切口外。

三、禁忌证

同阑尾切除术。

四、术前准备

同阑尾切除术。

五、麻醉

同阑尾切除术。

六、体位

同阑尾切除术。

七、手术步骤

（1）切口，同阑尾切除术 1。

（2）先将盲肠提起，显露阑尾根部。用弯止血钳在阑尾根部穿过阑尾系膜，用可吸收线或不吸收线结扎阑尾根部。在结扎线远侧 0.5cm 处用直止血钳夹住阑尾，在结扎线与止血钳间切断阑尾。阑尾残端处理与前述相同。然后逐步分段用弯止血钳钳夹切断阑尾系膜（图 7-8～图 7-10）。用丝线贯穿缝合结扎系膜，直至移除阑尾。在阑尾根部的盲肠壁上做荷包缝合，将阑尾残端埋入。

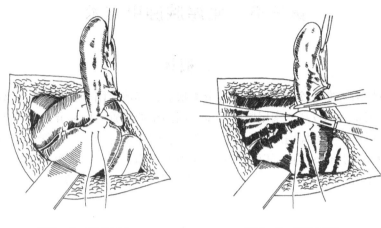

图 7-8　荷包缝合　　　　　　　　图 7-9　切除阑尾

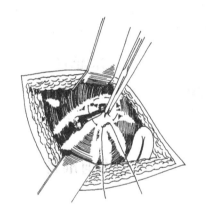

图 7-10　包埋阑尾残端，结扎荷包缝线

（3）切口处理同前述。

八、术中注意事项

同阑尾切除术。

九、术后处理

同阑尾切除术。

十、手术并发症

同阑尾切除术。

十一、述评

由于阑尾基底部与盲肠的关系恒定，所以阑尾的位置也随盲肠的位置而变异。盲肠和阑尾有很多种

异位的可能，即使盲肠在右下腹一般的位置，阑尾还可因为盲肠发育与盲肠位置关系有差异。阑尾居盲肠后内者约66%，阑尾尖端指向有4种类型，其中盲肠后指向上方占大多数，指向盆腔和髂窝占1/3，逆行切除阑尾临床较常采用，但术中探查尤为重要，需认真寻找阑尾，探查其与周边组织的关系，阑尾粘连较重时，不可硬性分离切除阑尾，要边探查边分离边切除，切除阑尾后认真探查周围肠管完整性及所切阑尾完整性。

（许　倩）

第三节　阑尾脓肿引流术

一、概述

阑尾脓肿作为急性阑尾炎中较为严重的一种分类疾病，其治疗困难程度较穿孔型、坏疽型、化脓性阑尾炎更重，且在临床发病率较高。阑尾脓肿的位置因阑尾的位置不同而异，脓肿也可位于右髂窝、盆腔及肝下间隙等。阑尾炎症导致周围组织充血、水肿、脆弱、粘连广泛，解剖关系不清，一期手术切除阑尾确有困难。脓肿处置引流管不仅可以起到引流脓液的作用，还可以观察残端瘘的发生情况，如发生残端瘘还可起到引流作用，增加了手术治疗的可靠性。术中操作得当，处理合理，并不增加手术的并发症。

二、适应证

阑尾脓肿开始用抗生素治疗多可治愈，保守治疗后疼痛逐渐加重，或脓肿增大，中毒症状加重，包块触及液波感，或感染迅速向周围扩散时，应立即切开引流。

三、禁忌证

阑尾周围脓肿形成后，全身症状不明显者，尤其是婴儿、儿童，应当尽量保守治疗，不作切开引流，待全身症状消失，包块消散，局部无压痛3个月后择期行阑尾切除术。或阑尾炎再次发作时立即手术。

四、术前准备

术前应给予补液及抗生素。

五、麻醉

持续硬膜外麻醉或局部麻醉。

六、体位

平卧位。

七、手术步骤

（1）于右下腹肿块隆起明显处或压痛最明显部位做切口，常位于髂嵴之上内方，一般长约3～5cm。切开皮肤、筋膜及分离肌肉各层，切开腹膜时要特别注意腹膜与腹腔内脏器粘连情况。一般脓肿壁多由侧腹壁腹膜、盲肠、小肠和升结肠围绕而成。腹膜常构成脓肿的前壁。因此，切开腹膜即可进入脓腔。

（2）切开脓肿前，一定要做试验性穿刺，抽出脓液后沿穿刺针用弯止血钳或手指分开脓肿壁，排出并吸净脓液，再扩大切开，取出坏死组织和肠石，然后用温盐水反复冲洗脓腔并吸净。根据脓腔大小，放置1~2条烟卷引流或双腔管引流，由切口引出（图7-11）。在巨大的脓肿或阑尾周围组织炎症

— 108 —

水肿明显者，明智之举是行单纯引流术，关于阑尾切除的时机，若阑尾游离，可见于脓腔内，在不破坏脓腔的原则下可考虑将其切除，但应尽可能减少操作，否则应避免切除阑尾。一般在阑尾脓肿治愈后2～3个月。此时阑尾周围炎症已经消退，粘连较松弛，切除阑尾较安全。

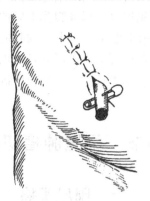

图 7 - 11　切口烟卷引流

（3）当阑尾脓肿位于盆底时，可经直肠或阴道壁做一纵切口引流，但应注意勿损伤肠襻和膀胱，因此在术前必须让患者排尿或导尿，且在切开前应先穿刺（图 7 - 12），然后沿穿刺针用尖刀片切开，再用血管钳插入脓腔，撑开止血钳，扩大引流口，放出脓液。排出脓液后，取一根软橡胶管放入脓腔内，从肛门引出。橡皮管顶端剪 2～3 个侧孔，以利于脓肿引流，最后取出肛门扩张器，用胶布固定胶管。

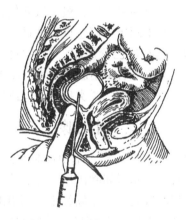

图 7 - 12　经直肠引流盆腔脓肿

八、术中注意事项

（1）切开腹膜后，如有大网膜覆盖，可将其分离、结扎，充分显露脓肿壁。如为肠管时则应避开肠管显露脓肿壁，切勿直接分离炎症水肿的肠壁，防止肠管被撕裂。

（2）切开脓肿前，一定要先用粗穿刺针抽脓，抽出脓液后再作切开，以免损伤内脏。

（3）切开前要准备好吸引器吸出脓液，防止腹膜腔被污染。

九、术后处理

（1）引流物在术后 3d 左右开始逐渐向外拔除，至 5～7d 或脓液彻底引流后完全拔除。

（2）继续使用抗生素。

十、手术并发症

术中损伤肠管、膀胱等引起的并发症。

十一、述评

阑尾周围脓肿是急性阑尾炎未得到及时、有效的治疗，大网膜及周围组织器官将化脓的阑尾粘连、包裹形成的化脓性炎症包块，也可以是阑尾穿孔形成腹膜炎后被周围组织局限于阑尾周围所形成。其发生率约占急性阑尾炎的5%~10%。临床工作中，但由于脓肿的位置不同、脓肿周围所包绕组织不同、引流方法的正确与否，致使阑尾周围脓肿切开引流术后并发症也常有不同程度的发生。工作中要根据患者具体临床症状，综合后加以分析，提高手术技巧，合理使用抗生素，提高治愈率，减少并发症。

（许　倩）

第四节　阑尾肿瘤切除术

一、阑尾类癌

胃肠道类癌最常发生于阑尾。阑尾类癌多发生于年轻人。类癌细胞不仅在形态上有癌细胞的特征，在生物学行为上偶尔也有浸润和转移的现象，是一种恶性程度较低的肿瘤。临床表现上多为良性，如能及时切除，预后良好。阑尾类癌通常较小，一般无任何症状。当类癌位于阑尾远端时，可形成黏液囊肿；如位于阑尾根部，可导致慢性炎症。故常表现为急慢性炎症而行阑尾切除术，术后组织学检查时才明确诊断。

阑尾类癌一般多累及阑尾远端部分，尖端肿大成为一硬块，其切面呈灰白色或棕黄色，癌细胞主要位于黏膜及黏膜下层，但偶尔会侵及肌层或黏膜下层；极少数病例，也可有区域淋巴结或肝转移。此类病例即使有转移，其病程进展亦缓慢。鉴于阑尾类癌恶性程度低，大多数情况下发生于阑尾远端的类癌仅需行阑尾切除术，也有文献报道即使已有淋巴管侵犯，单独行阑尾切除术加阑尾系膜切除，亦可使96.3%的病例存活5年。但在以下情况下应行右半结肠切除术：①类癌大于2cm；②局部淋巴结发现转移；③阑尾切缘发现有浸润，提示有残留癌组织；④类癌已侵入阑尾根部时或盲肠壁已受侵犯。

二、阑尾腺癌

阑尾腺癌的病例非常罕见，一般术前很难确诊，术中诊断率约38%，多数在阑尾切除术后被病理检查所诊断，还有部分病例是在其他腹部手术时切除阑尾，经病检发现。

腺癌多发生于阑尾基底部，恶性程度较高，由于癌细胞浸润沿淋巴管途径转移，常造成阑尾管腔狭窄、阻塞，阑尾腔压力增高，引流不畅，继发细菌感染，诱发阑尾炎。癌常沿回结肠系膜淋巴系统转移，还可经血行转移至肝脏，也可转至卵巢。

阑尾腺癌大多见于老年人，因此中老年人急性阑尾炎或其并发症时，应警惕阑尾炎与阑尾肿瘤并存的可能。切除的阑尾标本应常规立即剖开检视，如有可疑立即行冷冻病理检查，以便提高确诊率，争取一次性手术处理。

术前确诊的阑尾腺癌，应及早行右半结肠切除术，5年生存率可达65%，而单纯行阑尾切除术者仅20%存活5年。如行阑尾切除术未能识别本病，兼病理检查证实为阑尾癌者，应及早再次剖腹行右半结肠切除术。

三、阑尾黏液性肿瘤

阑尾黏液性囊肿并非实质性肿瘤而系阑尾黏膜的黏液细胞尚有功能时阑尾腔发生梗阻，分泌的黏液潴留于腔内，使阑尾成为充满黏液的囊肿。随着腔内压力的增高，阑尾壁受压，黏膜萎缩，黏液细胞分泌功能消失，不再分泌黏液，故阑尾黏液囊肿是一自限性病变，囊肿一般不会超过3cm×8cm。临床可表现为右下腹包块或回盲部肿瘤，亦可以急慢性阑尾炎、阑尾脓肿就诊，还可以表现为肠梗阻、卵巢囊肿蒂扭转、肠套叠等并发症。B超及X线钡餐具有诊断价值。术中应避免破裂引起黏液外溢。手术切除是唯一的治疗方法。当黏液囊肿仅限于阑尾时，行阑尾切除即可。当黏液囊肿延伸到阑尾外时，应行扩大手术治疗。

阑尾黏液性肿瘤分为阑尾黏液性囊腺瘤和黏液性囊腺癌，前者为良性，后者为恶性。阑尾黏液性囊腺癌不发生淋巴和血行转移，但有时伴有胆囊囊液性囊腺癌。阑尾黏液性肿瘤一般行阑尾全切除术即可，术中应防止囊肿破裂，以免引起腹膜种植转移，形成腹膜假黏液瘤。如已形成假性黏液瘤，应尽量彻底切除或反复多次手术处理。

（许　倩）

第八章

直肠脱垂手术

直肠黏膜或全层及部分乙状结肠向下移位，称为直肠脱垂。多发于小儿、老人及体弱营养不良的重体力劳动青壮年，自然灾害和饥荒时期多见。近年来，由于人民生活水平不断提高，营养丰富，体质增强，发病数逐年下降，目前临床上已少见。

直肠脱垂分为内脱垂和外脱垂，前者因不脱出肛门外又无明显特殊症状，常被患者和医师所忽视。1980 年后有的学者研究发现直肠内脱垂是顽固性便秘的原因之一，所以有的文献在出口梗阻型便秘中论述。后者因脱出肛门外临床多见。按 Gcahrs 又分为不完全脱垂（直肠黏膜脱垂）和完全性脱垂（直肠全层脱垂）。都脱出肛外又称直肠脱出。

2002 年我国制定的诊断标准：

一型：不完全性直肠脱垂，即直肠黏膜脱垂（图 8 - 1）。表现为直肠黏膜层脱出肛外，脱出物呈半球形。

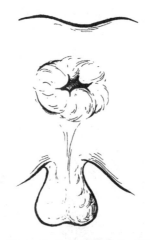

图 8 - 1 直肠黏膜脱垂 Ⅰ 型

二型：完全性直肠脱垂，即直肠全层脱垂（图 8 - 2）。脱出的直肠呈圆锥形，脱出部可以直肠腔为中心呈同心圆排列的黏膜环形沟。

二型根据脱垂程度临床上又分为Ⅲ度（图 8 - 3）。如下：

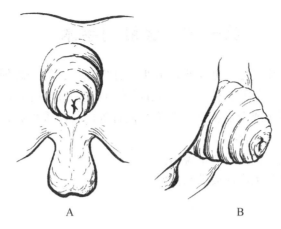

图8-2　直肠全层脱垂Ⅱ型

A. 正面观；B. 侧面观

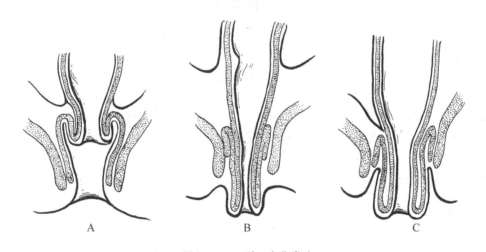

图8-3　Ⅱ型Ⅲ度分类法

A. 直肠内套叠（Ⅰ度）；B. 直肠全层脱出（Ⅱ度）；C. 直肠并乙状结肠脱出（Ⅲ度）

Ⅰ度：直肠壶腹内肠套叠，即隐性直肠脱垂、内脱垂。

Ⅱ度：直肠全层脱垂于肛门外，肛管位置正常，肛门括约肌功能正常，不伴有肛门失禁。

Ⅲ度：直肠和部分乙状结肠及肛管脱出于肛外，肛门括约肌功能受损，伴有肛门不完全性或完全性失禁。

幼儿多直肠黏膜脱垂，随着身体的成长有自然治愈的可能。故先用非手术疗法，一是调整饮食结构，养成正常排便习惯，平卧排便，便后臀部夹紧，胶布固定，消极地等待自愈。二是积极地频服中药补中提肛汤，促进早日治愈。如到成年尚不能治愈可行手术。成人直肠脱垂非手术疗法无明显疗效，应早期手术。如不手术因长期反复脱出，损伤阴部神经而至肛门失禁，脱垂肠段黏膜并发感染、水肿、糜烂出血或绞窄坏死。

直肠脱垂术式繁多，据说有100种左右，每种术式都是根据某一病因学设计而成的，但病因尚未完全明确，效果不一，也不理想。有经肛门手术、经骶部手术、经腹手术。国外以经腹手术为主，国内经肛门手术为主，术式不少，各有技巧，有的手术在国内尚未报道，手术技巧有待于专家去开展，去熟练，去体验，去总结和积累。手术技巧要体现微痛无痛，安全有效。根据病情和医师惯用的术式，选好适应证，实施个体化治疗，才能收到良好的效果。

第一节　经肛门手术

（1）概述：经肛手术，操作简便，创伤小出血少，并发症少，符合微创无痛手术的发展趋势，为患者所乐于接受，在门诊就可以完成手术。是目前肛肠专科医院和肛肠科门诊普遍应用的术式。

（2）适应证：直肠黏膜脱垂或全层脱垂，严重心血管等内科严重疾病，不能接受腹部复杂手术的患者，拒绝开腹的患者，糖尿病及老年人。

（3）禁忌证：并发血液病、糖尿病严重脱出。

（4）术前准备：备皮、排尽大小便或灌肠排便。

（5）麻醉：简化骶管麻醉。

（6）体位：截石位。

（7）手术步骤：术式很多，方法各异。

一、注射术

有人说注射不算手术，这是狭义的手术概念。外科手术来源于希腊文，外科（surgery）原义是手工、手艺和手法；手术（operation）原义是操作，两者合译为手工操作，所以凡是用手工操作去治病均可算外科手术，不仅是指开刀而言，这是广义的手术概念。

直肠脱出注射术在我国多用，故加以介绍。

直肠脱出注射术已有 50 多年的历史，最早用 95% 乙醇、50% 葡萄糖、5% 鱼肝油酸钠、5% 苯酚甘油及镁制剂。国外主要用于幼儿、老人的直肠黏膜脱垂。在国内多用中药 6% ～8% 明矾注射液、消痔灵注射液和芍倍注射液，取得较好的效果。

（一）直肠黏膜下注射术

用于直肠黏膜脱垂，注射术步骤有：

1. 脱位点状注射法　嘱患者用力努臀使黏膜脱出肛外，再行消毒，用两把血管钳或组织钳夹住向外牵拉固定。由齿状线上 0.5～1.0cm 处，在前、后、左、右位黏膜下层注药，每点注射消痔灵原液 1mL，点距 0.5～1.0cm。如脱出较长在 3.0～5.0cm 者，则在四点注药上方 1.0cm 的右前、右后、左前、左后位再注药各 1mL 平行交错，必要时再加一平行交错点注药（图 8 - 4），消毒后送回肛内，填以凡士林油纱条或塞入痔疮栓纱布包扎。

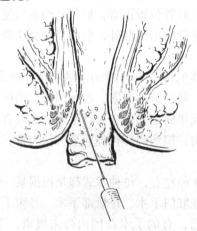

图 8 - 4　脱位黏膜下点状注射法

2. 脱位条状注射法　脱出后钳夹黏膜，示指伸入肠腔作引导，在左右前后位肠段远端进针，在黏膜下穿行至距齿状线 0.5～1.0cm 开始边退针边注药，每条注药 10mL 左右，以黏膜发白略凸起为度（图 8 - 5）。消毒后送回肛内，填以油纱条包扎。

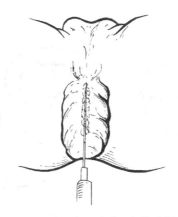

图8-5 脱位直肠黏膜下条状注射法

3. 肛镜下条状注射法 如果钳夹牵拉也不易脱出肛外可在肛镜下注药，但不如脱位注射法方便、准确。即在两叶肛镜扩张下于齿状线上0.5cm进针，沿黏膜下向上穿行至尽量高度，边注药边退针，共左前、左后、右位三条，每条注药10mL左右（图8-6）。

术后处理：口服抗生素，控制排便2d。

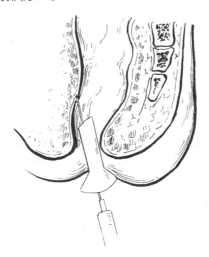

图8-6 肛镜下黏膜条状注射法

（二）直肠周围注射法

（1）严密消毒，严格无菌操作：于左右肛外1.5cm进针，另示指伸入直肠内作引导，针尖刺入皮肤、皮下组织进入坐骨直肠间隙，进入5cm针尖有阻力即达肛提肌，再进针穿过肛提肌进入骨盆直肠间隙有落空感。直肠内示指触及针尖在直肠壁外侧可自由摆动，防止针尖刺入肠腔，再向上进针不能超过9cm，用力注药使其充斥以上间隙，再边退针边注药至6cm处注完，绝不能注入肌肉，每侧注射消痔灵原液15mL或8%明矾液10mL（图8-7）。

（2）再于肛尾间沟中点即长强穴进针，在直肠内示指引导下，沿骶曲向上穿行8cm左右，未穿进肠壁及骶前筋膜，进入直肠后深间隙内，边注药边退针，共注消痔灵15mL（图8-8），直肠前方严禁注药，重新消毒，肛内填以油纱条包扎。

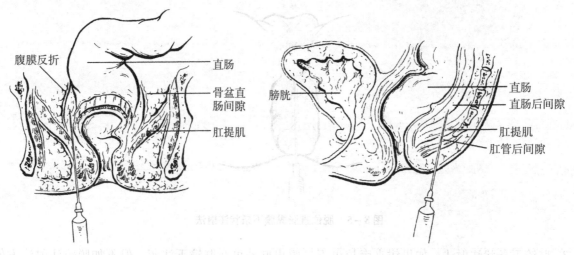

图 8-7　两侧骨盆直肠间隙注射法　　　　　　　　图 8-8　直肠后间隙注射法

疗效：中医研究院广安门医院等 6 所医院，用 6% 明矾液，行直肠黏膜下、骨盆直肠间隙和直肠后间隙注射术，治疗成人完全直肠脱垂 214 例，一次注射者 165 例，二次注射者 49 例。治愈 213 例（直肠复位，排便或增加腹压时不脱出肛外），好转 1 例（排便时直肠黏膜或全层轻度脱出），治愈率 99.5%，平均疗程 13d。进行 1～4 年随访 137 例，治愈 96 例（70.1%），好转 18 例（13.1%），复发 23 例（16.8%）。均无直肠狭窄、结肛功能紊乱、排便障碍、性功能减退等后遗症。一次总量 25～45mL。本组有 3 例术后感染，原因是操作失误及无菌技术不严有关。均经切开引流后愈合。该院李国栋等用明矾液行直肠周围注射，使直肠与直肠侧韧带粘连、直肠与骶前筋膜粘连的方法治疗成人完全性直肠脱垂，近期治愈率 99%，且无并发症和后遗症，复发率也较低。山东中医药大学附属医院黄乃健用 7% 的试剂明矾即硫酸钾铝，行直肠周围注射术治疗直肠全层脱垂。效果良好。但他又指出明矾液注射只能固定肠管，对括约肌松弛病例无明显增强张力作用，必要时须手术紧缩肛括约肌。如仍有黏膜外翻肛口，可做直肠黏膜结扎术。

作用机制：常用的 6% 明矾液和消痔灵，主要成分是硫酸钾铝 $[KAl(SO_4)_2 \cdot 12H_2O]$ 注入直肠黏膜下盆骨直肠间隙和直肠后间隙铝离子游离出来产生无菌性炎症引起局部纤维化，使直肠黏膜与肌层、直肠与周围组织粘连固定，是一种化学固定术。

二、直肠黏膜结扎术

（一）直肠黏膜分段结扎术

是由张有生研制的环状混合痔分段结扎术移植用于直肠黏膜脱垂。

1. 手术步骤　如下所述。

（1）嘱患者努臀使直肠黏膜脱出肛外或钳夹牵拉肛外，严密消毒，铺巾。

（2）于左前、左后、右前、右后位，各用两把血管钳、内臂伸入直肠腔内、外臂自齿状线上 1.0cm 处钳夹，在两钳间切开至钳尖，内外黏膜缝合一针，完成分段为四个独立黏膜片。

（3）提起其两侧血管钳，各段以大弯血管钳在两侧血管钳尖下横行钳夹，卸掉两侧血管钳，在大弯血管钳下，行贯穿 8 字扎。

（4）依同法处理其他黏膜片：重新消毒，送回肛内，填以油纱条或痔疮栓，纱布包扎。

2. 术中注意事项　黏膜反复脱垂肛门松弛，故不宜松解肛门括约肌，分段结扎后瘢痕愈合能使肛管缩小。

3. 术后处理　如下所述。

（1）少渣半流食，控制排便 2～3d。

（2）每便后熏洗坐浴，痔疮栓塞肛。

（3）口服抗生素防止感染，1周后结扎的黏膜脱落。换药至愈合。

（二）直肠黏膜结扎术（Gamti 术）

1923 年由 Gamti 首先创用，即在脱出肛外肠段的松弛黏膜上行多点、无规律、不定点结扎，使黏膜短缩故又称直肠黏膜短缩术。临床应用后发现结扎黏膜脱落后有渗血和出血现象，二次结扎止血而消失。因此，张有生改在左前、左后、右位无血管走行区，做纵行排列结扎黏膜并在结扎点及其黏膜下注射消痔灵硬化剂。既能防止坏死黏膜脱落后出血，又能使黏膜与肌层粘连固定。形成纵行的三个链条状黏膜瘢痕。此法优点是在脱出后直视下结扎，较在肛镜下直肠内操作方便、准确，改称直肠黏膜排列结扎术。

1. 适应证　直肠全层脱垂。

2. 禁忌证　黏膜发炎、水肿、并发肠炎者。

3. 术前准备　术晨禁食不禁水，排净大便或灌肠排便。

4. 麻醉　不需要麻醉、局部麻醉、简化骶麻。

5. 体位　截石位。

6. 手术步骤　如下所述。

（1）嘱患者咳嗽和努臀增加腹压使肠段尽量脱出，如未脱出可在扩肛下钳夹牵出肛外，用 0.1% 苯扎溴铵或新洗灵纱布洗刷消毒。

（2）分别在原发痔相反区（左前、左后、右位）齿状线上 1.5cm 纵行钳夹直肠黏膜，钳下单扎或缝扎，暂不剪线留做牵引（图 8-9）。三个部位横排结扎，同步向脱出远端纵行排列结扎，直至肠腔口部能通过两横指为止（图 8-10）。

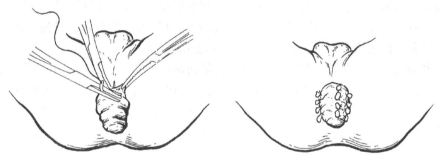

图 8-9　结扎直肠黏膜　　　　　　图 8-10　排列结扎完毕

（3）在三个结扎链条中间如仍有松弛黏膜，可避开血管补加结扎 2~3 点。

（4）牵拉缝线在结扎点及其黏膜下注射消痔灵直至凸起发白为止。

（5）边剪线边自动回位，肛内填以油纱条包扎固定。

7. 术后处理　如下所述。

（1）绝对卧床，补液加抗生素。

（2）禁食 1~2d，再改少渣半流食 1~2d 至普食。

（3）控制排便 4~5d。首次排便困难时不要用力排便，可用开塞露注肠帮助排便。

（4）便后硝矾洗剂熏洗坐浴，痔疮栓塞肛。

近期复发率为 27%。唐加龙采用排列结扎加括约肌折叠术治疗直肠全层脱垂 8 例，1 例术后 1~5 年复发，治愈 7 例，随访至今未复发。

三、肛门缩窄术

（一）肛门环缩术（Thiersch 手术）

1890 年由 Thiersch 首先创用金属丝环缩肛门，因无弹性，环缩略紧则排便困难，环缩略松则无何作用，黏膜仍能脱垂。后经张有生反复试用胶皮圈，硅胶管均因弹性过大，环缩无力，丝线也无弹性，铬肠线也无弹性，两周即吸收，作用时间短。对比结果选用一次性输液器细塑管最好，环缩若紧因有弹性用力排便可撑大肛门而排出，环缩若松因弹性不大，仍有环缩力和支持作用。但平行接头结扎不紧，排便用力容易挣脱，后在平行接头结扎点两侧再钳夹一扣，在塑料管夹沟内丝线紧扎，则不易挣脱。

1. 适应证　直肠黏膜脱垂伴肛门松弛收缩无力者。

2. 禁忌证　同直肠黏膜结扎术。

3. 术前准备　同直肠黏膜结扎术。

4. 麻醉　局部麻醉、简化骶麻。

5. 体位　截石位。

6. 手术步骤　如下所述。

（1）严密消毒后，于前后肛缘外1.5cm处，各行0.5cm小切口（图8-11）。

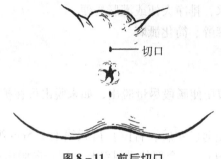

图8-11　前后切口

（2）用动脉瘤针或大弯血管钳自前切口伸入沿一侧肛周皮下穿行，自后切口穿出，夹住粗塑管一端，退回前切口，将塑料管引入一侧肛周皮下。再从前切口再伸入大弯血管，沿另一侧肛周皮下穿行，自后切口穿出，再夹住粗塑管另一端，引入皮下再退回前切口。

（3）两端塑料管交叉，示指伸入肛内，令助手拉紧两端有勒指感，在交叉处钳夹，在交叉两侧平行塑料管各钳夹一扣，在夹沟内丝线结扎，卸掉交叉处血管钳，在夹沟内结扎，剪断平行接头多余的塑料管，共三条结（图8-12），再将平行接头移开前切口至一侧皮下，以免刺激和压迫切口而不愈合。重新消毒后，丝线缝合前、后切口，各缝1针（图8-13）。

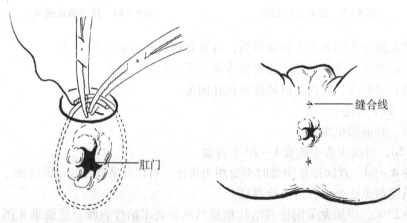

图8-12　结扎塑料管　　　　　图8-13　缝合切口（术后）

7. 术后处理　如下所述。

（1）禁食3d后改半流食。

（2）控制排便3d，以后保持大便通畅。

（3）补液，应用抗生素，预防感染。

（4）术后7d拆线，减少剧烈活动。

术后 6 个月取出塑料管，如无不良反应或老年人也可不取。

（二）肛门紧缩术（肛门括约肌折叠术）

1. 适应证　直肠脱垂伴肛门松弛收缩无力者。

2. 术前准备　同肛门环缩术。

3. 麻醉　局部麻醉、简化骶麻。

4. 体位　截石位。

5. 手术步骤　如下所述。

（1）侧方紧缩法

1）消毒后，在左或右侧肛缘外 1.5cm 作一长 3cm 弧形切口。切开皮肤，皮下组织，游离肛缘皮瓣，暴露外括约肌皮下部（图 8 - 14）。

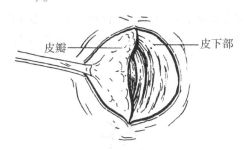

图 8 - 14　弧形切开游离并内翻皮瓣

2）用血管钳游离并挑起外括约肌皮下部肌束（图 8 - 15）。另示指伸入肛内，用肠钳夹住被挑起的肌束根部，用丝线间断贯穿缝合钳下肌束 3 针（图 8 - 16）。

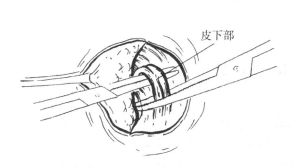

图 8 - 15　挑出外括约肌折叠缝合肌束

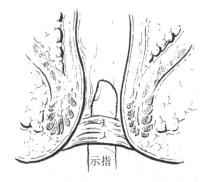

图 8 - 16　缝合折叠肌束固定在外括约肌皮下部

3）肛内示指略有勒指感即可，去掉肠钳用丝线间断缝合折叠部分，固定在外括约肌皮下部的肌膜上。间断缝合切口，纱布包扎。

（2）后方紧缩法

1）消毒后，距肛门后缘 2.5cm 处，沿肛缘后半周作弧形 U 形切口，切口长度按肛门松弛程度而定，如肛门松弛 3 横指以上，可紧缩肛门全周的 1/2；如在 3 横指以下，可紧缩肛门全周的 1/3。

2）切开皮肤和皮下组织，游离切开皮瓣至齿状线（图 8 - 17），并将游离皮瓣向上牵拉，推入肛内，暴露肛门外括约肌浅部，肛尾韧带和肛管后三角（图 8 - 18）。

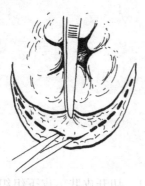

图 8－17　分离皮瓣

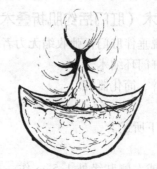

图 8－18　皮瓣上翻暴露肛门括约肌

3）将松弛的两侧外括约肌浅部牵拉重叠缝合，闭合肛管后三角间隙（图 8－19），全层缝合肛门皮肤切口，以肛管内可伸入一横指为度，最后将游离皮瓣从肛内拉出作梭形切除，使肛内切口对合良好，根据情况，可缝合 1～2 针。重新消毒后肛内填油纱条，外敷纱布包括固定。

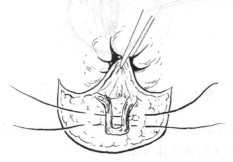

图 8－19　向下拉紧括约肌缝缩两针

6．术后处理　同肛门环缩术。

四、直肠全层脱垂三联术

直肠全层脱垂经腹手术损伤大、出血多，患者痛苦。因为反复脱出使直肠黏膜与肌层分离，松弛下垂，括约肌松弛又无承托作用，术后仍有部分直肠黏膜脱垂，患者认为治疗不彻底，再行二次直肠黏膜结扎。故不愿接受经腹手术，要求经肛门手术治愈。因此，1970 年张有生开始研究经肛门手术，改进直肠黏膜结扎术为排列结扎术和肛门环缩术。用二联术治疗直肠全层脱垂 15 例，近期全部治愈。其中 1 例术后 2 个月复发，又依同法二次治愈。随诊 5～8 年无复发。曾在《实用外科杂志》（1981 年 1 卷 2 期）作了初步报道。随着病例的增多，有的患者术后排便不畅，直肠内有坠胀感，经进一步检查认为二联术使外脱垂变成内脱垂所致，又行消痔灵直肠周围注射，术后患者顿觉轻快，直肠坠胀消失，排便通畅。其后直肠全层脱垂均用三联术（直肠黏膜排列结扎术＋肛门环缩术＋直肠周围注射术）治疗。单一手术治疗差，联合应用则提高疗效。

1．适应证　直肠全层脱垂（Ⅱ～Ⅲ度脱垂）。

2．禁忌证　黏膜发炎、水肿、并发肠炎者。

3．术前准备　术前排净大小便，如有便秘，术前 1d 晚口服 20% 甘露醇 250mL，或开塞露灌肠排便。

4．麻醉　简化骶管麻醉。

5．体位　截石位。

6．手术步骤　如下所述。

（1）先做直肠黏膜排列结扎术，为有充分时间使脱出肠段术后缓慢复位，以便直肠周围注射后粘连固定。

（2）再行肛门环缩术（因操作简便、容易掌握、利于推广，故未用肛门紧缩术），重新消毒，重换敷布、器械和手套再行手术。

（3）最后严密消毒做消痔灵直肠周围注射术。

7. 术中注意事项　如下所述。

（1）三联术的顺序不能颠倒。先结扎直肠黏膜，再做肛门环缩术，最后做直肠周围注射术。

（2）环缩用的导管尽量选择塑料管，既柔软，又有弹性。

（3）环缩后肛门大小以示指通过顺利为度。

（4）将平行接头移开前切口至一侧皮下，以免刺激和压迫切口而不愈合。

8. 术后处理　如下所述。

（1）绝对卧床休息，控制排便4~5d。

（2）禁食不禁水3d，后改半流食到普食。

（3）补液，应用抗生素，预防感染。

（4）口服润肠通便药，防止大便干燥。

（5）每次便后用硝矾洗剂熏洗坐浴，常规换药。

（6）术后第7d拆线。避免剧烈活动、重体力劳动。

（7）术后6个月如有不适可取出塑料管，如无不适或老人可保留不取。

9. 作用机制　直肠全层脱垂常由黏膜脱垂年久失治，逐渐加重而将肌层牵拉下移而致全层脱垂，因此黏膜特别松弛，通过排列结扎使黏膜紧缩，注射消痔灵又使黏膜与肌层粘连。因此，黏膜不再牵拉肌层故不脱出，但脱垂因直肠壁与其周围组织分离、松弛。仅靠紧缩黏膜的张力，阻止肌层脱垂冲击作用有限，时间一长，已被分离，松弛的肌层不断冲击粘连而逐渐又失去张力而复发。如不结扎黏膜只注射消痔灵与肌层粘连，松弛的黏膜张力极小容易下垂而复脱，环缩的肛门不能持久地承托下垂的黏膜导致塑料管松弛，用力排便撑开而复发。因此必须在直肠周围注射消痔灵，铝离子游离产生无菌性炎症而与周围组织粘连。如此内外双层粘连固定直肠肌层，故患者自觉直肠坠胀感，堵塞感消失，排便通畅，轻快感。

10. 疗效　张有生报道，共治疗94例，病程5~35年，Ⅲ度脱垂56例，Ⅱ度脱垂38例。近期全部治愈，平均疗程15.8d。其中3例因平行接头结扎不紧，干便排出用力撑开，重新置入塑料管而治愈。1例术后2个多月切口感染破溃不愈合，取出塑料管后很快愈合。随访半年后来诊取管55例，因无不适和老年人，未取管者39例，取管后仍有肛周皮下纤维环。均无复发，无何后遗症。

吴明铨等用消痔灵直肠黏膜下注射和直肠周围注射加肛门紧缩术治疗直肠全层脱垂16例，一次性治愈14例，二次治愈2例，随访3年无复发。

刘保全1986年以来用直肠黏膜结扎术、肛门紧缩术治疗Ⅰ、Ⅱ、Ⅲ度直肠脱垂36例，全部治愈，一次治愈35例，二次治愈1例。

曾莉等用消痔灵注射、瘢痕支持固定术、肛门环缩术治疗Ⅱ、Ⅲ度直肠脱垂56例，治愈54例，好转2例，治愈率96.4%，随访3年无复发。

吴宗徽等1999—2004年用直肠黏膜下注射、直肠周围注射和肛门环缩术治疗直肠全层脱垂32例，随访1~6年，一次治愈30例，2例复发。

胡捷等1991—1998年用硬化剂直肠周围注射、直肠黏膜柱状结扎、外括约肌折叠缝扎和肛门紧缩术治疗直肠脱垂24例，治愈22例，好转2例，随访3~6个月16例，复发3例。

11. 述评　Ⅰ、Ⅱ度脱垂效果较好，Ⅲ度直肠全层脱垂由于直肠全层反复脱出，致使肛括约肌极度松弛，甚至肛门失禁，收缩和支持作用减弱，即使结扎黏膜，因肛括约肌无力承托也会逐渐下移又脱垂或外翻，故必须行环缩肛门。三种手术单独应用效果不好。联合应用，取长补短，相辅相成，比单一手术作用增强，效果则好。三联术创伤小，痛苦少，疗效确切，并发症少，无后遗症。是一种微创无痛、安全可靠的术式，从而减少或避免了开腹手术的痛苦和经济负担。是目前治疗直肠全层脱垂比较理想的手术，故应首选此手术，除非经肛门手术无效才可选用开腹有效的手术，才是明智之举。

五、黏膜切除缝合术

直肠黏膜切除缝合术通过切除脱垂的黏膜和肠壁，使直肠腔缩小。黏膜和肌层粘连牢固不再下脱，使本病治愈。此类手术多数比上述各种手术的损伤性大，应慎重选择。

1. 适应证　适用于肛管和直肠下部黏膜脱垂。

2. 禁忌证　黏膜发炎、水肿、并发肠炎者。

3. 术前准备　如下所述。

（1）术晨禁食，排净大便或灌肠排便。

（2）口服抗生素，术前夜清洁灌肠。

4. 麻醉　骶管麻醉，小儿可全身麻醉。

5. 体位　截石位。

6. 手术步骤　如单纯黏膜外翻，且局限于肛周某侧，可按痔的孤立切除术，如"痔"切除间断结扎术，或"痔"切除缝合术均可。如脱垂黏膜波及肛管周围，可间断切除脱垂黏膜，创面缝合或分段钳夹结扎，被缝扎创面间留有正常黏膜，有利于创面的愈合，又不易致肛门狭窄。其手术步骤与痔切除缝合术相似。

（1）牵开肛管和直肠下部，由齿状线上方到脱垂上部以弯血管钳或痔钳纵行夹起直肠黏膜，向下牵拉（图8-20），在脱垂上部钳端下方穿过一条缝线，紧紧结扎。

（2）与痔切除缝合术相同，切除钳夹起的黏膜，围绕钳做连续缝线去钳后结扎缝线。同法切除缝合2~4处，直肠内放一窄条凡士林纱布。

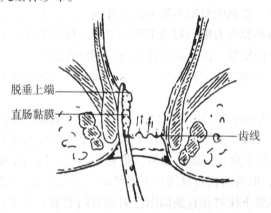

脱垂上端———
直肠黏膜———
——齿线

图8-20　钳夹松弛的直肠黏膜

7. 术中注意事项　如下所述。

（1）黏膜反复脱垂肛门松弛，故不宜松解肛门括约肌。

（2）黏膜缝合宜紧密不留无效腔，以防术后肠腔内容物流入切口造成感染。分段结扎后瘢痕愈合能使肛管缩小。

8. 术后处理　如下所述。

（1）半流食，控制排便2~3d。

（2）便后熏洗坐浴，痔疮栓塞肛。

（3）口服抗生素防止感染，1周后结扎的黏膜脱落。换药至愈合。

六、黏膜纵切横缝术（Bacon法）

通过纵切横缝使直肠黏膜短缩，肠腔扩大而不脱出。

1. 适应证　直肠黏膜脱出和轻度直肠全层脱出。部分黏膜外翻较全周壁黏膜外翻，效果更好。

2. 术前准备　口服抗生素，术前夜清洁灌肠。

3. 麻醉　骶管麻醉，小儿可在基础麻醉下鞍区麻醉，如不能配合手术，全身麻醉也可。

4. 体位　截石位。

5. 手术步骤　如下所述。

（1）如部分黏膜外翻，切口亦短；如全周壁黏膜或肠壁全层外翻，可于脱垂前面正中位齿状线上1～2cm处，向内纵行切开黏膜至黏膜下层（图8－21），切口长度随脱出物大小而不同，为4～6cm，将黏膜与肌层钝性分离，充分止血。

（2）再将切口向两侧牵拉，变纵切口为横切口，多余黏膜皱褶剪除。将黏膜内缘与肌层缝合，以免黏膜收缩，最后间断缝合横切口（图8－22）。

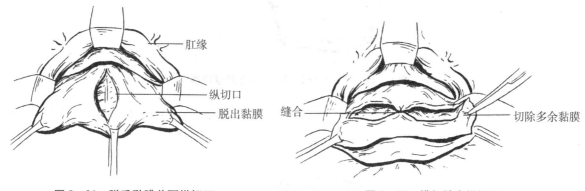

图8－21　脱垂黏膜前面纵切口　　　　　　图8－22　横行缝合纵切口

（3）脱垂后面以同法纵行切开横行缝合（图8－23）。前面和后面缝合完毕，将脱垂复位（图8－24）。取10cm长橡皮管，裹凡士林纱布块，纳入肠腔。

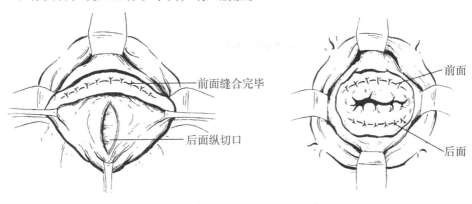

图8－23　后面纵向切口　　　　　　　　图8－24　前后缝合完毕

6. 术后处理　卧床24h可取出凡士林纱卷，控制排便4～5日，后灌肠排便，每便后坐浴换药。

七、直肠黏膜袖状切除肠壁折叠术（Delorme手术）

1900年，Delorme首先提出脱垂肠管黏膜环切术，即更广泛的Whitehead环切术。1936年，David又加肌层折叠缝合，使之更加完善。各国用法相同。

1. 适应证　Ⅱ～Ⅲ度脱垂，且年老和体弱患者。

2. 术前准备　口服抗生素，术前夜清洁灌肠。

3. 麻醉　骶管麻醉，小儿可在基础麻醉下鞍区麻醉，如不能配合手术，全身麻醉也可。

4. 体位　截石位。

5. 手术步骤　如下所述。

（1）消毒后牵出脱垂，直肠黏膜下注射肾上腺素盐水溶液。于齿状线上1.0～1.5cm处环形切开黏膜，用电刀或剪将底部黏膜由肌层做袖状分离到脱垂顶端（图8－25）。

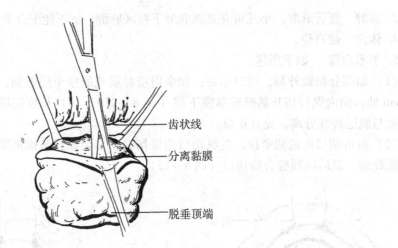

图 8 - 25　环形切开黏膜并分离至脱垂顶端

（2）向下翻转袖状黏膜，用 4 号丝线分 6～8 处纵行穿过黏膜下层和肌层，折叠肠壁（图 8 - 26）。

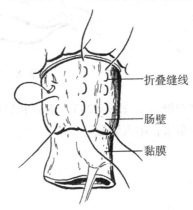

图 8 - 26　将缝线纵行穿过黏膜下层和肌层

（3）切除多余袖状黏膜，牵紧各条缝线，使肠壁肌层折叠。

（4）彻底止血，结扎折叠缝线，将近端黏膜与齿状线上黏膜间断缝合，并将折叠肠壁复回盆腔（图 8 - 27）。

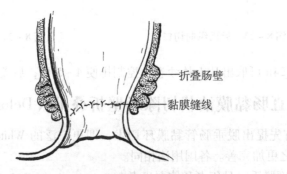

图 8 - 27　缝合远近端黏膜，将脱垂推入盆底

6. 术中注意事项　如下所述。

（1）环形切开脱垂肠管黏膜时，应选在齿状线近侧约 1～1.5cm 处为宜。

（2）在缝合直肠壁时，不能缝合过深，进针深度为黏膜下层和肌层，不要穿透肌层。

（3）在折叠缝合肠壁时，应纵行折叠缝合。

（4）在分离直肠过程中，不能损伤直肠。

（5）切除多余袖状黏膜时应注意彻底止血。

7. 术后处理　同黏膜纵切横缝术。

8. 述评　Berman 于 1990 年报道了 1984—1985 年间采用 Delorme 术式，在直肠下段环形切开肠黏膜，分离后折叠直肠本身之环肌，治疗女性直肠脱垂 21 例，年龄 20 ~ 79 岁，随访 3 年以上，15 例术前症状几乎大部消失。

此法不仅能缩短脱出肠管，而且埋藏于肛周折叠增厚的肠壁肌层亦可增强括约肌的张力。适用于脱垂肠段短于 3 ~ 4cm 的卧床或衰弱患者，无炎症的直肠脱垂。其优点手术创伤小，不经腹腔，直视下手术，全身干扰小，术后恢复快，87% 的患者效果良好。但剥离黏膜时间较长，出血较多，因对直肠支持组织未加修整，疗效不易巩固，远期复发率较高，常有排便困难不能缓解。目前多采用其改良术式。

八、会阴部直肠乙状结肠部分切除吻合术（Mikulicz 手术）

1. 概述　1889 年，Mikulicz 首先报道了会阴部直肠乙状结肠部分切除吻合手术，手术比较简单，但复发率高。

2. 适应证　直肠全层脱垂，脱出较常发生嵌顿，肠管红肿，有坏死倾向的绞窄性脱垂。

3. 禁忌证　嵌顿性直肠脱垂，虽有瘀血，水肿，但无狭窄坏死倾向，一般手法不能回位，而用高野氏简易复位法，即用大直血管钳，夹持无菌纱布块，伸入脱出远端肠腔内，利用纱布与肠黏膜的摩擦力，从中心将脱出肠段带回，复位后纱布留置卸钳取出。不做此术改做他术。

4. 术前准备　口服抗生素，术前晚清洁灌肠。

5. 麻醉　连续硬膜外麻醉或骶管麻醉，年老体弱者也可用局部麻醉，小儿可在基础麻醉下鞍区麻醉，如不能配合手术，全身麻醉也可。

6. 体位　截石位。

7. 手术步骤　如下所述。

（1）用苯扎溴铵棉球消毒脱出的肠管，铺巾。钳夹肠管向外牵拉，切开外层肠管（图 8 - 28）。

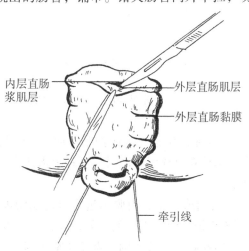

内层直肠浆肌层　外层直肠肌层　外层直肠黏膜　牵引线

图 8 - 28　切开外层肠管

（2）先在脱垂肠管作两针牵引线，在距肛缘 2cm 左右环形切开脱出外层肠壁黏膜层。如不慎切开腹膜，直肠前腹膜凹陷内有小肠嵌出，注意勿损伤肠管，则将小肠推回腹腔，并缝合腹膜。脱出肠管前壁切断后，用细丝线间断缝合内、外两层肠管浆肌层（图 8 - 29）。

（3）缝合前后壁全层用 00 号铬肠线全层间断缝合内、外层肠管（图 8 - 30，图 8 - 31）。

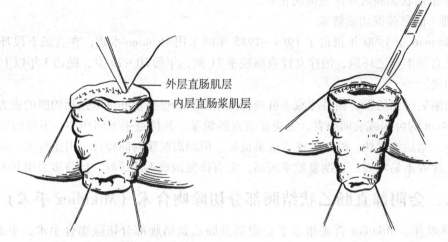

图 8 - 29　缝合内外两层前壁浆肌层　　　　　图 8 - 30　切开内层肠管

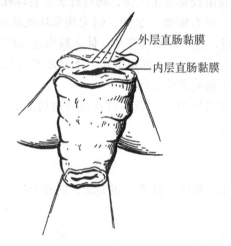

图 8 - 31　缝合肠壁全层

（4）采取边切边缝法环形切除整个脱出的坏死肠管，可减少出血。吻合完毕，还纳肠管，将凡士林纱布卷填入肛内包扎。

8. 术后处理　禁食不禁水，补液加抗生素，卧床控制排便 3 ~ 5 日，2 周内不应直肠指诊，灌肠，术后 4 日口服液体石蜡帮助排便。术后 6 日体温升高时，可轻柔指诊吻合口有无漏出和盆内炎症，如有缝线裂开和化脓，可用肛镜冲洗消毒。

9. 疗效　Altemeier 先在脱出肠管前或后壁，由脱出远端至近端做纵行切开后，再于近端环形切除全层肠壁，行端口吻合。他于 1977 年报道治疗 159 例，复发 8 例。并发膀胱炎 14 例，肾盂肾炎 7 例；会阴部脓肿 6 例；盆腔脓肿 4 例；出现腹腔积液 3 例，直肠狭窄 2 例。

10. 述评　此种手术虽然简单，但复发率高，损伤重，出血多，并发症较多。切除过少易复发，切除过多因吻合口张力大不易愈合。

九、会阴部直肠乙状结肠切除、肛提肌折叠术（Altemeir 手术）

1. 概述　会阴部直肠乙状结肠部分切除术（Altemeir 手术），Altemeir 主张经会阴部一期切除脱垂肠管，从会阴部入路，可看清解剖变异，便于手术，不用开腹。1917 年，Altemeir 做改良会阴切除术，包括消除直肠膀胱陷凹和直肠子宫陷凹，折叠肛提肌和切除过长的乙状结肠和直肠。

2. 适应证　如下所述。

（1）老年人、体弱不能耐受经腹手术者。

— 126 —

（2）肠管脱出时间较长，嵌顿不能复位或肠管已坏死者。

3. 术前准备　如下所述。

（1）术晨禁食，排净大便或灌肠排便。

（2）口服抗生素，术前1d输注抗生素，预防感染。

（3）术晨3时口服舒泰清，将舒泰清（6大包和6小包）加温水至750mL，30min内服完，2h之内服完温开水3 000mL。

（4）留置导尿。

4. 麻醉　全身麻醉或硬膜外阻滞麻醉，老年或体弱的也可用局部麻醉。

5. 体位　折刀位或截石位。

（1）常规消毒会阴部皮肤与肠腔，铺巾。用钳将脱垂肠管向下牵拉，尽量拉出全部脱垂肠管。

（2）在齿状线近侧约1.5～2cm处环形切开脱垂肠管外层的直肠全层肠壁，结扎出血点。

（3）将脱垂外层向下翻转，在直肠远侧断端每一象限穿入牵引缝线（图8-32）。

（4）下牵直肠和乙状结肠。在肠襻前面显露直肠膀胱陷凹或直肠子宫陷凹腹膜，切开腹膜切入盆腔。将乙状结肠前壁腹膜与直肠远侧断端腹膜连续缝合，闭合凹陷（图8-33）。

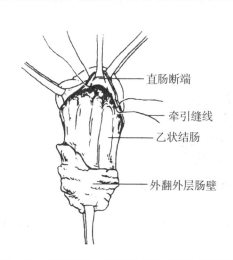

图8-32　向下翻转，并在远侧断端穿入牵引缝线

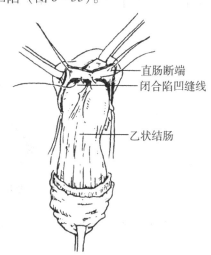

图8-33　下牵乙状结肠闭合陷凹

（5）下牵乙状结肠，找到两侧肛提肌，在肠前面将两侧肛提肌牵拢并间断折叠缝合，消除盆底缺损，以加强盆底（图8-34）。

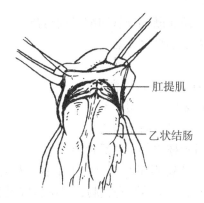

图8-34　缝合肛提肌，消除盆底缺陷

（6）将肛门外多余的肠管从前后正中线处分别纵行向上剪开，至环形切开的外层直肠残端处，在前后正中线将肠壁与直肠断端黏膜全层缝合，作为牵引缝线（图8-35）。

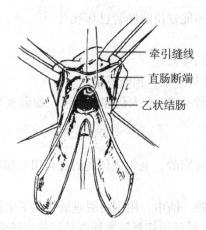

图 8-35 纵行剪开肛管前壁和后壁

（7）结扎切断乙状结肠系膜，在肛门外约 2cm 斜行切断乙状结肠。向两侧剪去脱垂肠壁，切除多余的肠组织。提起牵引缝线，对合肠管断端，边剪边与外层肠管断端全层间断缝合（图 8-36）。

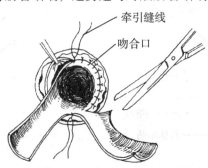

图 8-36 剪去多余肠壁，边剪边缝

（8）全层缝合肠管一周结束后，将吻合口轻轻送入肛内，再置入外包凡士林纱布的橡皮管，外覆敷料包扎固定。

6. 术中注意事项　如下所述。

（1）环形切开脱垂肠管外层时，应在齿状线近侧约 1.5~2cm 处为宜。

（2）如果脱垂肠管较长，在前方切开外层肠壁时，须注意在内、外层肠管间下降之腹膜囊内有小肠进入的可能，宜先回纳小肠后再切开。

（3）内层多余肠管应边切边缝，防止断端肠管回缩影响吻合。

（4）切开外、内层肠管时应注意断端彻底止血。

7. 术后处理　如下所述。

（1）禁食 5d，从流质饮食逐渐恢复到正常饮食。

（2）进食后应保持大便通畅，必要时给予缓泻剂。

（3）静脉补液，全身应用抗生素，必要时全身支持。

（4）术后 24~48h 拔除肛门内所置橡皮管，便后换药。

8. 述评　本术式适用于老年人、体弱不能耐受经腹手术者，且对脱垂肠管有嵌顿水肿甚至已坏死者，亦能及时手术。经会阴部切除脱垂乙状结肠和直肠，术中将肛提肌折叠缝合，消除盆底缺损，加强了术后疗效，但术后仍有个别患者复发。

十、Weinlechner 人工坏死术

1. 历史　1867 年，Weinlechner 首先提出此种术式。

2. 适应证　绞窄性直肠全层脱垂，肠管已变黑坏死，绝不能手法复位，又无法做其他手术者。

3. 麻醉 长效局部麻醉、简化骶麻。

4. 体位 截石位。

5. 手术步骤 冲洗消毒后，用一橡皮圈套在脱出肠段近端尚未完全坏死部位，再取一硬橡皮管在脱出肠段远端肠腔口部，缓慢插入至近端橡皮圈套内，这样橡皮环更能勒紧脱出肠管，而成为人工促进坏死，最终脱落。此法患者须忍受嵌顿，坏死的痛苦，用长效麻醉可减轻痛苦。此外，尚有发生腹膜炎或腹膜穿孔的危险。

6. 术后处理 同直肠脱出经会阴切除术。

7. 疗效 目前尚无报道，但张有生曾遇一幼儿病例，脱出长约 20cm，嵌顿后绞窄坏死，脱出肠管变黑坏死，肿胀，渗液，已失去各种手术机会，全身状况不佳，只有做此种简易手术，结果 1 周后全部自然脱落，术后补液加抗生素，家属护理，加强营养而存活下来，未发生腹膜炎或穿孔。

十一、直肠内瘢痕支持固定术

沈阳李润庭采用直肠黏膜结扎术与注射术相结合的术式。

1. 适应证 直肠全层脱垂。

2. 术前准备 同肛门环缩术。

3. 麻醉 简化骶麻。

4. 体位 截石位。

5. 手术步骤 如下所述。

（1）直肠用达金液清洗干净。在齿状线上 1.5cm 处，分别在左前、左后、右中 3 个部位，用长直大血管钳，纵行钳夹直肠黏膜 5 ~ 6cm。

（2）在血管钳上注射明矾枯痔液达到黏膜膨胀，变成灰白色，待 10min 后，再用血管钳挤压捻挫被夹住的黏膜成坏死组织薄片状，卸掉挤压血管钳。

（3）用圆针和 7 号丝线，在血管钳下，按三等分贯穿两针，分段结扎（图 8 - 37）。3 个部位依次同法操作（图 8 - 38）。术毕直肠用达金消毒液消毒，肛内放消炎栓 1 枚，外敷纱布固定。

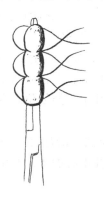

图 8 - 37 丝线分段贯穿结

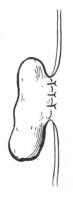

图 8 - 38 结扎后形状

6. 术中注意事项 如下所述。

（1）三个结扎点要避开 3 个母痔区，结扎点之间要保留健康黏膜，术终以指诊通过为度。

（2）三个结扎点距齿状线不应在一个水平线上，贯穿结扎不得穿入肌层，血管钳夹住黏膜与肠壁。

7. 术后处理 每便后温水坐浴，肛内放消炎栓，口服液体石蜡或麻仁丸，口服抗生素防止感染。

十二、直肠黏膜原位固定术

1. 适应证 适用于直肠内脱垂。

2. 麻醉 简化骶麻。

3. 体位 截石位。

4. 手术步骤　如下所述。

（1）直肠内消毒后，手指扩肛，容纳4指，在直肠后壁及两侧分别用2-0肠线纵行缝合松弛的黏膜共三排，故称直肠黏膜多排缝合固定术，缝合高度可参照排便造影片上套叠的高度和深度达7~8cm。三排缝合间可注射4%的明矾液20mL，增强固定效果。

（2）男性应避免在前壁操作，以防损伤前列腺。术毕于肛内放小油纱条。

5. 注意注意事项　严格无菌操作以防伤口感染。

6. 术后处理　每便后熏洗坐浴，肛内注入九华膏，不必每日换药。

十三、肛门成形术

用于大便失禁的直肠脱垂，切除脱出部分的肠管，肛管黏膜和皮肤缝合、为减少肛周皮肤的张力，可切开减张，并向肛管内移动皮瓣，如有瘢痕和过度狭窄，可行全围切除，于两侧切开移动S状皮瓣与切除的直肠黏膜缝合。还有王刃等将逆向双侧带骨膜臀大肌襻肛门成形术治疗直肠脱垂，满足各种原因引起的大便失禁患者的治疗，可重建、恢复肛门功能。

十四、手法复位术

直肠脱出后不能自行复位或复位有困难者，或发生嵌顿和绞窄时，但无脱出肠管坏死者，应首选手法复位再择期进行手术治疗。

1. 适应证　如下所述。

（1）直肠脱出后不能自行复位或复位有困难者。

（2）直肠脱垂嵌顿或绞窄者。

2. 麻醉　不需要麻醉。

3. 体位　膝胸位或左侧卧位。

4. 术前准备　卵圆钳或长镊子1把、干纱布垫1~2块。

5. 手术步骤　如下所述。

（1）小儿脱出复位术：将患儿俯卧于医生的双膝上，较大儿童可取胸膝位，以手指缓慢地将脱出的直肠推入肛内，清洁肛周皮肤，外敷一效散，用宽胶布将两臀拉拢固定。

（2）成人全层脱垂复位术：应尽快复位，以免脱出肠管充血水肿，防止发生嵌顿和绞窄则复位困难。取左侧卧位医生在背侧，用纱布包裹手指持续加压，于脱出顶端，手指应随脱出的直肠进入肛门使脱出直肠通过括约肌而复位，如脱出时间较长，肠管充血水肿，徒手不能复位时有人主张在局部麻醉下均能复位。

（3）简易复位术：1985年，日本高野正博报道应用简易复位法，治疗直肠脱垂嵌顿，后经张有生临床应用效果良好。日本高野氏认为以上两法是从脱出肠管周围往中心加压，所用力量不能顺利作用于肛门中心，用力过猛难以复位甚至压伤。

1）先用高渗盐水湿敷，减轻水肿，然后给予还纳。

2）用卵圆钳或长镊子夹住干纱布垫的一端，然后包绕在钳子上。

3）从脱出顶端的肠腔将干纱布缓慢地向直肠腔内塞入，利用于纱布和直肠黏膜的摩擦力，将脱出的肠管带入肛内顺利复位。

4）置入肠腔片刻完全复位后停留30min，再压住肛门口缓慢取出卵圆钳，以免取钳子时纱布随之脱出。

6. 术中注意事项　如下所述。

（1）切忌麻醉，体位最好选择膝胸位，便于操作。

（2）复位时用力不能过猛，否则难以复位甚至损伤肠管或肠穿孔。

（3）卵圆钳或长镊子一定要夹住干纱布垫的一端，然后将其包裹住。

（4）按照向前、后、左、右、前的方向缓慢向肠腔内还纳。

（5）复位结束停留30min后，再缓慢取出卵圆钳或长镊子，注意勿将干纱布垫带出肛外。

7. 术后处理　如下所述。

（1）禁食3d。

（2）1~2d后取出肛内干纱布垫。

（3）口服抗生素防止感染3d。

（4）每便后熏洗坐浴，痔疮栓塞肛，换药至愈合。

（许　倩）

第二节　经骶部手术

一、直肠后壁黏着术（Sick 法）

直肠后壁黏着术（Sick 法，1909 年）于肛尾间沟做一纵向切口，并逐渐剥离至直肠后壁层，使成一开放创口，肛管不切开，创口填塞纱布，10 日左右即可取出，或术后每日换药填塞新纱布，使创面由基底部逐渐生长。由于创口结缔组织增生可将直肠后壁粘连固定。方法简便易行损伤小，但疗效欠佳。只能用于轻度脱垂，其后 Ritter 在此基础上不仅填塞后位切口，并于直肠周围穿过一纱条环，从而引起更大范围的粘连，但易损伤邻近组织或影响其功能。有时可穿破腹膜，故临床少用。

二、经骶部直肠缝合固定术

Ekehorn 于 1909 年首用。用一大弯针穿粗丝线，由尾骨的左侧穿过皮肤、皮下组织和直肠壁进入直肠腔内。再由尾骨右侧由内向外穿出（图8-39），另一手示指伸入直肠作引导，最后将尾骨两侧缝线，结扎于覆盖的敷料上（图8-40）。术后 10~20d 可取出缝线。

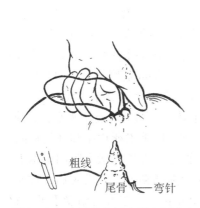

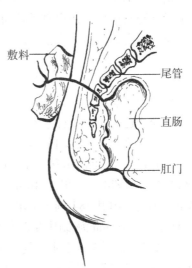

图 8-39　由尾骨左侧穿进右侧穿出　　　图 8-40　将尾骨两侧缝线结扎于敷料上

由于炎症的结果，直肠后缝合部位产生结缔组织而使其与尾骨区粘连固定。此法简便易行但疗效不易巩固。Tuttle 用一系列缝线横行穿过直肠肌（图8-41），再将各缝线穿过骶骨侧的组织再予结扎而形成了骶区直肠固定（图8-42）。

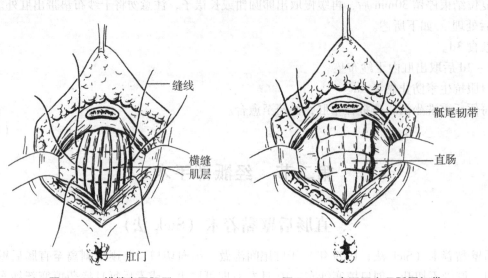

图 8-41 横缝直肠肌层　　　　　　图 8-42 直肠固定于骶尾韧带

　　Venrneuic 应用的直肠固定术是先在肛门尾骨间切开，分层剥离，暴露直肠，最后将直肠后壁与皮肤缝合固定。Marchant 将直肠与骶骨和尾骨筋膜缝合固定而 Konig Franke 等仅将直肠与尾骨筋膜缝着。Hoffman 法是在肛门后位作一 "U" 形切口，暴露直肠，所形成深创面内用肠线缝合，外用金属线紧紧缝合。

三、经骶部直肠固定术

　　取俯卧位，由肛后 1cm 处向骶尾关节纵行切开，暴露外括约肌。尾骨可暂时移于一侧，充分暴露直肠后壁，自上而下至直肠环，或由直肠环向上连续或间断缝合，形成纵行皱襞，固定于骶前骨膜。左右肛提肌要充分重叠缝合，同时缝合括约肌形成纵行皱襞，将尾骨移回原位，与之缝合固定。此术术后疼痛剧烈，目前还不多用。

　　上述这些都是在骶部施术，不需剖腹，故临床上称为外固定，而经腹手术则为内固定。

　　述评：直肠脱垂至今病因不明，学说很多。常因直肠黏膜脱出年久失治发展到全层脱出，故必须手术，其术式繁多，至今已有 100 余种手术。但尚无理想的标准手术，手术途径主要有，①经腹手术：有时并发感染、出血、肠麻痹或肠梗阻甚至死亡，如 1972 年报道 Graham 盆底修复术 408 例，其手术死亡率 2.8%，复发率 6.4%，并可损伤盆神经。1984 年报道 Orr 手术 290 例，其手术死亡率 1.3%，并发症率 4%，复发率 4.2%。1978 年，报道 Ripstein 手术 1 000 例中其 183 例出现粪便嵌塞、骶前出血、直肠狭窄和盆腔感染。另有 7 组共 484 例，手术死亡率 0% ~5%。Wells 手术死亡率和并发症同上，复发率 0% ~12%，有些植入的 Ivalon 海绵因感染需切除。1989 年，报道乙直肠切除直肠固定术 102 例，其中 4 例发生吻合口并发症，2 例需再手术，复发率 0 ~9%。有时后遗肠粘连致经常腹痛、排便困难，泌尿系统和性功能减退等。②经肛门手术：范围小，创伤轻，不用开腹，老年人易耐受手术，感染机会小，死亡率低，但仍有一定的并发症，会阴部及盆腔脓肿、直肠狭窄及复发率高等。如直肠黏膜结扎术，复发率 27%；肛门环缩术复发率 36%，因线管断裂、感染、粪便嵌塞而需取出者 33%；会阴直、乙状结肠部分切除术，操作简便，并发症少。1970 年报道 507 例，手术死亡率 0.6%，复发率 40.8%。Delorme 手术直肠黏膜袖切除和肠壁折叠术，操作简便，手术死亡率低，并发症少，复发率 0 ~30%。在这些手术中，以直肠悬吊加前壁折叠术较好，术后直肠全层不再脱出。但笔者也发现有些病例年久失治，因反复脱出造成的直肠黏膜和肛括约肌极度松弛，即使做直肠悬吊加前壁折叠术或单行直肠周围注射，术后仍有黏膜外翻或脱出，不能彻底治愈。后经学习 Ganti——三轮氏术，肛门环缩术，二联手术，使其彻底治愈由此引发设想先行经肛门二联术（直肠黏膜排列结扎术加肛门环缩术），无效时再行开腹手术。结果二联术行之有效，共治疗直肠全层脱出 15 例，术后随访半年，拆除塑料管后，因异物反应纤维组织增生，肛周皮下仍可触到纤维环，尚可继续环缩和支持作用。认为疗效很好，手术可行。但二联术对重症全层脱垂，效果较差，有的复发，又得开腹。此时又有报道用中药明矾液行直肠周围注射术，经临床应用，效果良好，故将开腹悬吊改作消痔灵原液或芍倍注射液或聚桂醇注射液直肠周围注射，由此组成中西医结合三联术治疗全层脱垂，临床效果满意，避免了经腹手术带来的并发症。

（许　倩）

第三节　经腹部手术

一、直肠前悬吊固定术（Ripstein 手术）

1. 概述　直肠前悬吊固定术（Ripstein 手术）是当今美国、加拿大、澳大利亚及欧洲等国家最常用的手术方法。1969 年，Ripstein 认为直肠全层脱垂是一种肠套叠，不论是先天性还是后天性的，直肠失去固定处，变成直形肠管就能发生肠套叠。他认为盆底缺损是继发性变化，如能使直肠与骶骨窝固定，防止直肠变直就不会发生肠套叠。手术要点是游离直肠后壁至尾骨尖，提高直肠，用宽 5cm 的 Teflon 条带将直肠上部包绕，与直肠前壁缝合并固定在骶骨隆凸下的骶前筋膜和骨膜上。该手术优点是提高了盆腔陷窝，手术简单，不切除肠管，复发率和死亡率低。其并发症主要是便秘乃至肠梗阻、直肠狭窄、悬吊固定不牢以及骶前静脉丛出血。Gorden 综合文献报道 1 111 例，复发率 2.3%，并发症率 16.5%。Tjandra（1993）在 27 年内用该手术治疗完全性直肠脱垂 142 例，随访 1~15 年，复发率为 8%。我国学者马万里等 1992 年 7 月—2001 年 8 月用涤纶布行直肠骶骨悬吊术治疗直肠脱垂 38 例，术后切口感染 2 例，并发尿潴留 1 例，全部治愈，随访 1~9 年无复发。

2. 适应证　成人完全型直肠 Ⅱ~Ⅲ 度脱垂，特别适用于骶骨直肠分离或严重直肠内套叠者。

3. 禁忌证　如下所述。

（1）直肠脱垂并发嵌顿、急性炎症较重。

（2）直肠脱垂伴有严重便秘者。

4. 术前准备　如下所述。

（1）与一般腹部手术相同，但需肠道准备。

（2）先消除腹内压增高的因素，如慢性咳嗽、习惯性便秘、慢性腹泻、排尿困难等。

（3）纠正营养不良状况及患者心理障碍。

（4）术晨胃肠减压、留置导尿管。

（5）按各手术要求，准备取阔筋膜，或准备 Teflon 网悬吊、Ivalon 或丝绸带。

5. 麻醉与体位　持续硬膜外麻醉。头低仰卧位，使小肠倒向上腹，以利直肠前陷凹的显露。平卧位。

6. 手术步骤　如下所述。

（1）常规消毒下腹部皮肤，铺手术巾。

（2）下腹正中或左下腹直肌旁正中切口，自耻骨联合上缘至脐。按层次切开腹壁。切开腹膜时注意勿损伤膀胱。进入腹腔后改为头低脚高位。

（3）探查腹腔，主要探查有无乙状结肠冗长、Douglas 陷凹过深及骶骨直肠分离等异常情况。

（4）用纱垫将小肠推向上腹或用塑料袋装起小肠，放置一侧。S 形拉钩牵开子宫，显露盆底。

（5）切开直肠两侧腹膜，绕过 Douglas 陷凹底与对侧汇合。提起直肠，在直肠深层筋膜鞘与骶前筋膜之间，钝性向下分离至尾骨尖。注意防止损伤双侧输尿管及肠系膜下动脉。

（6）直肠完全脱垂患者 Douglas 陷凹常较深，一般不需深入分离直肠前间隙。多数患者不需切断直肠侧韧带。将直肠充分游离后牵向头侧，用 5cm 宽的 Teflon 网片覆盖于骶骨岬下 5cm 处的直肠前壁及两侧，先将网片右侧缘与骶骨中线左侧 1.5cm 处的骶前筋膜缝合 3 针（图 8-43）。

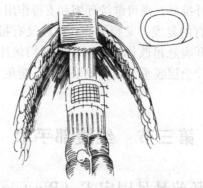

图 8-43　缝合网片右侧缘

（7）修剪左侧 Teflon 网条，使缝合后没有张力，且可在直肠后壁放入 1 手指。网片左侧骶前固定同右侧。然后，将网片上下缘间断缝合于直肠前壁及两侧（图 8-44，图 8-45）。

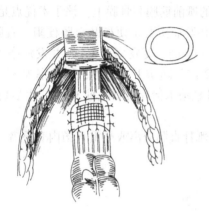

图 8-44　将网片上下缘间断缝合于直肠前壁

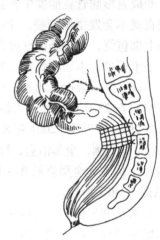

图 8-45　将网片缝合于直肠前壁及两侧

（8）另一种固定 Teflon 网的方法为，将 Teflon 网条中间与骶骨中线筋膜丛向间断缝合固定（图 8-46），再将网条两端向前绕至直肠两侧及前壁，分别缝合固定。但直肠前壁中央留出 3cm 宽空隙，以防止直肠狭窄粪便通过受阻（图 8-47）。

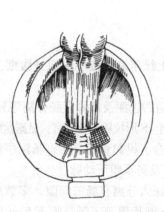

图 8-46　网片中央于中线处与骶前筋膜纵向缝合固定

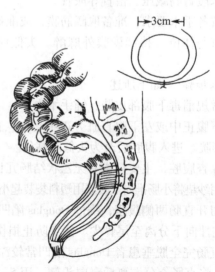

图 8-47　将网片两侧向前包绕直肠

（9）不需要修补盆底组织，缝合直肠侧腹膜及盆底腹膜。如果无明显出血，可以不放置引流。如果发生骶前出血，必须在盆腔内放置负压引流管，经左下腹戳口穿出。

7. 术中注意事项　如下所述。

（1）直肠应完全游离到盆底部，抬高直肠，使其固定。

（2）缝合 Teflon 于直肠壁时不能损伤直肠，若直肠弄破，不宜植入。

（3）分离直肠后壁，要防止骶前出血。

（4）止血要彻底，否则易致感染。

8. 术后处理　如下所述。

（1）保留导尿管数日。

（2）禁食，常规补液。

（3）常规应用抗生素防止感染。

（4）48~72h 后拔除引流管。

（5）肠道功能恢复并排气后，逐渐过渡到正常饮食，并保持大便通畅。

（6）术后 7d 腹部切口拆线。

（7）术后卧床休息 2 周。

（8）出院后 3 个月内避免重体力劳动。

9. 手术并发症　Gorden 等综述了 1 111 例 Ripstein 手术结果。复发率 2.3%，并发症为 16.5%，粪块堵塞 6.7%，骶前出血 2.6%。狭窄 1.8%，盆腔脓肿 1.5%，小肠梗阻 1.4%，阳痿 1.8%。瘘 0.4%。我国马万里等 1992 年 7 月—2001 年 8 月用涤纶布行直肠骶骨悬吊术治疗直肠脱垂 38 例，术后切口感染 2 例，并发尿潴留 1 例，全部治愈，随访 1~9 年无复发。

10. 述评　该术式将直肠充分游离后悬吊固定于骶前筋膜上，恢复了直肠与骶骨间的生理弧度，提高了盆腔陷窝，手术不复杂，不切除肠管，复发率和死亡率低。需要注意本术式对伴有严重便秘者不宜选择使用。

二、直肠后悬吊固定术（Well 手术）

1. 概述　直肠后悬吊固定术即 Well 手术（Ivalon 海绵植入术）。由 Well 于 1957 年首先报道，直到 1971 年才逐渐推广。手术要点是游离直肠至肛门直肠环后壁。分开部分侧韧带后，用不吸收缝线将半圆形 Ivalon 海绵薄片缝合在骶骨凹内，将直肠向上提拉并放入到薄片前面，将薄片与直肠侧壁缝合，直肠前壁保持开放约 2~3cm 宽，以免直肠狭窄、嵌顿或梗阻，再将盆底腹膜缝在固定的直肠上。此手术优点在于直肠与骶骨的固定，使直肠变硬，防止肠套叠形成。本术式疗效良好，死亡率及复发率均较低。主要并发症是盆腔感染。Marti（1990）收集文献报道 688 例 Well 手术，感染率 2.3%，手术死亡率 1.2%，复发率 3.3%。

2. 适应证　同 Ripstein 直肠固定术。

3. 禁忌证　脱垂肠管伴有感染或坏死，术中分破直肠者。

4. 术前准备　如下所述。

（1）口服新霉素及甲硝唑 2~3d，肌内注射维生素 K_1，并予以少渣饮食。

（2）术前 1d 静脉给予预防性抗生素。术前清洁灌肠，放置导尿管。

5. 麻醉与体位　全身麻醉或连续硬膜外麻醉。头低臀高仰卧位。

6. 手术步骤　如下所述。

（1）常规消毒下腹部及大腿上 1/2 皮肤，铺无菌手术巾。

（2）取下腹正中或左旁正中切口，自耻骨联合上缘至脐水平按层次切开腹壁，切开腹膜时注意勿损伤膀胱。进入腹腔后改为头低脚高位。

（3）探查腹腔，主要探查是否 Douglas 陷凹过深、乙状结肠冗长及骶骨直肠分离等异常情况。

（4）用纱垫将小肠推向上腹，或将小肠装入塑料袋内，放置一侧。S 形拉钩牵开子宫，暴露盆底。

（5）在直肠及乙状结肠两侧，靠近肠管处切开腹膜，自肠系膜下动脉处向下切开至直肠两侧，绕过 Douglas 陷凹底与对侧会合。

（6）游离直肠及乙状结肠两侧，注意保护双侧输尿管及肠系膜下动脉，将直肠充分游离，分离骶前间隙至肛门直肠环的后壁。向下分离直肠前间隙至肛提肌水平。游离骶前间隙时宜选用锐性分离法。以免因骶前静脉撕裂而造成难以控制的出血。切断直肠侧韧带上 1/3（图 8 – 48）。注意保护骶前神经丛。

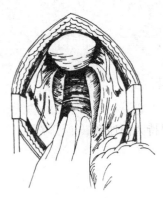 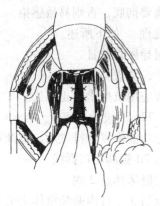

图 8 – 48　充分游离直肠至肛提肌水平　　　　图 8 – 49　两侧包绕直肠，并与直肠缝合固定

（7）将直肠充分游离后用深部拉钩牵向前方，充分显露骶前。把 3mm 厚的 Ivalon 海绵片修剪成 15cm × 10cm 宽窄，用之前须用生理盐水浸泡 1 ~ 2min。在骶骨中线用中号无创缝合线穿入骶前筋膜或骨膜，共缝入 3 ~ 5 针。

（8）再将缝线穿入 Ivalon 海绵中间，使其长轴与直肠一致。把海绵片滑至骶前贴紧，结扎缝合线。

（9）将直肠放回骶前，并向头侧拉紧，将海绵片两侧包绕直肠侧壁。直肠前壁留 2 ~ 3cm 空隙。将海绵片与直肠壁浆肌层缝合（图 8 – 49）。

（10）缝合直肠两侧腹膜，关闭 Douglas 陷凹，尽量抬高盆底（图 8 – 50）。放置负压吸引于骶前，逐层缝合腹壁，引流管自腹壁戳口引出。

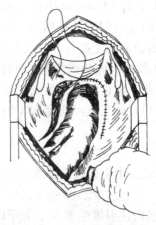

图 8 – 50　缝合盆底腹膜前壁中央留出 2 ~ 3cm 空隙

7. 术中注意事项　如下所述。

（1）术前应进行充分的肠道准备，术中 Ivalon 海绵薄片植入前应常规应用抗生素，止血应彻底，尤其不能损伤骶前静脉丛。

（2）术中不能分破直肠，若术中分破直肠、则不宜植入海绵薄片。缝合肠壁时，缝针不能刺穿肠壁，以免肠内细菌污染术野。

（3）术中不能损伤盆腔自主神经，否则男性可导致术后阳痿。

8. 术后处理　如下所述。

（1）禁食3d，静脉输液，常规应用抗生素5d预防感染。

（2）3d后进流质饮食，然后改半流质饮食，逐渐恢复正常饮食。注意保持大便通畅。

（3）骶前引流管于术后3d拔除。

（4）留置尿管3~5d。

（5）腹壁切口于术后7d拆线。

9. 手术并发症　最严重的并发症是盆腔化脓性感染，若有感染，海绵薄片成为异物，须及时吸出。其他并发症尚有肠腔狭窄、骶前出血、阳痿等。

10. 述评　本术式将直肠提高后，通过薄片与骶骨固定。海绵薄片植入后，能使直肠变硬，有效防止肠套叠形成及直肠脱垂再度发生。死亡率及复发率均较低。有人报道，盆腔感染发生后取出海绵薄片，亦无直肠脱垂复发。故 Penfold 认为，本术式的成功不在于直肠与骶骨固定，而是使直肠变硬，防止肠套叠形成。

三、直肠骶骨悬吊术（Orr 手术）

1. 概述　直肠骶骨悬吊术（Orr 手术）由 Orr 于1974年提出用两条股部阔筋膜将直肠固定于骶骨上，每条宽2cm，长10cm，将筋膜带一端缝在直肠前外侧壁，向上牵紧直肠，将两条筋膜的另一端固定于骶岬上方的筋膜，达到悬吊的目的。该法效果良好，但为了获取阔筋膜须加做股部切口，增加了手术创伤。近年来主张用尼龙、丝绸带或由腹直肌鞘取下的两条筋膜替代阔筋膜带固定直肠。手术要点是剪开直肠两侧侧腹膜到 Douglas 陷凹会合，适当游离直肠两侧，不游离直肠后壁。将固定带的一端先缝合固定在近 Douglas 陷凹的直肠两前外侧壁上，然后在骶骨岬处作一 T 形切口，向上提起固定带将直肠及乙状结肠远端拉直，固定带的另一端缝合固定在骶骨岬上。左侧的固定带可以穿过乙状结肠系膜的无血管区到右侧，固定在右侧的骶骨岬上（图8-51）。该术式并发症不多，一般不致直肠狭窄，但应注意盆腔感染的可能。Loygne 于1972年报道用此法治疗140例，手术后死亡2例，复发率为3.6%。上海长海医院用该方法治疗成人完全性直肠脱垂20余例，脱出长度为8~26cm，固定用纺丝绸带，绸带宽1.5cm，长12cm，固定方法同前。20例随访10年以上，无1例复发。

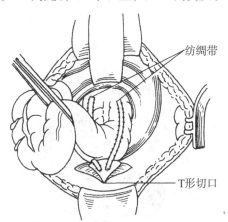

纺绸带

T形切口

图 8 -51　纺绸带悬吊固定直肠

2. 适应证　部分及完全直肠脱垂者。

3. 禁忌证　脱垂肠管伴有感染或坏死者。

4. 术前准备　如下所述。

（1）常规肠道准备。

（2）术前留置导尿管。

5. 麻醉及体位　全身麻醉或持续硬膜外麻醉。头低臀高仰卧位。

6. 手术步骤 如下所述。

（1）先在大腿外侧取 2cm 宽、10cm 长的阔筋膜 2 根，准备作直肠悬吊用。近年来用同样大小的医用尼龙带或丝绸带等纤维织物作悬吊用，或从腹直肌前鞘取 2 条筋膜代替阔筋膜。如上海长海医院喻德洪等采用 2 条 1cm 宽、12cm 长的纺绸带悬吊直肠，效果相同。

（2）常规消毒腹部及大腿上 1/2 皮肤，铺手术巾。

（3）取下腹正中或旁正中切口，自耻骨至脐，按层次切开腹壁，进入腹腔切开腹膜时注意勿损伤膀胱。

（4）探查腹腔，主要探查乙状结肠过长、Douglas 陷凹过深以及骶骨直肠分离等异常情况。

（5）将小肠用纱垫推向上腹，S 形拉钩牵开子宫，显露盆底。游离乙状结肠与左髂窝处的粘连带。

（6）切开直肠系膜左右两侧根部腹膜至 Douglas 陷凹，与对侧会合。将直肠两侧适当分离，直肠后壁不必分离。向上提起乙状结肠，在骶骨岬处做横向切口或 T 形切口，显露骶骨筋膜（图 8-52）。

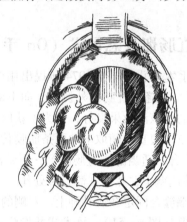

图 8-52 显露骶骨筋膜

（7）向上牵拉直肠，将两条筋膜条或纺绸带一端分别缝合于直肠前壁两侧；最下端缝于 Douglas 陷凹最低处；另一端向上牵直，分别缝于骶骨岬处骶骨筋膜上。左侧筋膜条或纺绸带另一端从乙状结肠系膜根部无血管区穿过到达骶骨岬处（图 8-53），缝合固定在骶骨岬上。

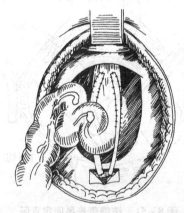

图 8-53 纺绸带穿过乙状结肠系膜根部

（8）间断缝合关闭直肠两侧腹膜，重建盆底，置筋膜条或纺绸带于腹膜外，缝合封闭 Douglas 陷凹。分层缝合腹壁切口。

7. 术中注意事项 筋膜带或纺绸带与直肠及骶骨筋膜的缝合要牢固，缝合时悬带要拉直，才能起到悬吊作用。悬带与骶骨筋膜缝合时，要避开筋膜下血管，使其不受损伤。亦可直接缝在骶骨岬上。

8. 术后处理 如下所述。

（1）禁食 2d，静脉补液，全身抗生素应用预防感染。

（2）2d 后从流质饮食开始逐渐恢复正常饮食。进食后保持大便通畅。

（3）腹壁切口于术后7d 拆线。

9. 并发症　该术式一般不会造成直肠狭窄，但应预防盆腔感染。

10. 述评　该术式在直肠悬吊固定术中，不必游离直肠前后壁，操作简单、安全，疗效可靠，并发症少、死亡率及复发率均低。上海长海医院喻德洪采用纺绸带代替阔筋膜条后，不必再在大腿外侧切口，使用纺绸带悬吊固定直肠治疗成年人完全性直肠脱垂二十余例，脱垂长度8～26cm，随访 10 年以上，无 1 例复发。

四、直肠前位固定术（Nigro 手术）

1. 概述　直肠前位固定术（Nigro 手术）又称耻骨直肠肌悬吊术，由 Nigro 于 1970 年首先报道。Nigro 认为，由于耻骨直肠肌松弛无力，不能将直肠拉向前方，肛管直肠角消失，使直肠呈垂直位以至脱出。因此，他主张再建直肠吊带，重建肛管直肠角，这是该术式的主要目的。术中用 Teflon 网带与直肠下端的侧方及后方缝合固定，最后将 Teflon 带缝在耻骨上，达到悬吊目的。手术要点是用 Teflon 条带之一端与下端直肠的后方和侧方缝合固定，将直肠拉向前方，后将 Teflon 条带的另一端收紧并缝合于耻骨上。本法优点是盆腔固定好，可改善膀胱功能。缺点是操作难度较大，手术须熟悉盆腔解剖的有经验者进行。主要并发症为出血和感染。Nigro 报道 60 例，随访 10 年，均无复发。

2. 适应证　Ⅱ～Ⅲ度直肠脱垂，尤其是盆底缺损大、肛直角完全消失者。

3. 禁忌证　脱垂肠管伴有感染或坏死者。

4. 术前准备　如下所述。

（1）常规肠道准备。

（2）术前清洁灌肠。

（3）留置导尿。

5. 麻醉　全身麻醉或持续硬膜外麻醉。

6. 体位　头低臀高仰卧位。

7. 手术步骤　如下所述。

（1）平卧位。

（2）常规消毒下腹部皮肤，铺手术巾。

（3）取下腹正中或旁正中切口，自耻骨联合上缘至脐水平，按层次切开腹壁。切开腹膜时注意勿损伤膀胱。进入腹腔后改为头低脚高位。

（4）探查腹腔，主要探查乙状结肠冗长、Douglas 陷凹过深及骶骨直肠分离等异常情况。

（5）用纱垫将小肠推向上腹，或将小肠装入一特制塑料袋内，封口，放置一侧。S 形拉钩牵开子宫，显露盆底。

（6）将乙状结肠提起，从右侧切开其侧腹膜，下至 Douglas 陷凹底。绕过陷凹底，左侧同样切开乙状结肠及直肠侧腹膜与右侧在陷凹底会合。提起直肠，游离骶前间隙至肛提肌水平。注意保护双侧输尿管及肠系膜下动脉（图 8 - 54）。

（7）打开膀胱前间隙，显露耻骨联合。用一长弯钳从耻骨联合一侧向下至同侧闭孔处，再向后去，到达直肠后间隙（已游离）做一潜行隧道，先将一纱布条从隧道穿过，对侧同样手术。

（8）把 Teflon 网片剪成 3cm×20cm 长条，中段缝合固定在直肠下端后壁及侧壁，并尽量向下固定。用 3 - 0 不吸收无创缝合线行浆肌层缝合数针，勿穿入肠腔。在纱条引导下将 Teflon 网条两端穿过两侧隧道，至耻骨结节，拉紧网条并将两端缝至两侧耻骨筋膜或骨膜，用 3 - 0 不吸收无创缝合线从耻骨结节向耻骨支缝合 3～4 针。剪修一端网条，使其长短合适，缝合后保持一定张力。并将直肠像耻骨直肠肌一样向前向上悬吊固定（图 8 - 55，图 8 - 56）。

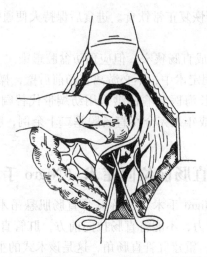

图 8-54　切开直肠两侧腹膜，游离直肠后间隙至肛提肌

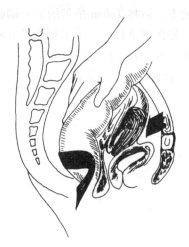

图 8-55　Teflon 网条缝合固定
在直肠下端后壁及侧壁

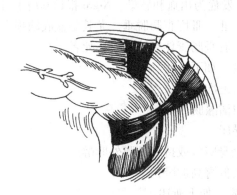

图 8-56　Teflon 网条固定在耻骨，
向前悬吊直肠

（9）在膀胱前间隙放置引流条，缝合关闭此间隙。缝合直肠及乙状结肠侧腹膜，切除加深的 Douglas 陷凹腹膜，重新缝合关闭盆底。骶前间隙不关闭，视具体情况决定是否放置骶前引流。逐层缝合腹壁切口。

8. 术中注意事项　如下所述。

（1）用大弯钳分离隧道时，方向一定要准确，应仔细小心操作。

（2）将 Teflon 网条中段缝合固定在直肠下端后壁及两侧壁时，一定要在直肠下端，重新形成"肛直角"，注意缝针不能穿入肠腔，以免术后造成盆腔感染。

（3）收紧 Teflon 网条，两端缝合固定在耻骨梳韧带前，应注意其所留长度是否合适，缝合后既要保持一定张力，使直肠像正常耻骨直肠肌一样被向前、向上悬吊，又因悬带无收缩与松弛作用，故不能压迫过紧，应恰到好处。

9. 术后处理　如下所述。

（1）禁食 3~4d。

（2）常规补液及应用抗生素，积极预防感染。

（3）留置尿管 2~3d。

（4）如果放置引流管，在 48h 后拔除。

（5）进食后保持大便通畅

（6）腹壁切口于术后 7d 拆线。

10. 手术并发症 主要并发症为分离骶前及穿通隧道时出血，盆腔感染，直肠受压过紧可致狭窄。

11. 述评 本术式较直肠骶骨固定更好，既重建了"肛直角"，改变了直肠的垂直状态，又间接支持了膀胱，可改善膀胱功能。Nigro 报道 60 多例，随访 10 年以上，无 1 例复发。但此手术操作难度较大，需要有经验的医师进行手术。

五、直肠后固定术

1. 概述 Cutaitt 于 1959 年做过这种手术。该手术切开腹膜返折，游离直肠后间隙，将直肠适当拉直后以数条丝线固定在骶骨岬前方的骶前筋膜上。当形成粘连后，直肠与骶骨形成可靠固定。提高了直肠膀胱或直肠子宫陷窝，增加了肛提肌功能，限制直肠过度活动，盆底腹膜与直肠下 1/3 成角固定，恢复直肠正常解剖角度和盆底肌的张力，维持了直肠的生理功能。由于骶前的充分游离和直肠周边固定，使直肠与周围组织紧密结合防止了直肠脱垂的复发。此手术优点在于，避免肠切除吻合，手术简便易行，术后恢复较快。有些患者术后出现严重便秘，并发粘连和肠梗阻与切除术相同。国内学者徐学汇等，于 1985—1988 年采用直肠上提骶骨岬固定，直肠下端盆底腹膜成角固定治疗直肠脱垂 54 例，近期无手术死亡和腹部并发症。术后 15d 内有 17 例（32%）患者有不同程度的排便困难，经过对症处理均治愈。术后随访 1~13 年无复发，无大便失禁和顽固性便秘发生。

本术式操作简便，创伤小，并发症少，是治疗直肠脱垂的一种理想术式。

2. 适应证 部分及完全直肠脱垂者。

3. 禁忌证 脱垂肠管伴有感染或坏死者。

4. 术前准备 如下所述。

（1）常规肠道准备。

（2）术前留置导尿管。

5. 麻醉及体位 全身麻醉或持续硬膜外麻醉。头低臀高仰卧位。

6. 手术步骤 如下所述。

（1）常规消毒下腹部及大腿上 1/2 皮肤，铺手术巾。

（2）取下腹正中或旁正中切口，自耻骨至脐，按层次切开腹壁，进入腹腔切开腹膜时注意勿损伤膀胱。

（3）探查腹腔，主要探查乙状结肠过长、Douglas 陷凹过深以及骶骨直肠分离等异常情况。

（4）将小肠及大网膜轻轻推向上腹部，用纱布垫兜起与盆腔隔离，S 形拉钩牵开子宫，以便充分显露盆腔、直肠、膀胱或直肠子宫陷窝。

（5）上提乙状结肠及直肠，在骶骨岬两侧沿直肠左右向下纵行剪开后腹膜用海绵钳或手钝性分离直肠后壁（骶前筋膜间隙）疏松组织，使直肠游离达尾骨尖。向下分离直肠前间隙至肛提肌水平。

（6）辨清骶骨岬，在其最突出位置的骶前筋膜穿入数条带针的缝线。再将直肠牵向后并牵向上拉直，将最下的带针缝线横行穿过直肠后壁的深筋膜、脂肪组织和肌层浅部 3~4 针，同法向上穿入各条缝线（图 8-57）。

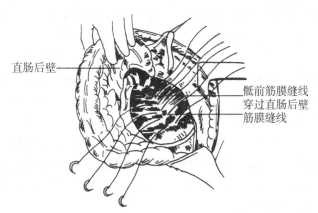

直肠后壁

骶前筋膜缝线
穿过直肠后壁
筋膜缝线

图 8-57 于骶前筋膜穿入数条带针的缝线

（7）牵紧各条缝线，分别结扎后剪短。使直肠固定于骶骨（图8-58）。再将盆腹膜围绕直肠缝合，注意在靠近直肠下端1/3处缝合固定直肠前壁，恢复肛门直肠角。盆腔内放吸引引流，缝合腹壁。

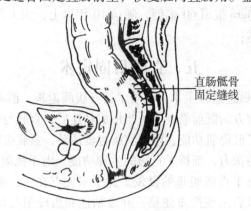

直肠骶骨
固定缝线

图8-58 将直肠固定于骶骨

7. 术中注意事项　如下所述。

（1）直肠脱垂患者骶前间隙比较疏松，手术分离并不困难，原则上应沿直肠后壁解剖间隙钝性分离，防止损伤骶前静脉丛，避免造成难以控制的出血。

（2）骶骨岬固定，应选在无血管区的骶前骨膜上进针，直肠后壁进针应选在直肠肌层与黏膜下层之间。固定时张力适中，打结不要太紧，以免撕脱肠壁。

8. 术后处理　如下所述。

（1）术后平卧一周，使直肠与骶前之间产生较紧密粘连，防止脱垂复发。

（2）一周内进流质饮食。

（3）术前排便困难者，术后早期均有不同程度的排便困难，可服少量缓泻药物。

（4）术后7d切口拆线，术后5d拆除腹腔引流。

9. 手术并发症　如下所述。

（1）术后早期便秘，可用缓泻剂调理。

（2）术后出现严重便秘，并发粘连和肠梗阻与切除术相同。

10. 述评　该术式仅将直肠周围间隙游离并加以固定，避免肠切除吻合，手术简便易行，术后恢复较快。是一种操作简便，创伤小，并发症少，治疗直肠脱垂的一种理想术式。

六、扩大的经腹直肠后固定术

1. 概述　扩大的经腹直肠后固定术是针对直肠套叠和滑动疝两个病因学说的发病机制设计的术式。Mann认为至今没有一种广泛适应的术式，是因为直肠脱垂解剖学异常改变很复杂。他在wells术和wedell改良法（即将海绵薄片与游离直肠缝合包绕，省去了与骶骨的固定而加强了直肠壁，这可避免骶前出血）的基础上设计了扩大的经腹直肠后固定术。手术原则是尽可能地纠正直肠脱垂的各种解剖学异常。手术要点：①在盆腔内提起脱垂肠段，拉直后固定。②防止直肠壁内套叠。③促进直肠与骶前间的粘连。④将直肠上、中部固定在骶骨岬。⑤剥离前方过深腹膜陷凹。⑥加强直肠阴道间隔，提高直肠子宫腹膜陷凹。⑦悬吊子宫，并与直肠前壁一起提起。⑧将腹膜最低处固定在骨盆口水平。这样除了肛提肌间隙及肛门括约肌松弛外，其他解剖学异常均已纠正。Mann报道59例扩大的经腹直肠后固定术后随访2年，直肠脱垂皆治愈。主要并发症：47%有便秘，19%发生失禁，其中8例术前排便正常者术后未发生排便功能方面的并发症。Mann提出：①随着外科技术提高，本术解剖学疗效较成功。②为了预防术后功能性并发症，术前应认真检查结肠功能。③该术可致阳痿，青年患者宜选其他术式。

2. 适应证　直肠部分或完全脱垂者。

3. 禁忌证　全身情况差，不能耐受剖腹手术者。

4. 术前准备　如下所述。

（1）术前常规肠道准备。

（2）术前 2d 半流质饮食，术前 1d 进流质饮食。

（3）保留导尿。

5. 麻醉　全身麻醉或持续硬膜外麻醉。

6. 体位　头低臀高仰卧位。

7. 手术步骤　如下所述。

（1）常规消毒腹部及大腿上 1/2 皮肤，铺手术巾。左下腹旁正中切口进腹，用纱垫将小肠推向上腹部，充分显露盆腔。

（2）向上牵拉乙状结肠，于乙状结肠下段向下切开乙状结肠系膜左侧根部腹膜及直肠左侧腹膜，再切开乙状结肠系膜右侧根部腹膜及直肠右侧腹膜，至男性的膀胱直肠陷凹或女性的子宫直肠陷凹底部向对侧会合。

（3）左手向上牵拉乙状结肠，右手在直肠深筋膜鞘与骶前筋膜之间分离，向下分离达尾骨尖（图 8 - 59）。

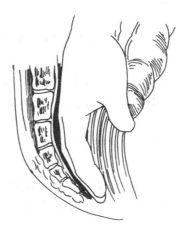

图 8 - 59　游离直肠后壁

（4）用电刀或剪刀逐步分离直肠前间隙，男性分离至前列腺，女性分离至阴道上段。

（5）两侧分离至直肠侧韧带上缘，不切断侧韧带（图 8 - 60）。

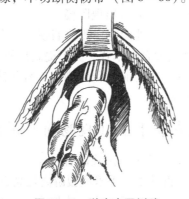

图 8 - 60　游离直肠侧壁

（6）将直肠向上牵拉，将直肠左右两侧后壁分别与骶前筋膜，用小圆针 1 - 0 号丝线或无损伤缝合针间断缝合 3~5 针，最上一针缝在骶骨岬下方（图 8 - 61，图 8 - 62），将直肠缝合固定于骶前筋膜及骶骨岬上。

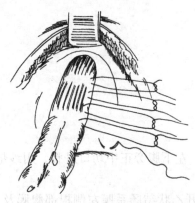
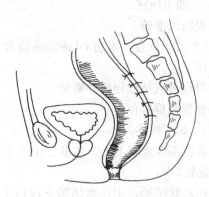

图 8-61 缝合直肠后壁与骶前筋膜　　　　图 8-62 缝合后侧面观

（7）缝合盆底腹膜、重建盆底：检查骶前静脉无损伤出血，将男性的膀胱腹膜切缘或女性的子宫腹膜切缘，间断缝合于提高了的直肠前壁上。并将直肠、乙状结肠两侧腹膜切缘与直肠、乙状结肠下段两侧间断缝合，关闭盆底。间断缝合腹壁各层。

8. 术中注意事项　　如下所述。

（1）在分离直肠后间隙时，一定要在直肠深筋膜鞘与骶前筋膜间的疏松结缔组织中进行，不能损伤骶前筋膜，否则将造成骶前静脉丛大出血。

（2）将直肠左右两侧后壁与骶前筋膜缝合时，应看清骶前筋膜，避开骶前静脉，为做到这一点，最好每一针先缝骶前筋膜，再缝直肠壁，先不打结，两侧全部缝合结束后，检查无出血，再将直肠壁靠拢骶骨，缝线一一打结。

（3）在分离直肠过程中，不能损伤直肠；在缝合直肠壁时，应只缝在肌层内，不能缝穿黏膜。

9. 术后处理　　如下所述。

（1）仰卧位，留置导尿 5d。术后禁食 2d，从流质饮食逐渐恢复到正常饮食。

（2）进食后应保持大便通畅，卧床大便 2 周，必要时给缓泻剂。

（3）3 个月内避免重体力劳动。

10. 手术并发症　　如下所述。

（1）主要并发症有便秘和便失禁。

（2）在分离直肠后壁及缝合骶前筋膜的过程中，不慎可致骶前静脉丛破裂大出血。

（3）男性患者如损伤盆内自主神经，术后可出现阳痿。

11. 述评　　此术式能将直肠提高后牢固地固定在骶前筋膜上，术后疗效较好，不会造成直肠狭窄。对直肠脱垂超过 10cm 的病例，应选择其他合理术式。为了提高疗效，1959 年天津滨江医院张庆荣教授在此术式的基础上，将直肠及乙状结肠下段的前壁和两侧用 4 号丝线将浆肌层横行间断折叠缝合 5～6针，共缝 3～4 排，使直肠及乙状结肠缩短。

七、沈克非手术（直肠前壁折叠术）

1. 概述　　沈克非手术又称直肠前壁折叠术，由我国著名外科专家沈克非于 1953 年根据成人完全性直肠脱垂的发病机制，提出了直肠前壁折叠术。手术经腹游离提高直肠，将乙状结肠下段向上提起，在直肠上端和乙状结肠下端前壁自上而下或自下而上做数层横行折叠缝合。每层用丝线间断缝合 5～6 针。每折叠一层可缩短直肠前壁 2～3cm，每两层折叠相隔 2cm，肠壁折叠长度一般为脱垂两倍（一般折叠以不超过 5 层为宜）。肠壁折叠的凹陷必须是向下，缝针不得透过肠腔，只能穿过浆肌层。手术要点包括：①提高直肠膀胱（子宫）陷窝，消灭疝囊，使直肠不至脱出；②紧缩肛提肌：将直肠两侧松弛的肛提肌分离后缝合紧缩，以增强其对直肠的支持作用，并加强括约肌；③折叠缩短直肠前壁。由于折叠直肠前壁，使直肠缩短、变硬，并与骶髂部固定（有时将直肠侧壁缝合固定于骶髂前筋膜），既解决了直肠本身病变，也加固了乙状结肠、直肠交界处的固定点，符合治疗肠套叠的观点。该术式的优点是手术不切开肠腔，在完全无菌操作下进行，且比直肠切除术简单。长海医院报道了 41 例，复发 4 例（9.8%），出现并发症 12 例，其中排尿时下腹痛 7 例，残余尿 2 例、腹腔脓肿 1 例、腹内侧神经炎及切口感染各 1 例。

2. 适应证　Ⅱ度及脱出长度不超过 10cm 的Ⅲ度脱垂。

3. 禁忌证　不能耐受开腹手术的直肠脱垂患者。

4. 术前准备　如下所述。

（1）常规肠道准备。

（2）术前按放留置导尿管。

5. 麻醉　连续硬膜外麻醉或全身麻醉。

6. 体位　平卧位。

7. 手术步骤　如下所述。

（1）常规消毒下腹部皮肤，铺手术巾。

（2）下腹正中或旁正中切口，自耻骨联合上缘达脐，按层次切开腹壁。切开腹膜时注意勿损伤膀胱。进入腹腔后改为头低脚高位。

（3）探查腹腔，主要探查 Douglas 陷凹加深、乙状结肠冗长及骶骨直肠分离等异常情况。

（4）用纱垫将小肠推向上腹，S 形拉钩牵开子宫，显露 Douglas 陷凹。

（5）拉紧直肠，切开直肠两侧及陷凹底腹膜。

（6）游离直肠前间隙达肛提肌，显露肛提肌，用 4 号丝线在直肠前间断缝合两侧松弛的肛提肌 3 ~ 4 针（图 8 - 63）。

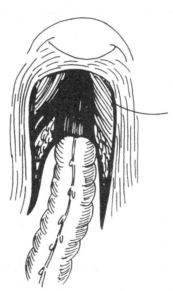

图 8 - 63　游离直肠间隙，显露肛提肌，并于直肠前缝合肛提肌

（7）将直肠向上拉紧，自上而下地横行折叠缝合直肠前壁及侧壁。逐步抬高并显露直肠下部。每层用 4 号丝线间断缝合浆肌层 5 ~ 6 针，可使肠管缩短 2 ~ 3cm。通常折叠 3 ~ 5 层（图 8 - 64，图 8 - 65）。折叠缩短肠管的长度，最好为直肠脱垂长度的 1 倍。如果直肠脱垂超过 10cm，应选择其他方法修补直肠脱垂。

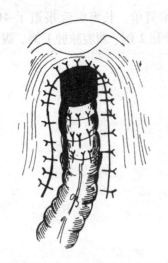

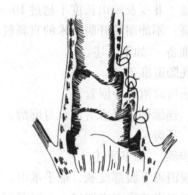

图 8－64　于直肠前壁横行折叠缝合肌层 3～5 处，以缩短直肠前壁；并缝合侧腹膜以抬高盆底

图 8－65　折叠直肠前壁肌层的矢状面

（8）游离 Douglas 陷凹内过多的腹膜并切除，重新缝合关闭 Douglas 陷凹使盆底抬高，缝合直肠两侧腹膜，逐层缝合腹壁，不需要放置引流。

8. 术中注意事项　如下所述。

（1）充分游离直肠使有足够的直肠前壁便于折叠，将直肠后壁缝合固定在骶前筋膜。

（2）将直肠两侧松弛的肛提肌分离后缝合紧缩，以增强其支持直肠的作用并加强肛管括约肌。

（3）肠壁折叠的凹陷必须是向下，以避免肠内容物进入折叠间隙内。缝针只能穿过浆肌层，不得透过肠腔以防感染。

（4）在直肠前壁横行折叠 2～3 层，一般不超过 5 层，缩短直肠前壁，最后提高封闭直肠膀胱（子宫）陷凹，消灭疝囊，使直肠不至于脱出。

9. 术后处理　如下所述。

（1）禁食 1～2d 后给流食。

（2）常规补液及应用抗生素。

（3）保持大便通畅，必要时可给缓泻药及软化粪便的药物。

（4）术后 7d 腹壁切口拆线。

10. 手术并发症　长海医院报道直肠前壁折叠术 41 例，复发 4 例（9.8%），出现并发症 12 例，其中排尿时下腹痛 7 例，残余尿 2 例、腹腔脓肿 1 例、腹内侧神经炎及切口感染各 1 例。

11. 述评　直肠前壁折叠术适用于Ⅱ度直肠脱垂或脱垂不超过 10cm 的Ⅲ度直肠脱垂。在实际应用过程中，在采用直肠前壁折叠将直肠抬高后，其两侧壁与骶前筋膜及骶骨岬骨膜缝合固定，可望提高治愈率。手术是否修补已损伤的肛提肌目前尚存有异议，国内不少学者认为，修补已损伤的肛提肌意义不大，可不予处理。因此，手术中应根据患者病情及术者经验加以取舍。手术不涉及肠腔，是在完全无菌操作下进行，且比直肠切除术简单，是其优点。

八、乙状结肠切除术

1. 概述　该手术仅切除冗长的乙状结肠，不做直肠及其侧副韧带的悬吊、折叠和固定，适用于直肠脱垂伴有便秘的患者。优点是乙状结肠切除后可消除原来可能存在的肠道症状如便秘，而其他悬吊手术有时可加重肠道症状；省去了悬吊和固定的手术操作过程，使手术相对简单；同时可避免将远端直肠缝至骶前筋膜时引起大出血的风险。手术的缺点是由于乙状结肠的切除有吻合口瘘的危险。手术要点是直肠应游离至侧韧带平面，吻合应在骶骨岬平面或其下进行，避免复发。本手术与直肠癌前切除类似，故有一般大肠切除吻合的并发症。过去 Goldberg 强调将直肠固定在骶骨骨膜上，但 Corman 等认为切除乙状结肠已足够，不需要加做固定。

2. 适应证　适用于直肠脱垂伴有便秘的患者。

3. 禁忌证　全身情况差，不能耐受剖腹手术者。

4. 术前准备　如下所述。

（1）术前常规肠道准备。

（2）术前 1d 给全身应用抗生素。

（3）术前清洁灌肠，术晨置胃管、导尿管。

5. 麻醉　全身麻醉或持续硬膜外麻醉。

6. 体位　头低臀高仰卧位。

7. 手术步骤　如下所述。

（1）常规消毒下腹部皮肤，铺手术巾。

（2）下腹正中或旁正中切口，自耻骨联合上缘达脐，按层次切开腹壁。切开腹膜时注意勿损伤膀胱。进入腹腔后改为头低脚高位。

（3）探查腹腔，主要探查 Douglas 陷凹加深、乙状结肠冗长及骶骨直肠分离等异常情况。

（4）切开直肠及乙状结肠两侧腹膜，充分游离直肠前、后间隙达肛提肌水平（图 8 - 66），注意勿损伤两侧输尿管、肠系膜下动脉及骶前静脉丛。

（5）将直肠上提，切除冗长的乙状结肠，然后将乙状结肠与直肠做端 - 端吻合（图 8 - 67）。

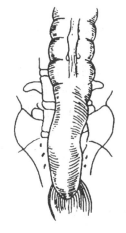

图 8 - 66　经腹游离直肠图

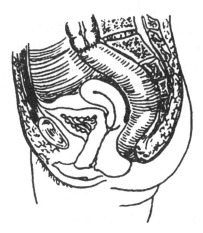

图 8 - 67　乙状结肠、直肠端 - 端吻合

（6）吻合结束后，间断缝合盆底腹膜，逐层缝合腹壁。

8. 术中注意事项　如下所述。

（1）分离直肠后间隙时，注意不要损伤直肠壁，不要撕破骶前筋膜，以免骶前静脉丛出血。

（2）将直肠左右两侧后壁缝至骶前筋膜时，注意不要损伤骶前静脉及直肠壁。

（3）游离直肠后不做直肠后壁两侧与骶前筋膜间断缝合固定。

9. 术后处理　同直肠前壁折叠术。

九、直肠固定乙状结肠切除术（Frykman 术）

1. 概述　直肠固定乙状结肠切除术（Frykman 术）又称 Goldberg 手术，由美国明尼苏达大学 Frykman（1950）首创，主张经腹游离直肠后提高直肠，将直肠侧壁与骶骨骨膜固定。并将肛提肌折叠缝合，同时切除冗长的乙状结肠，可显著降低术后便秘发生率。Frykman 认为该术纠正了所有导致直肠脱垂或与其有关的解剖异常，并可同时修复伴随的盆底疾病。该手术疗效好，术后复发少，是目前治疗直肠脱垂较满意的手术。但手术较复杂，与直肠癌前切除类似，故有一般大肠切除吻合的并发症。少数患者术后出现持续便失禁，可考虑行括约肌成形或 Parks 术。部分患者术后可能有黏膜脱垂，应用硬化剂

— 147 —

注射治疗有良效。目前，已有文献报道提示结肠切除直肠固定术有很好的临床效果。Goldberg（1980）报道该手术103例，仅13例死亡，并发症为12%。随访中仅8例有黏膜脱垂，后经注射治疗或胶圈套扎后好转。

Watts等（1985）报道，102例患者术后复发率仅为1.9%，发生吻合相关的并发症约4%，Tjandra等（1993）报道了18例患者行结肠切除直肠固定术，粪失禁的发生率从术前28%降低至17%，便秘发生率从术前37%降低至19%。Lechaux（2001）报道了35例，随访10~93个月，无1例复发及盆腔感染。但亦有人认为只行直肠前切除，不作直肠固定，可取得同样的疗效，并避免了骶前固定出血的危险。结肠切除的手术指征是直肠脱垂患者术前已存在便秘。应该认真判断患者是否存在慢传输型便秘。若存在慢传输型便秘，则要求在行直肠固定术的同时行次全结肠切除。

2. 适应证　部分及完全直肠脱垂，伴有严重便秘及乙状结肠冗长者。

3. 禁忌证　全身情况差，不能耐受剖腹手术者。

4. 术前准备　如下所述。

（1）术前常规肠道准备。

（2）术前1d给全身应用抗生素。

（3）术前清洁灌肠，术晨置胃管、导尿管。

5. 麻醉　全身麻醉或持续硬膜外麻醉。

6. 体位　头低臀高仰卧位。

7. 手术步骤　如下所述。

（1）常规消毒腹部及大腿上1/2皮肤，铺手术巾。左下腹正中或旁正中切口，自耻骨联合上缘至脐按层次进腹，切开腹膜时注意勿损伤膀胱。进入腹腔后改为头低脚高位。

（2）探查腹腔：主要探查Douglas陷凹过深、乙状结肠冗长或骶骨直肠分离等异常情况。

（3）用纱垫将小肠推向上腹部或将小肠装入一塑料袋中，放置一侧。S形拉钩牵开子宫。

（4）切开直肠及乙状结肠两侧腹膜，绕过陷凹底，充分游离直肠前、后间隙达肛提肌水平，注意勿损伤两侧输尿管、肠系膜下动脉及骶前静脉丛。

（5）游离直肠后，向上提，将直肠后壁两侧与骶前筋膜间断缝合固定。然后，提起冗长的乙状结肠，拟定切除的肠段，使吻合后的结肠既能拉直，吻合口又无张力。

（6）将预定切除的乙状结肠系膜呈扇形分次钳夹、切断、结扎。然后于结肠上、下端拟定切线，分别在拟定的切线处各上两把有齿直钳，然后在两把有齿直钳间切断（图8-68）。

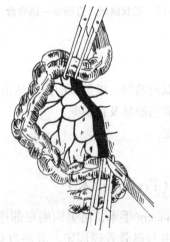

图8-68　切除肠段

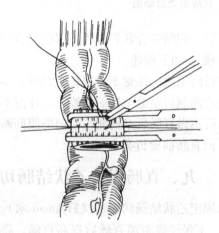

图8-69　缝合吻合口后壁浆肌层图

（7）切除冗长的乙状结肠后，将上下断端的两钳靠拢，两侧各缝一针牵引缝线后，用细线间断缝合吻合口后壁浆肌层（图8-69）。

（8）切除钳夹过的肠壁组织，上下断端仔细止血，间断缝合吻合口后壁全层（图8-70）。

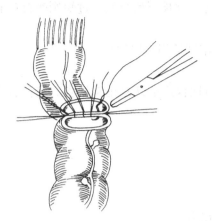

图 8 - 70　缝合吻合口后壁全层

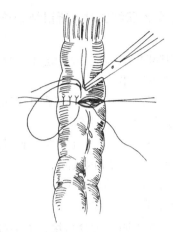

图 8 - 71　间断内翻缝合吻合口前壁全层

（9）间断内翻缝合吻合口前壁全层（图 8 - 71）。

（10）间断缝合吻合口前壁浆肌层（图 8 - 72）。

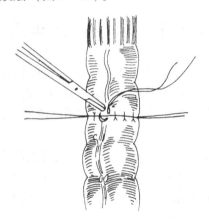

图 8 - 72　缝合吻合口前壁浆肌层

（11）吻合结束后，间断缝合系膜裂孔，缝合盆底腹膜，注意封闭 Douglas 陷凹（图 8 - 73）。

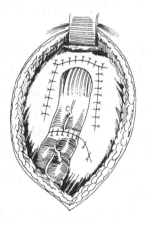

图 8 - 73　缝合盆底腹膜

（12）骶前放置负压吸引，引流管自尾骨附近戳口引出。按层次缝合腹壁。

8. 术中注意事项　如下所述。

（1）分离直肠后间隙时，注意不要损伤直肠壁，不要撕破骶前筋膜，以免骶前静脉丛出血。

（2）将直肠左右两侧后壁缝至骶前筋膜时，注意不要损伤骶前静脉及直肠壁。

（3）在切除冗长的乙状结肠时，所留结肠长度应合适，过长可致复发，过短则吻合口有张力，易致吻合口瘘。

（4）缝合盆底腹膜时，应分层折叠缝合，使 Douglas 陷凹适当得以抬高。

9. 术后处理　如下所述。

（1）仰卧位，保留导尿 5d，术后禁食 4～5d。从流质饮食逐渐恢复正常饮食。进食后应保持大便通畅，必要时给缓泻剂，卧床大便 2 周。

（2）常规补液及应用抗生素。抗生素一般用 3d。

（3）骶前引流管在 48～72h 内拔除。

（4）术后 7～8d 腹壁切口拆线。

（5）3 个月内避免重体力劳动。

10. 手术并发症　肠梗阻，吻合口瘘，骶前静脉丛大出血。

11. 述评　此术式除进行直肠固定外，还将冗长的乙状结肠予以切除，加强了术后疗效。但术后仍有个别患者复发。若有直肠黏膜脱垂复发，可采用直肠黏膜下硬化剂注射疗法治疗。

（许　倩）

第四节　经腹腔镜手术

1. 概述　直肠脱垂可以经腹入路行直肠固定术和（或）结肠切除术。传统开腹手术中的游离、悬吊、缝合，甚至特殊的一些固定方法，都可以在腹腔镜下施行。自从 1992 年首次开展腹腔镜直肠固定手术以来，因其微创而逐渐被人关注，国内外相关文献报道逐渐增多，很可能是直肠脱垂手术治疗的未来发展方向。

Kariv 等对腹腔镜修复（laparoscopic repair，LR）和开放性经腹修复（open abdominal repair，OR）治疗直肠脱垂的远期疗效进行了病例对照研究（casecontrol study），1991.12—2004.04 共有 86 个配对患者，平均 5 年的随访，表明两组的功能结果和复发率基本一致，但 LR 较 OR 住院时间明显缩短。腹腔镜手术具有创伤小，术中出血少，术后疼痛轻微、肠功能恢复快，美容效果更好，住院时间短的等诸多优点，对老年患者更具优势，1994 年 Samuel 等最早对 1 例 80 岁的女性患者在腹腔镜下行直肠悬吊固定术，效果良好。但是，腹腔镜手术效果、并发症发生率等受术者技术水平影响较大，需要专门的训练和较长的学习曲线，并要求选择合适的患者、严格把握指征；而且缺乏随机临床对照研究及长期随访资料，对其疗效评价，尚需进一步研究。

外科治疗的目的是消除直肠脱垂、改善引起脱垂的所有条件。而直肠脱垂是因为解剖和功能上的失调，常常伴有便秘和（或）大便失禁。在直肠解剖复位的同时，一定要想到功能的问题，因此在直肠固定术中可能需要采取额外的手术措施。在直肠脱垂并发顽固性便秘的患者，如果有乙状结肠扩张、冗长，需要在直肠固定联合乙状结肠切除手术，如果证实有结肠传输功能障碍者，可以联合结肠次全切除手术。而伴大便失禁的患者，行直肠缝合固定手术而不额外切除肠段能取得很好的治疗效果。

直肠固定的手术方式多种多样，大体可分为悬吊固定和缝合固定，悬吊的材料和固定的方法各有不同。目前，没有足够的资料去支持或者反驳任何一种方式，具体选择可根据患者的情况和医生的经验而定。本节主要介绍常用的悬吊和缝合固定方法。

2. 适应证　部分及完全直肠脱垂者，患者无不宜行腹腔镜手术的其他情况。有严重的便秘症状的患者，若乙状结肠扩张、冗长，则需联合乙状结肠切除；若证实有结肠传输功能障碍，可以联合结肠次全切除、回肠直肠吻合手术。

3. 禁忌证　同开放性经腹手术。

4. 术前准备　如下所述。

（1）常规肠道、阴道准备。

（2）术前留置导尿管。

（3）拟作结肠切除者可预防性应用抗生素。

（4）签手术知情同意书，术前应向患者及家属充分说明手术情况，特别是术中可能中转开腹，取得患者和家属的同意。

（5）估计手术时间较长者，宜采用防止下肢深静脉形成的措施，术中可在用弹力绷带缠绕双腿，术后早期使用抗凝药物。

5. 麻醉　全身麻醉。

6. 体位　单纯固定手术可采用头低臀高30°~45°的仰卧位，并右倾斜30°，需要结肠切除者可采用改良的截石位，腿稍弯曲。术者站在患者右侧，助手站在患者左侧，扶镜者站在术者左侧后方或患者头端，电视监视器置于患者脚端靠左。患者麻醉后插入输尿管导管。

7. 手术步骤　以用内镜钉合器（EndoStapler）及合成材料的固定术、用骶骨平头钉和合成材料的固定术以及缝合固定术三种常用的腹腔镜直肠固定手术为例。

（1）气腹的建立和穿刺点选择：脐上或脐下做1cm的小切口作为观察孔，用布巾钳提拉腹壁，Veress气腹针经此口穿刺入腹腔（可用注射器的针筒装水做滴水试验确认），按标准方法用二氧化碳自动气腹机经气腹针注气产生气腹，维持压力于12~15mmHg。用10mm Trocar经脐部切口穿刺入腹，插入10mm 0°或30°腹腔镜，作腹腔初步检查。然后，根据情况确定出两个附加的操作孔，一般右手为主操作孔，用10~12mm Trocar穿刺，左手为第一辅助操作孔，用5mm Trocar穿刺，根据需要可以增加其他的辅助操作孔，可供助手协助使用。操作孔的位置要根据不同的手术方式和不同手术者习惯而确定。左右平脐3~5cm腹直肌旁、髂前上棘内上方、耻骨上方都是常用的操作孔选择位置。观察孔、主操作孔、第一辅助操作孔，三者之间呈三角关系，距离合适。

（2）直肠悬吊固定术

1）借助内镜钉合器及合成材料进行的直肠悬吊固定术

a. 游离直肠及盆底：患者取头低臀高位，将盆腔内的小肠放回腹腔内。在解剖盆腔之前，任何遮挡视野、影响操作的器官从盆腔内提出，如需要的话可以固定于腹壁上（如子宫或膀胱）。左手用一把腔镜用肠管抓持器将乙状结肠直肠交界处肠管牵向左上方，右手用另一把肠管抓持器提拉中1/3直肠肠管，将脱垂的直肠完全还纳入盆腔内。助手将乙状结肠提起拉向11钟位的方向，从而使乙状结肠直肠交界处右侧腹膜返折产生张力。用超声刀从右边输尿管中段平面靠左侧开始，纵行剪开腹膜，边推边分，正确找到Toldt间隙，一旦腹膜切开，气体渗透进入此间隙内，解剖变得简单易行，并提供了一个无血管平面。继续向下，在直肠系膜后方被膜外和骶前筋膜（Waldeyer筋膜）之间分离直到盆底部，注意不要损伤下腹下神经丛。直视下向盆两侧间隙分离侧韧带，到直肠前方Douglas腔汇合，剪开Denonvilliers筋膜，深入直肠前间隙，注意不要损伤S_3~S_5的盆侧壁的自主神经和直肠前侧方的血管神经丛（NVB）。这样直至盆底的直肠得到了充分的游离。在女性，可由助手通过阴道放置钝的Hulka宫颈钳抬高宫颈和宫体，使Douglas腔的牵开和显露变得相当容易。也有作者将大号注射器套管放入阴道以抬高宫颈，可以达到同样效果。在向盆底进行游离操作时，助手可将手指放在阴道内帮助抬高阴道，从而将直肠与阴道分开。在男性，可以用刚性膀胱镜将膀胱颈部和前列腺抬高。

b. 用钉合器、聚丙烯网完成直肠悬吊固定：完成游离直肠后，将一卷好的大小约6cm×10cm的三角形聚丙烯网经主操作孔纳入盆腔并放置于骶前间隙。然后用内镜钉合器，将聚丙烯网钉于骶岬上。一般需要钉3~4枚钉子。固定好聚丙烯网后，用抓钳抓持直肠，使之略有张力。聚丙烯网包绕直肠后方，运用钉合器将左右臂妥善固定在直肠外膜上。钉合的钉子仅沿着聚丙烯网的上下缘排列。聚丙烯网固定好后，其左右臂之间在直肠前壁应保持2cm的间距，以防直肠狭窄，术后排便困难。

2）借助骶骨平头钉和合成材料进行的直肠悬吊固定技术：用骶骨平头钉、聚丙烯网完成直肠悬吊固定的手术，游离直肠、盆底步骤同前。直肠游离后，经耻骨上操作孔放入骶骨平头钉加压套管旋钉器，在骶骨嵴的下方以骶骨平头钉将聚丙烯网钉在骶骨上。聚丙烯网与直肠的固定如上所述。最初的骶骨平头钉加压套管旋钉器前端没有可弯曲的关节，经耻骨上穿刺口放入腹腔后不易伸至骶前，有作者改经阴道顶部插入旋钉器，大大方便了手术操作。这一改进特别适用于已经切除子宫的老年患者。在术前清洁阴道的情况下，术后感染的机会并不增高。带关节的旋钉器问世后，即使经耻骨上方放入腹腔，未作子宫切除的女患者尤为有用。

3）伴有乙状结肠冗长的直肠悬吊固定术：如需切除冗长的乙状结肠，则不宜使用合成材料固定直肠。不然会增加术后感染的机会，影响吻合口愈合。为此，Berman 等在骶骨平头钉上开了可容缝线穿过的小孔，通过这些缝线将直肠侧韧带缝合在平头钉上，将直肠固定于骶骨。改进后的手术不需要上述直肠固定术中的合成材料，使得在行直肠固定术的同时切除冗长的乙状结肠成为可能。

（3）直肠缝合固定术：直肠缝合固定手术在游离直肠及盆底的时候比直肠悬吊固定手术基本相同，所不同的是需要保留直肠的侧韧带、完整显露骶前间隙即可。手术较上述直肠悬吊固定术简便，且可同时行乙状结肠切除术。自骶骨远侧开始，由远及近以 2－0 Prolene 不吸收缝线沿中线两侧将直肠系膜交错缝于骶前筋膜，共 5~6 针，最后一针应位于骶岬上或下方数厘米处。也有人用不吸收缝线将直肠后壁系膜 1/3 直接缝合固定于骶骨岬上，只固定两针即可。有作者认为保留两侧直肠侧韧带保存了支配直肠的自主神经，可减少术后便秘的发生。

8. 术中注意事项　如下所述。

（1）防止缝透肠壁引起补片感染。

（2）按照正确的解剖层面游离直肠，防止损伤盆腔神经与周围脏器。

（3）对于伴有便秘的直肠脱垂患者，应同时行乙状结肠切除术，甚至结肠次全切除。

（4）如需切除冗长的乙状结肠，则不宜使用合成材料固定直肠。不然会增加术后感染的机会，影响吻合口愈合。

（5）注意应将盆底腹膜带或合成材料缝合在直肠侧后壁，在直肠前壁至少应开放 2cm 宽的间隙，不可在直肠前壁交叉压迫直肠，避免产生梗阻和排便困难。

（6）腹膜带或合成材料悬吊直肠，将直肠固定在骶骨岬上，要保持松紧适度，悬吊过松弛可导致脱垂复发，而悬吊过紧则可导致或加重便秘。

（7）如果肛门括约肌很松弛，同时进行肛门缩窄术。

9. 术后处理　如下所述。

（1）术后待肛门恢复排气后给予流质饮食。

（2）每晚服缓泻剂，辅助排便。

（3）术后 2 周内尽量卧床休息，使聚丙烯网片与骶骨岬与直肠后壁充分粘连。

（4）3 个月内避免重体力劳动。

10. 并发症　如下所述。

（1）便秘：总体上大约 9% 的患者术后会发生便秘，有报道认为运用人工网片者便秘的发生率可高达 20%~40%。

（2）直肠狭窄：本节介绍的直肠后方固定手术，直肠狭窄的发生率低，但是直肠前固定手术（Ripsten 手术）有机械性狭窄的风险。特别是有便秘病史的患者，不能采用直肠前固定手术。

（3）盆腔感染：术中正确的解剖间隙和层次、充分引流是减少感染的关键。一旦发生感染，需要取出置入的人工网片。

（4）术后排尿功能和性功能障碍：术中损伤支配膀胱和性功能的盆腔自主神经丛，可能导致术后排尿和性功能障碍，预防的方法就是在术中沿着 Toldt 间隙和 Waldeyer 筋膜前间隙的无血管平面解剖，游离直肠侧前方的时候注意保护血管神经丛。

（5）异物感：罕见的患者在应用人工网片后有直肠和骶尾区的异物感，尤其是有精神敏感型的患者，需要注意。

11. 述评　直肠脱垂手术方式种类较多，可以经腹或经会阴入路进行直肠复位固定或者切除手术。虽有多种外科方案治疗功能失调，没有一种方法可以 100% 的成功治愈。目前尚无充足的资料认可一个理想的方法。适当地选择患者，有充分的资料支持使用微创的治疗方法。而正确的临床判断和患者选择上严格的标准是手术成功的关键要素。

腹腔镜手术和开腹手术在治疗原则上没有根本性的差异。当外科医生完成学习周期，能熟练使用器械在腹腔镜下完成盆腔内的手术操作，对患者所带来的好处无疑是巨大的。在本手术中主要体现在微创、美观、并发症少、住院时间短等方面。但是不熟练的医生给患者带来的潜在危害也是致命性的。所以，对于直肠脱垂这类良性疾病，在选择腹腔镜手术的时候需要根据自己的技术水平和条件，慎重而为。

评价直肠脱垂术后治疗效果，不仅仅是并发症及复发率，还包括功能的评估。直肠固定手术后增加了患者便秘的风险。为了避免患者不满意，术前充分告知很重要。研究认为，引起便秘的高危因素主要有：40岁以下；人工网片的使用；直肠侧韧带的分离；直肠前固定等。但是腹腔镜下进行直肠固定手术，便秘的风险却大大降低。每一种直肠固定术后的复发率具体不清楚。直肠缝合固定并分离直肠侧韧带的复发率为2%~6%，然而保留直肠侧韧带时复发率达10%。所以，对于直肠脱垂，符合生理学上的治疗方法（如保留侧韧带）却有相当高的复发率，而较少适合生理学的手术方式（切断侧韧带）的复发率较低。

对于老年直肠脱垂伴有盆腔多脏器脱垂（膀胱、子宫）或盆底下降的患者，单纯行直肠固定效果不好，涉及整个盆腔脏器的悬吊复位，请阅读参考其他文献。

（许　倩）

第九章

肛门失禁手术

第一节 肛门括约肌修补术

这种手术是将括约肌断端由瘢痕组织分离，再将两端缝合，使肛管缩窄和加长，从而达到治疗的目的。

一、端对端缝合术

（一）适应证

外伤或痔瘘手术等所致肛门括约肌损伤的肛门完全失禁，但括约肌收缩力尚好者。

（二）禁忌证

（1）损伤的肛门括约肌已萎缩或纤维化，术中难以寻找或难以修补者。

（2）外伤后局部伤口未痊愈者。

（三）术前准备

（1）检查肛门收缩功能，探明括约肌断端位置。

（2）若伤口有感染，应在感染控制后 6～12 个月内修补，以免肌肉萎缩。

（3）术前 3d 进半流食，术前 1d 进流食，术晨禁食。

（4）术前晚及术晨各清洁灌肠一次。

（5）术前 3 日起口服抗生素卡那霉素 1g，甲硝唑 0.4g，每日 3 次。

（6）肛周皮肤剃毛。

（四）麻醉

简化骶管麻醉或双阻滞麻醉。

（五）体位

截石位或俯卧位。

（六）手术步骤

（1）常规消毒后，行指诊判断肛管直肠环是否完整，括约肌断端位置，并用甲紫画一标记。

（2）以括约肌附近瘢痕组织为中心，在括约肌断裂瘢痕外侧做一半圆切口。为避免术后切口感染，切口应远离肛门。

（3）切开皮肤和皮下组织，将皮瓣连同瘢痕组织向肛门侧翻开。显露肛门括约肌，寻找其断端，将内、外括约肌的两断端由周围瘢痕组织分离，并切除括约肌两断端之间的瘢痕组织（图 9-1）。保留断端上的部分结缔组织，使缝合时不易撕裂肌纤维。

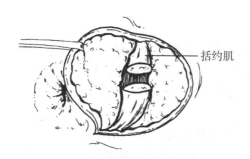

图 9-1 翻起皮瓣，显露瘢痕组织

（4）用两把组织钳夹住内、外括约肌的断端，交叉试拉括约肌的活动度及松紧度，合适后将直径1.5cm 处圆筒肛门镜塞入肛内。再试拉括约肌。

（5）用丝线或肠线端对端褥式缝合内括约肌瘢痕组织断端，用重叠褥式缝线固定外括约肌瘢痕组织断端，使肛门可伸入示指（图9-2）。若损伤过大，可分期手术，此时尽量拉近两括约肌断端，固定于软组织上，3个月以后视失禁情况决定是否再次手术。

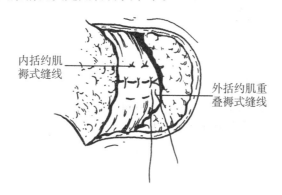

图 9-2 褥式缝合修补括约肌

（6）用丝线间断缝合皮下及皮肤切口，切口内置引流管（图9-3）。外用塔形纱布压迫，丁字带固定。

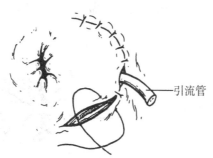

图 9-3 缝合皮肤切口

（七）术中注意事项

（1）为了避免术后创口感染，切口可远离肛门。

（2）分离括约肌断端时，注意勿损伤肛管壁。

（3）肛门括约肌断端的瘢痕组织应予保留，断端游离后应有适当的活动度及松紧度。

（4）缝合括约肌断端，缝线不宜过多和太紧，以免引起肌肉断端坏死和感染。

（5）重建肛门皮肤时，缝合务必确切，以防形成肛瘘。

（6）缝合皮肤时，可开放伤口下部，以利引流。

（八）术后处理

（1）术后流食 2d，后改半流食 3d，逐渐给少渣饮食。

（2）给予静脉补液内加抗生素，3～5d，防止感染。

（3）术后 36～48h 内拔除引流条。

（4）可继续给肠道抗生素。

（5）控制大便 5d 可以大便。予润肠通便药物，协助排便。

（6）排便后每日坐浴 2 次，换药 2 次，保持局部清洁。

（7）7d 后间断拆线，10d 内拆完。

（8）出院前做直肠指诊。如肌肉拉拢过紧，而有肛门狭窄者，每周用手指扩张 2～3 次。

二、环切横缝术

（一）适应证

（1）肛管由窄小瘢痕形成一条深沟造成的失禁。

（2）肛管直肠环完整的不完全失禁。

（二）术前准备

（1）肛门周围皮肤剃毛。

（2）术前 2d 应用的肠道抗生素。

（3）术前 1d 晚及术前 2h 用温生理盐水 500～800mL 各洗肠一次，解净大小便。

（4）术前 2d 进少量半流食，手术前晚及术晨禁食。

（三）麻醉

简化骶管麻醉或双阻滞麻醉。

（四）体位

截石位。

（五）手术步骤

（1）常规消毒后，铺无菌巾单。于肛缘瘢痕外侧做一"＞"形切口（图 9-4）。

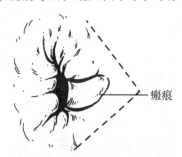
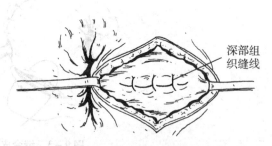

图 9-4 瘢痕外侧"＞"形切口   图 9-5 切开深部组织横行缝合

（2）切开皮肤及皮下组织，直至瘢痕基底部，切口深度应与瘢痕窄沟等深。将"＞"形皮瓣向内游离至齿状线，提起被游离的三角皮瓣，使伤口与原切口方向垂直。于底部横行缝合深部组织 2～3 针，闭合"＞"形切口，以消除缺损（图 9-5）。

（3）将提起的游离皮瓣于肛管内做修剪，使肛管的切口对合，横行间断缝合皮肤切口（图 9-6）。

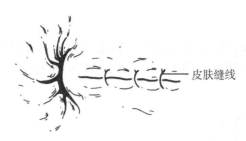

图 9 - 6　横行缝合皮肤切口

（4）肛内放置凡士林条，外用塔形纱布压迫，丁字带固定。

（六）术中注意事项

（1）严格无菌操作，游离"＞"形皮瓣时，要将瘢痕深沟处上皮一并游离，以利闭合"＞"形切口。

（2）手术切口深度要与瘢痕深沟等深。

（3）修剪皮瓣时，切口应对合整齐，缝合时不能遗留无效腔，以免感染。

（4）如无明显出血，可不缝合，以消除瘢痕深沟或缺损。

（七）术后处理

（1）术后半流食 3d，然后改普食。

（2）抗感染，应用抗生素 5 ~ 7d，术后当酌情选用止痛药。

（3）控制大便 3 ~ 4d，便后坐浴，常规换药，保持切口干燥。

（4）橡皮膜引流，术后 7d 拆线。

（5）术后 2 周开始做提肛运动。

（万伟萍）

第二节　直肠阴道隔修补术（会阴缝合术）

（一）概述

将阴道后壁与直肠前壁分离，找到括约肌断端后缝合，再缝合肛提肌、阴道黏膜和会阴部皮肤，使括约肌恢复正常功能的一种手术方法，又称会阴缝合术。

（二）适应证

分娩或外伤所致的陈旧性会阴Ⅲ度撕裂造成的肛门不完全失禁。应在分娩 6 个月后做这种手术。

（三）术前准备

（1）肛周及阴部皮肤剃毛。

（2）口服卡那霉素或甲硝唑 3d。

（3）术前晚及术晨用温生理盐水 500 ~ 800mL 各灌肠一次，解净大小便。

（4）1 : 5 000 高锰酸钾溶液冲洗阴道，每天 1 次，连续冲洗 3d。

（5）避开经前或经期。

（6）无渣软食 2d，术前 1d 为流质，术晨禁食。

（四）麻醉

简化骶管麻醉或双阻滞麻醉。

（五）体位

截石位。

（六）手术步骤

（1）充分暴露手术野，用氯己定棉球分别塞入肠道及阴道，沿裂缘上方弧形切开阴道后壁黏膜（图9-7）。切口两端正在括约肌断端收缩时在皮肤显示凹陷的外侧。

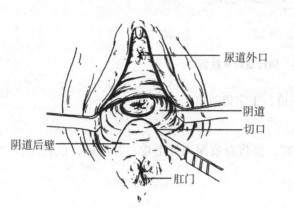

图9-7　阴道后壁弧形切口

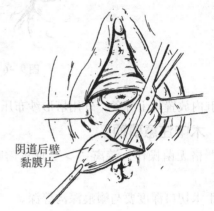

图9-8　分离阴道黏膜，并向下翻转

（2）切开阴道黏膜，向下潜行将阴道后壁黏膜与直肠前壁分开，并向下翻转、暴露、寻找外括约肌断端，最后显露两侧肛提肌断缘（图9-8）。

（3）用剪刀或止血钳继续游离外括约肌及肛提肌的断端。再从裂缘切口分离直肠黏膜下层，使直肠阴道隔分离，用丝线重叠缝合3~4针（图9-9）。但不宜过紧，以免肛门狭窄。

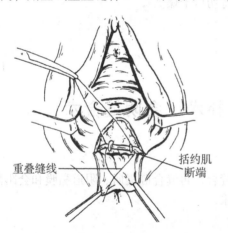

图9-9　游离括约肌断端重叠缝合

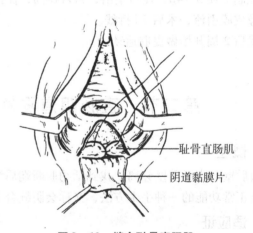

图9-10　缝合耻骨直肠肌

（4）示指伸入肛管，检查括约肌缝合是否足够紧，如不够紧再缝合较多肌纤维。然后在中线缝合耻骨直肠肌，加强括约肌（图9-10）。

（5）复回黏膜片，使黏膜片由于缝合括约肌成为突出皱褶，做成会阴体，以免生成狭窄。

（6）消毒阴道，修整切除多余阴道黏膜，丝线间断缝合阴道黏膜切口（图9-11）。取出肠腔、阴道内棉球，外用敷料包扎，丁字带固定。

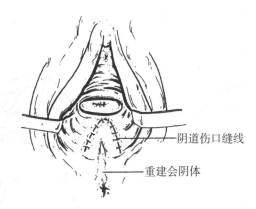

阴道伤口缝线

重建会阴体

图 9 - 11　缝合阴道伤口

（七）术中注意事项

（1）分离直肠阴道隔时，手法要轻巧，不能损伤直肠阴道壁，以减少感染机会。

（2）缝合括约肌和肛提肌时，术者示指放入肛内，应以肛门能通过示指末节为度，不宜过紧，否则造成肛门狭窄。

（八）术后处理

（1）卧床休息，平卧位。

（2）留置导尿至拆线。

（3）余同括约肌修补术。

（万伟萍）

第三节　肛门后方盆底修补术

（一）概述

Parks 于 1971 年设计这种手术，折叠缝合两侧肛提肌和耻骨直肠肌，增强肛门直肠角，加长肛管。因此，又称肛门后方直肠固定术。

（二）适应证

适于自发性失禁，扩张术后引起的失禁和直肠脱垂手术固定后仍有失禁。

（三）术前准备

同肛门括约肌修补术。

（四）麻醉

简化骶管麻醉或双阻滞麻醉。

（五）体位

折刀位或截石位。

（六）手术步骤

（1）常规消毒后，在距肛门后缘约 6cm 处，向肛门两侧做倒 V 形皮肤切口（图 9 - 12）。

（2）将皮肤和皮下脂肪组织由外括约肌的后部纤维分离，并将皮肤向前翻转，显露和确认内外括约肌间沟。

（3）在外括约肌和内括约肌之间分离，将内括约肌由外括约肌分离，并将外括约肌牵向后方（图 9 - 13）。

（4）向前牵开肛管和内括约肌，向上分离到耻骨直肠肌和肛提肌上缘，显露直肠后壁及两侧约 2/3

周的肠壁（图 9 – 14）。

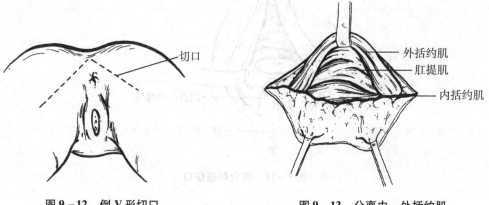

图 9 – 12　倒 V 形切口　　　　　图 9 – 13　分离内、外括约肌

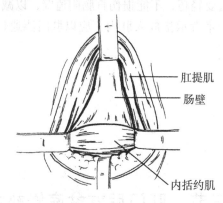

图 9 – 14　显露直肠后壁

（5）两侧肛提肌穿入缝线，牵紧缝线将两侧肌内由后向前间断缝合两层，使盆底修补（图 9 – 15）。

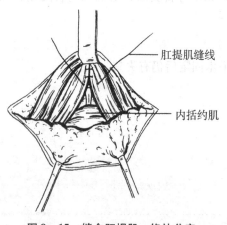

图 9 – 15　缝合肛提肌，修补盆底

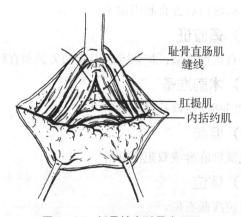

图 9 – 16　折叠缝合耻骨直肠肌

（6）折叠缝合耻骨直肠肌，使肌肉缩短，肛管直肠角前移，恢复正常角度（图 9 – 16）。折叠缝合外括约肌（图 9 – 17）。

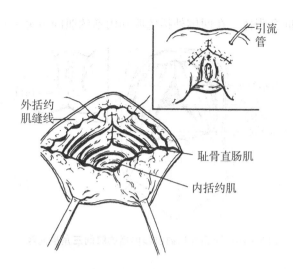

图 9 – 17　折叠缝合外括约肌

（7）创面用抗生素溶液洗净后，皮下置引流管，缝合皮下组织、皮肤。

（七）术中注意事项

（1）沿肛门内、外括约肌间沟分离可避免出血。

（2）分离肛提肌、耻骨直肠肌不要损伤肠壁。

（3）骶前筋膜不要切开，防止骶前大出血。

（八）术后处理

（1）术后应用缓泻剂、坐浴等方式促进排便，指导患者正常排便，应避免长时期用力排便。

（2）保持创面清洁。排便后及时坐浴、换药。

（3）余同肛门括约肌修补术。

（万伟萍）

第四节　肛门括约肌折叠术

肛门括约肌折叠术已有一百余年历史，多在肛门前方作折叠手术，将肛门前括约肌折叠，以加强括约肌张力，缩紧肛门的一种手术方法。

一、肛门前方括约肌折叠术

（一）适应证

肛门括约肌松弛及肛门完全失禁。

（二）术前准备

同肛门括约肌修补术。

（三）麻醉

简化骶管麻醉或双阻滞麻醉。

（四）体位

截石位。

（五）手术步骤

（1）常规消毒后，铺无菌巾单。在肛门前方距肛门缘 1 ~ 2cm 处做一半圆形切口。

（2）切开皮肤和皮下组织，游离皮片并将其向后翻转覆盖肛门。向深处分离，显露外括约肌，可见其由肛门两侧向前向内行向会阴体，在两侧外括约肌和内括约肌间可见一三角形间隙（图9-18）。

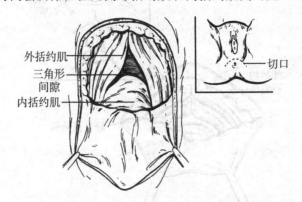

图9-18　两侧外括约肌和内括约肌间三角形间隙

（3）用丝线间断折叠缝合内、外括约肌，闭合原三角间隙，缩紧肛管（图9-19）。

（4）复回皮片，间断缝合皮下和皮肤，外用无菌纱布压迫，丁字带固定。

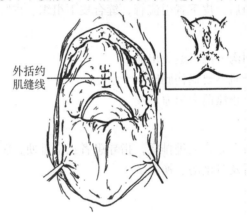

图9-19　折叠缝合外括约肌，闭合三角形间隙

（六）术中注意事项

（1）缝合肌肉时要缝合肌膜，少缝合肌纤维，以免肌肉坏死引起肛管狭窄。

（2）严格无菌原则，及时更换手套，以防污染切口。

（七）术后处理

同括约肌修补术。

二、经阴道外括约肌折叠术

（一）适应证

适于肛门括约肌松弛的女性患者。

（二）术前准备

同会阴缝合术。

（三）麻醉

简化骶管麻醉或双阻滞麻醉。

（四）体位

截石位。

（五）手术步骤

（1）在阴道黏膜下组织内注入1：20万肾上腺素生理盐水溶液。

（2）经阴道后缘黏膜与皮肤交界处作长4~5cm横切口（图9-20）。

（3）提起阴道后壁黏膜，向上锐性分离阴道后壁，显露外括约肌前部。将外括约肌向前方牵起，判断其松弛程度。

（4）将肛门括约肌及直肠阴道隔提起，用丝线折叠缝合，使括约肌紧缩。缝合时进针不宜过深，避免穿透直肠阴道隔（图9-21）。

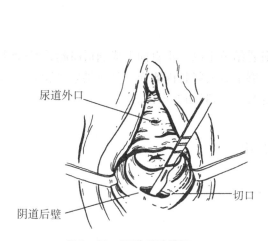

图9-20 阴道后壁横切口

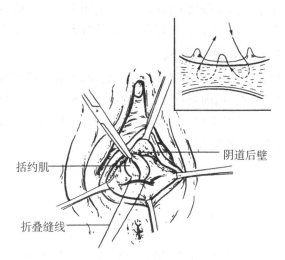

图9-21 折叠缝合括约肌

（5）在伤口上方缝合肛提肌（图9-22），最后缝合阴道后壁（图9-23）。

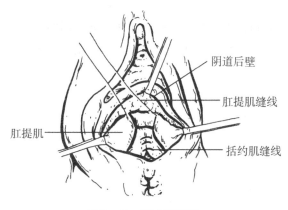

图9-22 缝合肛提肌

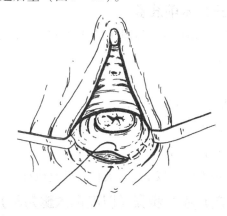

图9-23 缝合阴道后壁伤口

（六）术中注意事项

（1）做切口前，可于阴道黏膜下注射肾上腺素生理盐水，既便于分离，又减少渗血。

（2）切口应在阴道内，在正常组织内分离和缝合括约肌，可减少感染。

（3）缝合括约肌时，进针不宜过深，避免穿透直肠阴道隔。

（4）折叠缝合括约肌时，亦应只缝肌膜，少缝肌纤维。

（5）折叠后肛管应能通过示指末节为宜。

（七）术后处理

同会阴缝合术。

（万伟萍）

第五节 肛门括约肌成形术

肛门括约肌成形术是将肌肉或筋膜移植于肛管周围，代替或加强括约肌功能的一种手术方法。

一、股薄肌移植括约肌成形术

国外 1952 年 Pickrell 最先报道应用此术式治疗先天性畸形所致大便失禁。1959 年，张庆荣将此术式应用于直肠癌腹会阴直肠切除，会阴人工肛门的括约肌重建手术。1982 年，张庆荣报道 57 例成年人失禁中，优等 24 例，良好 25 例，较好 5 例，无效 3 例。

（一）股薄肌解剖

股薄肌是大腿内侧的浅表长肌，起于耻骨弓上缘和耻骨结节下缘，垂直向下成圆形肌腱，经股骨内侧髁后下方，向前绕过胫骨内髁成为扁腱，附着在胫骨内髁下方的胫骨内侧面。其血供来自股动脉，第 2～第 4 腰神经支配，神经血管束由股薄肌上 1/3 进入肌肉，手术时切勿损伤。

（二）适应证

（1）括约肌完全破坏和无功能部分超过 1/3～1/2 的病例。

（2）先天性无括约肌。

（3）肛门括约肌缺损或功能严重障碍造成肛门失禁者。

（4）括约肌损伤无法修补或多次修补失败者。

（5）长期直肠脱垂或肛管极度松弛造成的失禁。

（6）肛门完全性失禁。

（7）年龄在 5 岁以上小儿。

（三）术前准备

（1）术前全面了解肛门失禁的程度，术前行钡灌肠、排粪造影、肛肠测压、肌电图检查。

（2）选股薄肌较发达的一侧，于术前在内收大腿，弯曲小腿状态下用甲紫绘画出该肌走向。

（3）术前其他准备同肛门括约肌修补术。

（四）麻醉

连续硬膜外麻醉。

（五）体位

先取仰卧、双下肢外展位，后改截石位。

（六）手术步骤（以左侧大腿为例）

（1）先取仰卧、双下肢外展位，分别于左侧大腿内侧上 1/4 隆起处（上切口）、膝关节内上方（中切口）、胫骨粗隆内下方（下切口），做 3 个纵向切口（切口长度 4～5cm）。经上切口，切开皮肤和皮下组织，在内收长肌内侧显露股薄肌，切开股薄肌筋膜，以手指和血管钳将肌肉游离，以纱条牵引之（图 9-24）。

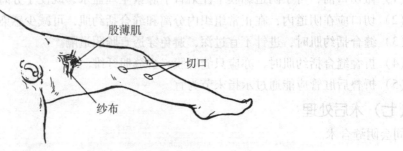

股薄肌

切口

纱布

图 9-24 股部上、中、下三处皮肤切口

（2）经中切口在缝匠股后方找到肌薄肌，以血管钳挑动肌腱，可见上切口之股薄肌移动。用示指钝性分离上、中切口之间的股薄肌。牵开胫骨结节下方的切口，显露扁平的股薄肌腱，并游离肌束，将肌腱由骨膜切断，将已完全游离的股薄肌全部由上切口拉出，用盐水纱布包裹，以备移植，关闭中、下两切口（图9－25）。

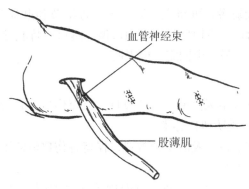

图9－25　从上切口牵出游离的股薄肌，缝合中、下切口

（3）改截石位，于右耻骨结节处，肛门前、后正中线分别距肛门2cm处，各做纵切口长约3cm。并用血管钳和示指经切口在括约肌间沟以上绕肛管钝性分离一周，再从肛门前正中切口绕皮下分别与右耻骨切口和左大腿上1/4伤口钝性分离相交通，形成一与股薄肌粗细相当的隧道（图9－26）。

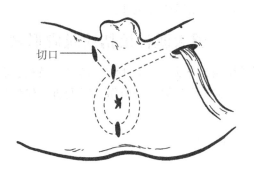

图9－26　右耻骨结节，肛门前后正中切口及隧道

（4）绕肛门前正中切口，将股薄肌断端拉入隧道，沿隧道环绕肛管一周，于前方交叉后，到达右耻骨结节切口引出。改仰卧位，使两下肢伸直，使股薄肌完全松弛，牵紧肌腱，确定肛管紧度，一般伸入指尖即可。将其断端固定于耻骨结节骨膜上，一般固定2~4针（图9－27）。

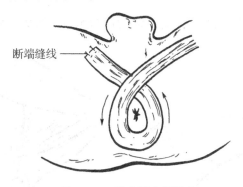

图9－27　缝合固定断端

（5）缝合所有皮肤切口，肛门后正中切口可放置橡皮引流条无菌纱布压迫，丁字带固定。

（七）术中注意事项

（1）术前、术中严格无菌操作，以防因感染使手术失败。

（2）游离股薄肌时，应注意避开大隐静脉，并保持股薄肌运动和营养的神经血管束，以免影响运动功能。

（3）患者矮小肥胖、肌腱较短者，可将肌腱固定于坐骨结节和肛提肌上，这时不做耻骨结节下切口，而在对侧坐骨结节处做一切口。该切口与前方切口做一隧道，将肌腱通过隧道拉出，并将肌腱末端分为两半，一半固定于坐骨结节，另一半固定于肛提肌。

（八）术后处理

（1）术后卧床 1 周。术后继续给无渣流质饮食数日，直至伤口愈合为止，改为普食。

（2）全身应用抗生素 7d，以预防切口感染。

（3）术后 36~48h 拔除橡皮引流，及时更换敷料，保持各伤口清洁干燥。

（4）控制排便 1 周，训练定时排粪。

（5）术后 2 周开始股薄肌活动训练。有排粪感时内收两侧大腿，手压下腹部，躯干弯向前方，增强排粪反射。外展小腿可使肛门紧缩，内收大腿和弯曲躯干可使肛门松弛。

（6）术后 2 周肛管指诊，若有狭窄可行扩肛，但应循序渐进，以示指末节能通过即可。

（7）术后 6 周或手术的同时，找出支配股薄肌神经的主干，将电板片固定在神经束上，神经刺激器置于第五肋骨下方皮下，术后用体外磁控开关有节奏地打开刺激器，使肌肉收缩，防止肌肉萎缩，以增强远期疗效——即带蒂股薄肌移植电刺激股薄肌神经术。

二、臀大肌移植括约肌成形术

1902 年，Chotwood 首次报道用两条臀大肌片治疗肛门失禁。臀大肌是一大的、有张力的肌肉，其下缘靠近肛门，容易移植。因此，如括约肌的神经损伤，臀大肌可代替其功能。

（一）适应证

术前准备、麻醉均同股薄肌移植肛门成形术。

（二）麻醉

连续硬膜外麻醉或双阻滞麻醉。

（三）体位

折刀位。

（四）手术步骤

（1）在尾骨与坐骨结节之间臀部两侧各做一斜切口约 5cm（图 9－28）。

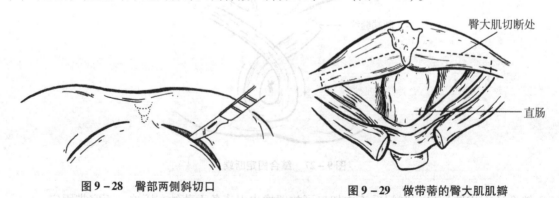

图 9－28　臀部两侧斜切口　　　　图 9－29　做带蒂的臀大肌肌瓣

（2）切开皮肤及皮下组织，显露臀大肌，将两侧臀大肌内缘游离成一条宽约 3cm 肌束，勿损伤神经（图 9－29）。

（3）围绕肛管在肛门前方和后方做皮下隧道，并由臀部切口和肛门外弯切口之间做成隧道（图9 - 30）。

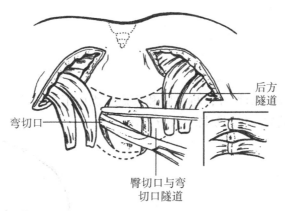

图9 - 30　围绕肛管做皮下隧道

（4）将左右两侧下部肌肉断端通过隧道牵向会阴，并将两断端重叠缝合。上部肌肉断端牵向后方，围绕肛管重叠缝合（图9 - 31）。

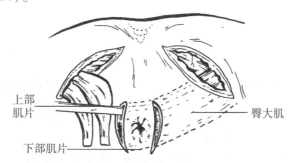

图9 - 31　两侧肌肉通过隧道重叠缝合

（5）切除伤口瘢痕后间断缝合皮肤，置橡皮条引流，乙醇消毒纱布覆盖。

（五）术中注意事项

（1）游离臀大肌时，注意勿损伤神经，以免肌肉坏死。

（2）分离直肠前方时，注意勿损伤尿道。

（3）为使肌瓣无张力地环绕直肠一周，预先设计好肌瓣所需长度。

（4）彻底止血，防止创口感染。

（六）术后处理

（1）手术2周后训练肛门括约肌功能，不宜过早。

（2）同余薄肌移植括约肌成形术。

（万伟萍）

第六节　S形皮片肛管成形术

1959年，Forguson用这种手术治疗痔环切畸形，以后用于治疗肛门失禁。

（一）适应证

适用于因肛门皮肤完全缺损和黏膜外翻所致的感觉性肛门失禁。

（二）术前准备

同肛门括约肌修补术。

（三）麻醉

简化骶管麻醉或双阻滞麻醉。

（四）体位

截石位。

（五）手术步骤

（1）沿黏膜与皮肤连接处环形切开，将黏膜和瘢痕组织由下方括约肌分离，向上到齿状线上方，显露内括约肌，切断黏膜并将瘢痕组织切除（图9-32）。

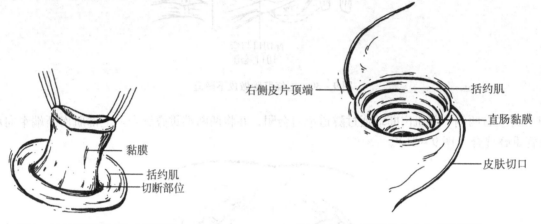

图9-32 切除脱垂的直肠黏膜 　　　　图9-33 以肛门为中心作S形切口

（2）肛门为中心做S形切口，在肛门两侧做成两个皮片，皮片底在肛门两侧相对，其底宽应与其深高度相等。皮片厚薄度一致并带有少量脂肪（图9-33）。

（3）将一侧皮片顶部牵向肛管前方，一侧牵向后方，与直肠黏膜缝合。两侧皮片移植后，皮片边缘在肛管前后中线上有自然对合，缝合数针，从而使肛管完全由皮肤遮盖（图9-34）。

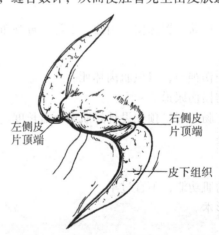

图9-34 转移皮瓣与直肠黏膜及肌层缝合

（4）两侧皮片与黏膜缝合完毕后，取皮切口可以完全缝合，有时一部分开放。

（六）术中注意事项

（1）皮片缝合后应无张力，必要时可做一个小切口以减张。

（2）反切除多余直肠黏膜，而皮片与其断缘缝合时应包括直肠层。

（3）设计S形切口作两个皮片时，皮片底在肛门两侧相对，其底宽应与其高度相等。

（4）术中止血要仔细，特别是皮片下应无渗血，防止血肿形成。

（5）缝合形成后的肛管应通过示指末节。

（七）术后处理

同肛管括约肌修补术。

（八）述评

尚有很多术式，根据不同的病因和病情，选择相适应的术式，非常重要。但任何手术的成败、与围术期的处理密切相关。如术前控制饮食。机械性肠道准备，术中无菌操作要严格，保护手术区不受肠道和阴道分泌物污染、严密止血、缝合张力不宜过大、彻底切除瘢痕组织、以利切口愈合。术后控制饮食，输液 5～6d、并加抗生素。给予止泻剂、控制稀便，会阴修补术时要留置导尿管 5～6d、伤口消毒、预防感染也是手术成功的关键。愈合牢固后，坚持肛门括约肌功能锻炼、每日练习缩肛运动数十次。术后能控制软便，稀便常不能控，可视为效果良好，不能完全恢复正常。

（万伟萍）

第十章

直肠阴道瘘手术

第一节 概述

直肠阴道瘘（rectovaginal fistula）是直肠和阴道之间形成的先天或后天的通道，可发生在阴道的任何位置，上皮组织覆盖瘘的内侧面。实际上，直肠阴道瘘大多发生在肛管至齿状线之间。应特别注意瘘口大小和位置这两个特征，因其影响修补手术方式的选择。低位和中位直肠阴道瘘可经直肠或阴道手术修补，而高位直肠阴道瘘直肠瘘口一般位于乙状结肠或直肠。这些瘘通常需经开腹手术修补。有些高位直肠阴道瘘体格检查和内镜检查不易发现，需进行鉴别诊断。直肠阴道瘘的瘘口大小不等，小的直径小于1mm，而大瘘口可使整个阴道后壁缺损。

直肠阴道瘘另一种分类方法为病因分类，这种分类法能更好地预测修补术的成功率。直肠阴道瘘的患者通常有自觉症状，主诉为阴道排气或阴道有粪便排出。有时因为粪便的污染而表现为反复的阴道或膀胱感染。一些小的瘘可能在排稀便或水样便时才出现症状。如果患者主诉持续性粪便漏出，则需判断肛门括约肌的功能。

一、病因

直肠阴道瘘很多不同的病因已经明确（表10-1）。不同位置的瘘其病因不同。先天性直肠阴道瘘比较罕见，在此不作讨论。

表10-1 直肠阴道瘘的病因

先天性	肿瘤
产伤	放射治疗
肛门直肠手术史	恶性淋巴增生
炎症性肠病	子宫内膜异位症
感染	

（一）产伤

产伤是直肠阴道瘘最常见的病因。Lowry等报道，产伤引起直肠阴道瘘的发生率高达88%。

在产科临床中很常采用会阴侧切术。Kozok曾报道，在美国阴道分娩者约62%需要行会阴侧切术，其中初产妇约占80%，经产妇占20%。造成直肠裂伤或肛门括约肌撕裂伤的概率阴道分娩者约5%，而会阴侧切术则占20%。虽然大多数会阴损伤可在分娩时进行修补术，但仍有可能发生伤口裂开，并发感染、脓肿、瘘或肛门括约肌撕裂伤。经历过一次会阴侧切术的妇女发生直肠阴道瘘概率可达1.5%。可于产后立即出现症状，其主要原因为Ⅳ度会阴损伤在产时没有发现；也可于会阴修补术后7～10d才出现症状。会阴直切术合并Ⅲ度或Ⅳ度会阴撕裂者形成直肠阴道瘘的风险最高。在英国更多采用会阴侧切术，因为后者与会阴直切术比较，导致直肠损伤风险更小。感染及会阴侧切术后伤口裂开所导致的直肠阴道瘘最常发生在低位的直肠阴道隔，但是可以扩展到更高部位，特别是在泄殖腔创伤的部位。对于这些患者来说，最重要的是判定患者粪失禁的程度。Wise 等曾报道，有 27% 的低位直肠阴道瘘患者同时存在粪失禁，所以在行修补术前要进行排便控制能力的评估。

（二）炎症性肠病

炎症性肠病（inflammatory bowel disease，IBD）特别是克罗恩病（Crohn disease），在直肠阴道瘘常见病因中占第二位。对直肠阴道瘘修补术后失败的患者，应该考虑有克罗恩病的可能。因为溃疡性结肠炎并不会穿透肠壁，所以通常不出现瘘。克罗恩病引起的直肠阴道瘘最常见的部位是直肠阴道隔的中部。然而，在近肛门的直肠克罗恩病患者中，瘘管可延伸至阴道或会阴的最末端。克罗恩病并发肛门阴道瘘或直肠阴道瘘的患者，常需行直肠切除或回肠造口术。

（三）感染

隐窝腺脓肿位于肛管前端，它形成的直肠阴道瘘在非产科感染因素中为最常见的病因。脓肿可以蔓延至阴道壁而导致瘘管形成。其他病因还包括：性病性淋巴肉芽肿、结核病和前庭大腺脓肿等。少女感染人类免疫缺陷病毒的早期表现是出现继发性的直肠阴道瘘。结肠阴道瘘常由憩室炎引起，一般位于阴道顶端或阴道残端的附近。多发生于绝经后或有子宫切除手术史的妇女。

（四）肛门直肠手术史

涉及阴道后壁或直肠前壁的手术可引起直肠阴道瘘。包括肛门直肠周围脓肿手术、阴式子宫切除术、直肠膨出修补术、痔疮切除术、PPH 术、直肠肿瘤局部切除术和直肠前下段切除术等。

（五）癌肿与放射治疗

宫颈浸润癌、阴道癌或肛门、直肠恶性肿瘤均可导致直肠阴道瘘。子宫内膜癌、宫颈癌或阴道恶性肿瘤在接受放射治疗后，约有 6% 以上的患者发生直肠阴道瘘，且与放射剂量相关。在放射治疗过程中，较早出现症状者多为恶性肿瘤的侵蚀破坏所致，而较晚出现症状者则多为放射治疗对局部组织的损伤，且常伴有直肠狭窄。对于有盆腔肿瘤史的患者，判断直肠阴道瘘是否因复发性肿瘤所致则非常重要。通常需要在麻醉下对瘘口边缘组织进行活检。放疗引起的直肠阴道瘘常在放射治疗后 2 年内发生，多位于阴道中段或下段。早期警报信号包括：直肠排出鲜红血液、经久不愈的直肠溃疡和肛门直肠疼痛等。

二、分类

（一）根据病因分类

根据病因分类，可分为先天性、后天性两种。

1. 先天性直肠阴道瘘　出生后即有。

2. 后天性直肠阴道瘘　多因产伤、妇科手术、炎症性肠病、肿瘤、放疗、痔注射感染、肺结核转移、淋巴组织肉瘤等所致。

（二）根据瘘口位置的高低分类

根据瘘口位置的高低分类，可分为低位、中位、高位三种。

1. 低位直肠阴道瘘　直肠侧的瘘口在肛管，阴道侧的瘘口在后阴唇系带处或前庭处。

2. 中位直肠阴道瘘　直肠侧的瘘口在直肠下段，阴道侧的瘘口在后阴唇系带至宫颈水平。

3. 高位直肠阴道瘘　直肠侧的瘘口在直肠上段，阴道侧的瘘口在阴道后穹隆附近。

目前国际上常用的分类方法是根据瘘口在阴道内的位置、大小及病因，将直肠阴道瘘分为单纯型和复杂型。单纯型瘘定义为：发生于阴道的中低位，直径 <2.5cm，可为一个瘘口，也可为两个或两个以上瘘口，多由创伤或感染因素引起的瘘；复杂型瘘则定义为：发生于阴道高位，直径 >2.5cm，多由炎症性肠病、放疗或肿瘤引起的瘘，此外还包括修补失败的复发瘘。根据瘘口在直肠阴道侧的位置，可分别分为低、中、高位。低位：瘘在直肠的下 1/3，在阴道的下 1/2。高位瘘：在直肠的中 1/3 及阴道后穹隆处，近宫颈处，需经腹修补。中位即在低位与高位之间（图10－1）。

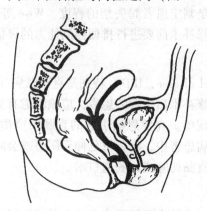

图 10 - 1　直肠阴道瘘

三、临床表现

（一）症状特点

（1）大便时粪便从阴道内流出，尤其是稀便时更为明显，瘘孔较小者，虽不见粪便从阴道排出，但有阴道排气现象。

（2）少数患者由于局部分泌物的刺激，可发生慢性外阴炎，有瘙痒、渗液和皮疹。

（3）新生儿出生后即有，多合并有先天性肛门闭锁或狭窄，成人多有明显的致病原因。

（二）专科检查

（1）新生儿直肠阴道瘘正常肛门位置多为皮肤覆盖，平坦无肛门或仅有一小孔。哭闹时可见患儿粪便从阴道内排出，用阴道窥器检查可发现瘘孔，也可在指诊时触及，用子宫探子检查瘘口，另一手指伸入肛门内，指端可触及探子头。

（2）成人直肠阴道瘘瘘孔较大，可见大便从阴道排出，检查时，瘘孔较大者，可在阴道窥器暴露下看到，或指诊触及；瘘孔较小者，或只可见到一处小的鲜红的肉芽组织，可用子宫探子（或探针）探查瘘口，另一手指伸入肛门时，指端可触及探子头。

四、诊断要点

直肠阴道瘘的临床诊断一般不难。最常见的症状为患者主诉经阴道有排气或少量粪样液体流出，可合并低热、阴部疼痛等。瘘口较大的患者，可从阴道排出成形便。但是对瘘管走向及瘘口位置等精确的判断对指导临床治疗方案有较高的价值。因此，合理有效的术前检查和评估方法至关重要。位置较低的RVF通常直视下即可确定瘘口大小及位置。高位且瘘口小的RVF常用亚甲蓝灌肠，阴道内填充棉球观察其是否染色来确诊，可分别行阴道镜和直肠镜精确定位，阴道直肠双合诊对RVF的诊断有一定的帮助。根据病史及肛门阴道指诊或探针检查，直肠阴道瘘的确诊率为74%，一些极小的瘘则需要借助肛周B超、直肠内镜、阴道内镜等检查确诊。

其诊断要点：

（1）症状粪便从阴道内流出。

（2）检查在阴道内镜下可看到瘘口，或用子宫探子检查瘘口。肛门内指端可触及探子头。

（3）辅助检查X线造影检查：从阴道内注入造影剂，然后拍摄正、侧位片，以显示瘘管，并提示瘘管的位置；或亚甲蓝染色检查：在阴道窥器下检查，如可疑有直肠阴道瘘，则先在直肠内相应部位放一干净纱条，在可疑部位涂上亚甲蓝，如纱条上有染色即可确诊。

以上几项有一项者，即可确诊。

直肠腔内超声检查可确定 RVF 的位置，该检查能较好地评估括约肌损伤程度。近年来直肠内 MRI 亦被广泛使用对 RVF 进行评估。Dwarkasing 等推荐应用直肠内 MRI 对 RVF 进行临床分型，对于放疗相关的 RVF 患者，可选择使用阴道镜加瘘口造影以除外可能发生的阴道、小肠、结肠瘘。

五、鉴别诊断

（1）直肠前壁癌性坏死穿通直肠阴道隔膜直肠癌有便血、体重减轻及大便次数增多、排便不尽感、便意频繁、里急后重等症状，肛门指诊可触及肿块，病理检查可确诊。

（2）克罗恩病的穿孔期克罗恩病有腹痛，腹泻，腹部包块病史，内镜检查可见直肠黏膜充血、水肿、溃疡、肠腔狭窄、假性息肉形成以及卵石状的黏膜相。病理检查可确诊。

（3）慢性阴道炎瘘口较小之后天性直肠阴道瘘和慢性阴道炎均可表现从阴道内流出分泌物。可通过阴道窥器检查，或亚甲蓝染色及造影剂检查来鉴别。

（4）子宫颈癌穿孔期此病可通过妇科检查发现可疑肿块，病理检查可确诊。

（5）放射性直肠阴道瘘既往有放疗史。

六、治疗原则

一旦确诊，需手术治疗。若病儿阴道瘘口较大，粪便排出通畅，可不必进行早期手术，待病儿 3 ~ 5 岁再做手术，但待 9 ~ 10 岁阴道发育到一定程度时手术最好。若瘘口较小，但尚能排便的低位直肠阴道瘘，可用瘘口扩张术扩大瘘口，维持到半岁后再手术。若瘘口很小，或高位直肠阴道瘘无法行瘘口扩张术者，则应力争在梗阻发生前行手术治疗。

七、术前评估

（一）确定瘘管部位、大小、性质及是否伴有肛门括约肌损伤

（1）瘘孔部位、性质通常根据阴道后壁部位的高低分为上（高位）、中（中位）和下（低位）3 类。也有用肛周、直肠下段和上段来分类。《铁林迪妇科手术学》将距肛门口 >3cm 的瘘孔称直肠阴道瘘，靠近肛门括约肌在 3cm 以内称肛门阴道瘘。产伤所致直肠阴道瘘多位于阴道下段或中下段，会阴 IV 度裂伤修补未愈也可以看成肛门阴道瘘。而妇科盆腔手术，如经阴道子宫切除术和（或）附件手术多位于阴道上段或阴道断端。而阴道闭锁、先天性无阴道造穴或阴道后壁修补术等，根据损伤直肠部位不同，可位于阴道上、中、下段。先天性直肠阴道瘘，多以阴道下段或阴道前庭为多见。瘘孔位于下、中段易于暴露，缺损较大用外阴皮瓣填补也相对容易。相对而言，阴道上部、穹隆部位对瘘孔暴露、分离修补操作有困难。

（2）瘘孔大小、数目较大的瘘孔，经阴道排气、排粪经常发生，阴道窥视检查容易发现，位置也可以确定。关键是小瘘孔或复杂瘘孔的确定诊断，阴道排气或排粪不是经常发生，而主要是有阴道臭味分泌物或会阴某处有瘢痕，或鲜红的小肉芽组织，而见不到瘘孔。所以，检查时可在直肠内置左手示指，阴道直视下用探针或眼科泪管探针在瘢痕处或鲜红肉芽处探寻，探针触到肛门内示指可以确诊。或在直肠指诊时置亚甲蓝棉球于直肠内可疑瘘孔处，压迫棉球，看有否蓝色染液进入阴道。另外，还可借助肠镜，直视下见到直肠黏膜面的开口。瘘孔可能有多个，或复杂瘘孔，如不在阴道与直肠同一横截面的崎岖瘘孔，即阴道与肠道瘘孔错位时，需阴道内置探针、直肠内置镜观察确定；或用细塑料管或硅胶管从阴道内插入，经管内注入亚甲蓝稀释液观察直肠内棉球有否蓝色染液来确定；或经管内向瘘孔内注入造影剂 X 线摄片来确定瘘孔走向。

（3）判断肛门括约肌有否损伤会阴重度裂伤往往损伤肛门括约肌（肛门内、外括约肌或耻骨直肠肌）。因此，术前不仅要明确瘘孔部位、大小、性质，同时还要评估判断有否肛门括约肌损伤，以便在修补瘘孔的同时再修复其肛门括约肌的损伤。不然，瘘孔修补成功而留下肛门失禁，使患者不能解除大便失禁的痛苦。对于会阴 IV 度裂伤修补失败病例，或有直肠阴道瘘孔的患者，发生肛门括约肌损伤的概率要高得多，会阴 IV 度裂伤修补成功者仍留有 30% ~50% 肛门括约肌的障碍，主要是会阴支配神经损

伤未恢复。这种神经损伤又在胎儿过大、胎头过大、第二产程延长或产钳术中因撑胀压迫损伤。因为在会阴损伤的产妇中也会有部分患者（有报道28%）存在隐性肛门括约肌损伤。所以，术前应进行评估，特别对瘘孔位于阴道下段的产伤瘘孔，修补同时注意对损伤的肛门括约肌进行修复。

（二）手术修补时机选择

除分娩Ⅲ、Ⅳ度裂伤、新鲜手术损伤所致直肠阴道瘘应立即及早修补外，粪瘘已形成者宜加强坐浴、护理、积极控制炎症，待瘘孔周围组织水肿、炎症消退3个月后进行修补。同尿瘘一样，如此处理，小的瘘孔可以在炎症消退后瘢痕形成而瘘孔自愈。忌粪瘘刚刚形成早期、炎症水肿未消退时手术修补，因此时易致修补失败。黎介寿等外科治疗肠瘘1 168例，总结30年经验教训已证明这一点。在早期（1971—1984年）手术失败率高达80%，主要是腹腔感染、大量肠液丢失、内稳态紊乱、瘘口局部炎症、感染扩大。后期（1985—2000年）改变肠外瘘治疗策略，先控制感染、营养支持（肠外、肠内营养并重），确定性手术治疗成为最后的选择，使手术治疗成功率高达98.2%。因此，选择好修补直肠瘘的时机，是保证瘘孔修补成功的关键。

患者并发严重的内科疾病，如心血管病、糖尿病等应在病情得以控制、稳定后进行修补。而且，同时还要考虑手术途径、修补方法的选择，既要保证修补成功，又要不使患者病情反复或加重。

对瘘孔较大、位置较高、炎症不易控制或肿瘤放疗所致直肠瘘，宜考虑先行结肠腹壁造口（瘘）（通常情况下一般不考虑术前行结肠造口使粪便改道），待瘘周围组织炎症消退、组织活动稳定后再予手术修补。对结肠造口（瘘）术者，2个月后再考虑粪瘘手术修补。肿瘤放射治疗后的粪瘘修补时机往往需较长时间，至少6个月之后。

为使手术修补成功，术前必须做好肠道准备，术前3～5d开始饮食管理（清淡流质）及肠道抗感染药物准备。结肠造口（瘘）患者可口服抗生素，但要用新霉素液灌肠。

（三）修补途径与手术方法的选择

直肠阴道瘘的手术修补成功率较高，损伤性粪瘘成功率通常可达90%～100%。

（1）修补途径无论是肛门阴道瘘或直肠阴道瘘，作为妇科及外科医师通常采用经阴道途径手术，但也有采用经会阴修补低位直肠阴道瘘者。这不仅是习惯的选择，也是经验的选择。在90%左右的产伤所致直肠阴道瘘，术者要有修补会阴Ⅲ度或Ⅳ度裂伤经验，尤其是修补复杂阴道瘘的"向心性"分离、翻转缝合、缺损组织创面利用周围组织辅助移植填补的手术经验，如带蒂外阴皮瓣、球海绵体脂肪垫、股薄肌等填补方法。故无论是大孔或小孔，还是复杂瘘孔，均有望一次手术修补成功。假如一次不能修补成功（损伤性粪瘘多能成功），如同尿瘘，仍可经阴道再次手术直至修补成功。

对于普外科医师更习惯于经腹途径手术，尤伴有肠道疾病的肠瘘或高位瘘，经腹切除肠瘘肠段后再行肠吻合；高位直肠阴道瘘，将经腹肛提出式直肠切除术（Maunsell Weir手术），使阴道壁与直肠完全隔开，彻底消除瘘形成的最主要因素等，有极大的把握将肠瘘修补成功（一期手术成功）。而且，外科还有经肛门、直肠内多种手术方法，如经肠镜在肠腔内操作：分离、缝合肠瘘，或用特殊金属夹钳夹方法等。对于病情复杂的高位直肠阴道瘘，最明智的选择是妇、外科会诊共同商讨最佳途径和方法进行手术修补。

（2）修补手术的方法手术途径不同，修补手术方法也不尽相同。就妇科医师的经阴道手术修补而言，以往或当今不少妇科手术学是将瘘管完整切除，通过直肠阴道间隙的充分游离，先闭锁直肠切口，用可延迟吸收缝线（因维持时间长、打结安全、组织反应小而优于以往肠线）施行横向缝合，尤注意两侧角缝线超越切口外0.5cm，且缝线不要穿透直肠黏膜，缝线不应拉得太紧，线的距离不宜过密，以保证关闭缝合彻底，且缝合后肠壁切口血供良好，有利于愈合。阴道黏膜的缝合取纵向缝合，使与直肠横向缝合两切口呈垂直交叉有利于瘘的修补成功。

当今修补手术方法增加了尿瘘修补的向心性分离，翻转缝合，翻转后缺损创面利用就近带蒂组织移植填补法，有利于大瘘孔与复杂粪瘘的愈合，尤其对会阴组织缺损、薄弱或瘢痕形成无血管供给的肛门阴道瘘，或低位直肠阴道瘘，可利用外阴脂肪垫、带蒂有新鲜血供的组织加固修复缺损而促进修复愈合，增加修补成功概率。

对于肛门括约肌损伤的低位直肠阴道瘘，在修补瘘的同时，必须进行肛门括约肌的修复，以保证瘘孔愈合后不留肛门失禁之苦。

应根据病因、瘘的位置和大小以及邻近组织的状况等决定直肠阴道瘘的治疗方案。产科损伤所致的直肠阴道瘘可能自行痊愈；然而继发于克罗恩病、恶性肿瘤或放射性损伤的患者，如果不采用外科手术治疗，很少能自行愈合。直肠阴道瘘周围的组织在损伤的急性期需要足够时间才能痊愈。因为只有足够时间才能使炎症最大限度地消退，同时也能缩小瘘口直径。虽然一些作者（Uygur）推荐，Ⅳ度的会阴侧切术后伤口裂开要立刻进行手术修补。但是，大部分学者推荐直肠阴道瘘形成术后 8～12 周再行修补术。并发有炎症性肠病的瘘，在直肠存在严重炎症时，大多不可能愈合。因此，必须用药物治疗控制炎症，尤其对于低位直肠阴道瘘，控制直肠炎后手术，其成功率会更高。

对于大部分直肠阴道瘘患者，尤其是产后发生的低位瘘，经肛门超声检查评价术前肛门括约肌情况。对术前手术方案的制订很有帮助。最近有一项研究（Tsang）显示：直肠阴道瘘患者约48%存在粪失禁。因此，术前判定患者粪失禁的程度非常关键。另外，评价是否同时存在肛门直肠疾病，直肠镜检查显然是非常必要的。

所有患者都必须做术前肠道准备，它可以降低肠道内粪便和细菌负荷，从而降低术后感染及修补后缝合面裂开的危险性。手术期间应该给予口服和静脉注射抗生素。对于曾接受盆腔放射治疗的直肠阴道瘘患者，经腹修补手术中应该放置输尿管支架。

（万伟萍）

第二节　瘘管切除肛门成形术

（一）适应证

低位直肠阴道瘘。

（二）术前准备

（1）查血、尿常规、出凝血时间。

（2）术前 3d 应用肠道抗生素。

（3）术前 3d 阴道冲洗，每天 1 次。

（4）术前 3d 给无渣饮食，术前 1d 给流食，术晨禁食水。

（5）术前第 2d 晚开始生理盐水灌肠每日 1 次，术晨清洁灌肠 1 次。

（6）留置导尿管。

（三）麻醉

5 岁以下采用氯胺酮全身麻醉，5 岁以上用简化骶管麻醉。

（四）体位

取截石位。

（五）手术步骤

（1）以 0.5% 碘附消毒外阴、阴道及肛周皮肤，铺无菌巾单。

（2）在舟状窝沿瘘口周围环形切开（图 10-2）。

（3）游离瘘管，将其与阴道后壁全部分离，但不要剪破阴道后壁。

（4）按会阴肛门成形术做"X"形切口，找到直肠末端，并尽量游离，将已游离的瘘管拉至皮肤切口，切除瘘管。

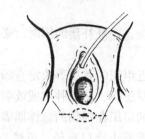

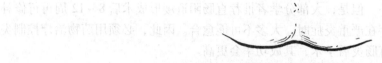

图 10 - 2　环形切口

（5）用 1 号丝线将直肠肌层与皮下组织间断缝合，用肠线或 4 号丝线将直肠黏膜与肛周皮肤间断缝合，形成肛门。用 1 号丝线间断缝合 2～3 针，关闭瘘管切口下直肠与阴道间隙，并用 4 号线间断缝合阴道舟状窝处切口（图 10 - 3）。

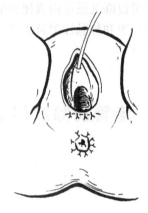

图 10 - 3　肛门成形

（6）留置肛管，凡士林纱条覆盖切口，无菌纱布包扎，丁字带固定。

（六）术后处理

（1）术后 7d 拔掉留置导尿管。

（2）其他处理同经会阴肛门成形术。

（七）术中注意事项

（1）充分分离直肠与阴道壁，不要剪破阴道后壁。

（2）切除瘘口周围瘢痕组织要充分，以免影响瘘口愈合。

（3）余同会阴肛门成形术。

（万伟萍）

第三节　直肠内瘘修补术

（一）适应证

先天性直肠阴道瘘及感染性直肠阴道单直瘘。

（二）术前准备、麻醉

与瘘管切除肛门成形术相同。

（三）位体

折刀位。

（四）手术步骤

（1）常规消毒会阴及肛门后铺巾。用碘附棉球消毒肛管及直肠下端，用探针探查阴道外口，瘘管及直肠内口，用干纱布置于瘘孔上方的直肠内。

（2）充分扩张肛门，用拉钩充分显露直肠内口部。在直肠前壁瘘口周围的黏膜下浸润注射含肾上腺素0.2～0.5mg的生理盐水的4～8mL，以减少术中出血。

（3）在内口上缘作一弧形切口，仅切开黏膜，切口两端下弯至齿线上，长度约占肛管周径的1/3。内口下缘再作的弧形切口，和以上切口构成半月形切口，将内及瘘管黏膜切除（图10-4）。

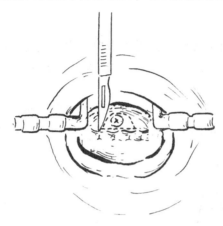

图10-4 半月形切口切除瘘口部组织

（4）用3-0铬肠线双层缝合内口上下缘内括约肌，缝线要错开（图10-5）。

（5）用剪刀游离切口上方边缘约2～3cm。将上方切缘拉向下缘，用2-0铬肠线对位间断缝合黏膜组织（图10-6）。

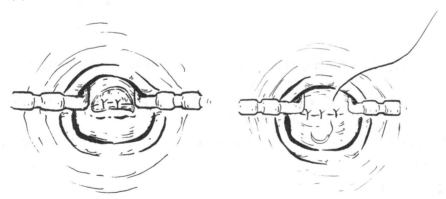

图10-5 双层缝合内括约肌　　　　图10-6 缝合黏膜组织

（6）取出直肠内纱布，用外包油纱布的纱布卷填塞肛管部以压迫止血，外用敷料包扎固定。

（五）术后处理

（1）3d流食，2d少渣半流食后改善食。

（2）合理应用抗生素，预防感染。

（3）控制大便4～5d，第5d开始服用润肠通便药，使粪便易于排出。

（4）术后留置导尿5d。

（5）24h拔除填塞肛管部的纱布卷。

（6）常规换药，术后 6～7d 拆线。

（谷 超）

第四节 经阴道直肠阴道瘘修补术

（一）适应证

用于直肠、肛门和肛门发育大体正常，但有瘘管与舟状窝或阴道相遇者。

（二）术前准备、麻醉、体位

同瘘管切除肛门成形术。

（三）手术步骤

（1）常规消毒外阴、阴道及肛周皮肤，铺无菌巾单。用丝线将小阴唇分别缝合固定于大阴唇皮肤上。用碘附棉球消毒直肠下端及肛门，用探针探查阴道外口、瘘管及直肠内口，用干纱布置于瘘孔上方的直肠内。

（2）用 Allis 钳夹住瘘的边缘，围绕瘘口环形切开阴道黏膜（或舟状窝处皮肤）。

（3）用刀片向外剥离切口周围的阴道黏膜下组织约 1～2.0cm（图 10-7）。

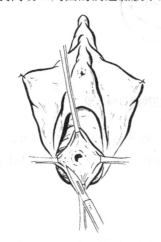
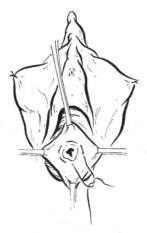

图 10-7 剥离瘘口周围黏膜下组织　　　　图 10-8 荷包缝合瘘口

（4）用 3-0 铬肠线内翻荷包缝合直肠壁瘘口，注意缝线不得穿透直肠黏膜（图 10-8）。结扎时，注意将黏膜翻向直肠内，再于其外围作另一荷包缝合。

（5）用 4 号丝线对阴道黏膜或皮肤口做间断缝合。取出直肠内纱布凡士林绞布覆盖伤口，无菌纱布包扎，丁字带固定。

（四）术中注意事项

（1）在做荷包缝合或缝合黏膜组织时，术者右手示指应放在直肠内，以免进针时针穿直肠黏膜而导致术后感染。

（2）游离瘘孔周围瘢痕组织要充分，以免影响瘘孔愈合。

（3）充分分离直肠与阴道壁，分层缝合。

（4）结扎缝合时，注意将黏膜翻向直肠内。

（5）术中严格无菌操作，以防术后感染而手术失败。

（五）术后处理

（1）流食 3d，少渣半流食 2～3d，后改普食。

（2）合理应用肠道抗生素，以预防伤口感染。

（3）控制排便，术后 4~5d 排便为好，用碘附棉球擦洗外阴部，保持外阴部清洁干燥。

（4）保持导尿后通畅，导尿后 5~7d 拔除。

（5）术后 6~8d 排便后拆除皮肤缝线。

（6）保持软便，必要时给缓解剂，如麻仁丸口服。

（谷　超）

第五节　经会阴部直肠阴道瘘修补术

（一）适应证

同直肠阴道瘘修补术。

（二）术前准备、麻醉

均同直肠阴道瘘修补术。

（三）体位

截石位。

（四）手术步骤

（1）围绕阴道瘘口开一环形切口并向后到肛门原位开一纵切口（图 10-9）。

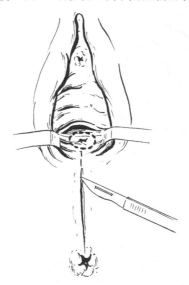 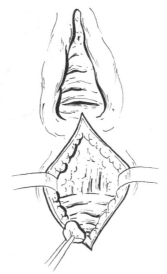

图 10-9　围绕瘘口开一环形切口和向后纵切口

图 10-10　缝合肛提肌和外括约肌

（2）在肛门前方中线切断肛提肌和外括约肌，沿瘘管将直肠完全游离。

（3）下牵直肠置于肛管和肛门原位，并将直肠壁固定在周围组织上。

（4）在直肠前方按原位缝合肛提肌和外括内肌断端（图 10-10）。

（5）切除瘘口、瘘管及其瘢痕组织（图 10-11）。

（6）将直肠黏膜与肛门部皮肤切口间断缝合做成新肛门。最后分层缝合阴道和会阴伤口（图 10-12）。肛门移到原位（图 10-13）。

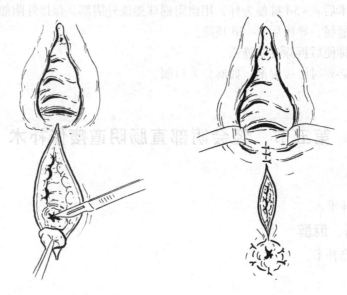

图 10 - 11　切除瘘口及瘘管　　　　　图 10 - 12　缝合伤口

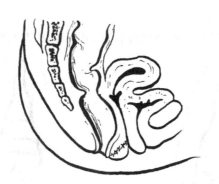

图 10 - 13　肛管和肛门的原位侧面图

（五）术后处理

同直肠阴道瘘修补术。

（六）述评

直肠阴道瘘不能自愈，非手术治疗疗效尚未能确定，因此一旦确诊直肠阴道瘘，需进行手术治疗若患儿阴道瘘口较大，粪便排出通畅，不必早期手术，可待 3 ~ 5 岁再行手术，9 ~ 10 岁阴道发育至一定程度时为最佳手术时机；若瘘口较小，但尚未能排便的低位直肠阴道瘘，可用瘘口扩张术扩大瘘口，维持到半岁后再行手术治疗；若瘘口很小，或高位直肠阴道瘘无法行瘘口扩张术者，则应力争在梗阻发生前进行手术治疗。直肠阴道瘘的治疗要根据其类型及直肠盲端的高度来选择合适的手术方式。①若低位直肠阴道瘘选择瘘管切除肛门成形术；②若先天性直肠阴道瘘及感染性直肠阴道单直瘘选择直肠内直肠阴道瘘修补术；③若直肠、肛管和肛门发育大体正常，但有瘘道与舟状窝或阴道相通者，选择经阴道直肠阴道瘘修补术；④若瘘口很小、高位直肠阴道瘘无法行瘘口扩张者，选择经会阴部直肠阴道瘘修补术。总之，无论何种手术方式，术后 2 周内均应坚持扩肛，避免肛门直肠狭窄。术后预防感染至关重要，尤其需要防范由于尿液引流不畅而导致的切口感染，以降低术后复发。

（谷　超）

第六节　会阴直肠切开术

（一）适应证

适用于低位或肛门阴道瘘并发肛门括约肌损伤的大、小瘘孔的修补。

（二）术前准备

（1）查血、尿常规、出血及凝血时间。

（2）术前 3d 应用肠道抗生素。

（3）术前 3d 阴道冲洗，每天 1 次。

（4）术前 3d 给无渣饮食，术前 1d 给流食，术晨禁食水。

（5）术前第 2d 晚开始生理盐水灌肠每日 1 次，术晨清洁灌肠 1 次。

（6）留置导尿管。

（三）麻醉

硬膜外麻醉、腰 – 硬联合麻醉、静脉全身麻醉。

（四）体位

取膀胱截石位。

（五）手术步骤

（1）手术是用剪刀伸入肛门于 12 点处切开肛门直达直肠阴道瘘处（图 10－14）。使之变成会阴Ⅲ、Ⅳ度裂伤状。然后按会阴Ⅲ、Ⅳ度撕裂修补缝合。采用此术是因为低位肛门阴道瘘多伴肛门括约肌的损伤发生，按Ⅳ度会阴撕裂同时予以肛门括约肌的修复。若无肛门括约肌的损伤，则不宜选此术，以防肛门括约肌切断。

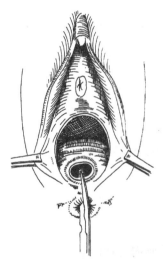

图 10－14　会阴直肠切开术

（2）剪刀伸入肛门内于 12 点处剪开肛门至瘘孔，能愈合或整复不当形成瘢痕。

（3）对于那些同时伴有瘢痕、会阴前庭组织薄弱，或为先天性前庭直肠瘘，或为大瘘孔者，在进行组织分离、直肠缝合后，可将耻骨直肠肌折叠缝合加固瘘修补；或用大阴唇带蒂皮瓣（图 10－15，图 10－16）。

（4）直肠瘘孔修补结束，阴道会阴薄弱皮肤切除后，选取一侧（如左侧）大阴唇带蒂皮瓣，按箭头方向游离，为使新缺损填补 B 处，左侧阴道与阴唇也需切开并向上方充分游离。

（5）将游离后阴唇脂肪垫逆时针平行转移，先行 B、C 点固定，Allis 钳牵拉 B，游离皮肤脂肪下拉与 D 固定，如张力大，则 C、D 边缘也应适当游离，最后皮缘对应缝合球海绵体肌脂肪垫填补加固；或酌情选用股薄肌填补加固会阴。

（6）在瘘修补前，宜于瘘孔上方直肠内填塞纱布团（系粗丝线便于术毕牵出），便于阻挡直肠内黏液或其内容物溢出污染手术野。

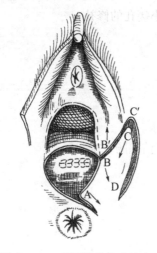 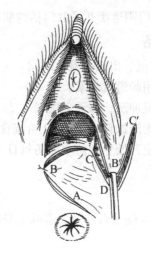

图 10 - 15　阴唇脂肪垫移植术 1　　　　　图 10 - 16　阴唇脂肪垫移植术 2

（谷　超）

第七节　经阴道离心性分离阴道直肠间隙荷包缝合直肠术

（一）适应证

适用于肛门括约肌尚无损伤的低、中位直肠阴道瘘，瘘孔不大，修补方法可多向选择，均易获得成功。

（二）术前准备

同会阴直肠切开术。

（三）麻醉

硬膜外麻醉、腰 - 硬联合麻醉、静脉全身麻醉。

（四）体位

取膀胱截石位。

（五）手术步骤

（1）于直肠瘘孔上方置纱布团阻挡肠内容物污染手术切口。

（2）切口：于瘘孔周围瘢痕外正常阴道黏膜处作环形切口，只切开阴道黏膜（图 10 - 17）。

（3）离心性分离阴道直肠间隙：间隙应找准，方向为向外侧的所谓离心性（离开瘘孔）分离阴道直肠间隙约达 2cm 左右（如缝合直肠壁感到分离面较紧者还可以再作分离）。为便于稳妥分离间隙及牵引瘘孔而又不损伤瘘孔周围（边）组织，可借助适当粗细的 Foley 导尿管从阴道侧瘘孔插入直肠内，充盈气囊上提导尿管至适合高度。为易找准间隙，可先于阴道直肠间隙内注入无菌生理盐水，使间隙充盈疏松。牵提导尿管，在稳妥高处更便于向周围作离心性分离阴道直肠间隙，如果瘘孔位置不高，也可将左手示指置入直肠内作引导分离其间隙。

（4）荷包缝合直肠瘘孔：瘘孔外瘢痕不必切除，而是在瘘孔外已剥离出的松软直肠壁，用 3 - 0 可延迟吸收缝线作荷包缝合，使瘘孔翻入直肠腔内（图 10 - 18）。注意缝线勿穿透直肠黏膜，此时可用左手示指伸入直肠判断。感到缝线穿透直肠黏膜者立即抽出缝线。

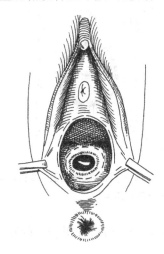

图 10 – 17　于瘘孔周围阴道黏膜处作环形切口，只切开阴道黏膜

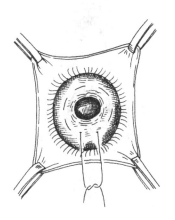

图 10 – 18　于直肠瘘孔外正常肌层处作荷包缝合，将
瘘孔瘢痕翻入直肠内。注意缝线勿穿透直肠黏膜

　　（5）加强缝合直肠瘘孔：可有两种选择：①取横向间断褥式包埋缝合第一次荷包缝合处（图 10 –
19），此种缝合增加黏着愈合创面；②在先前第一个缝合外再作第 2 个缝合（图 10 – 20）。

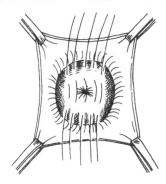

图 10 – 19　加强缝合直肠修补瘘孔，取横向、间断、
褥式包埋缝合

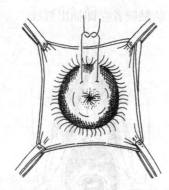

图 10 - 20　加强缝合直肠修补瘘孔，或行第二个荷包
缝合包盖第一个荷包缝合

（6）闭合阴道黏膜切口用 3 - 0 可延迟吸收缝线作纵行、间断缝合阴道黏膜切口（图 10 - 21）。

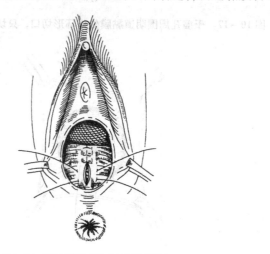

图 10 - 21　纵行间断缝合阴道黏膜切口

（谷　超）

第十一章

腹腔镜技术及应用

第一节 小肠镜检查

小肠位于消化道中段，长 5~7m，由于小肠远离口腔和肛门，肠段较长，在腹腔内位置游离，常形成多个复杂的环状结构。幽门至 Treitz 韧带为十二指肠，Treitz 韧带与空肠相邻，上 2/5 为空肠，位于左上腹，下 3/5 为回肠，位于右下腹。空肠和回肠之间没有明显分界，依靠小肠 Kerckring 皱襞的形态及数量可粗略估计。因而小肠镜（enteroscopy）检查远较胃镜及肠镜困难。随着内镜技术的不断改进和发展，小肠镜已越来越多地运用于临床。

一、适应证和禁忌证

（一）适应证

（1）原因不明的腹痛、腹泻、呕吐，经 X 线钡餐、胃镜及肠镜检查未能确诊，或可疑为小肠疾病者。

（2）原因不明的消化道出血，经胃镜、肠镜检查尚未发现病灶，临床上怀疑有小肠疾病者。

（3）不明原因贫血、消瘦和发热等，疑有小肠良性或恶性肿瘤者。

（4）有吸收不良综合征者。

（5）肠结核或克罗恩病患者。

（6）手术时协助外科医生进行小肠检查并定位者。

（7）镜下进行小肠息肉摘除术、电凝止血和活组织检查者。

（8）小肠 X 线钡餐、CT 检查病变和部位不能确定，或症状与以上检查、诊断不符者。

（二）禁忌证

（1）不配合或精神病患者。

（2）消化道急性穿孔者。

（3）严重心肺功能不全者。

（4）急性胰腺炎、胆管炎，伴全身情况较差者。

（5）急性完全肠梗阻者。

（6）腹腔广泛粘连者。

（7）高热、感染、出血倾向和肝肾功能不全未控制者。

（8）脑出血、昏迷和严重高血压、心脏病未改善者。

（9）存在其他疾病可能影响检查完成或者风险较大危及生命安全者。

二、检查方法

（一）术前准备

（1）在小肠镜检查前，向患者说明检查的目的和过程，消除患者心理的恐惧，争取患者在检查中做好配合工作。检查医生必须详细了解病史及其他有关资料。

（2）经口进镜的术前准备同胃镜检查，但最好适当应用导泻药物；经肛进镜的术前准备同肠镜检查。但由于小肠镜检查的时间较长且对患者产生一定痛苦，建议进行静脉麻醉。

（3）做碘过敏试验，以便需要时做造影检查。

（4）所有患者进行全程心电监护及氧饱和度监测。

（5）根据患者症状及其他检查结果，决定经口或经肛进镜方式，采用双人操作法。

（二）操作步骤

小肠镜分为推进式小肠镜（push enteroscopy）、探条式小肠镜（sonde enteroscopy）和导丝式小肠镜（ropeway enteroscopy）。目前常用的为双气囊推进式小肠镜和单气囊推进式小肠镜。以下介绍以上两种气囊推进式小肠镜的操作方法。

气囊推进式小肠镜的内镜操作系统由主机部分、内镜、外套管和气泵4部分组成，它开创性地利用气囊固定肠壁的作用，并与外套管的取直作用相结合，来克服机械推进显像方法在小肠所遇到的结襻和成角等困难。双气囊推进式小肠镜的内镜和外套管前端各安装有一个可充气、放气的气囊，而单气囊推进式小肠镜仅外套管前端有一个气囊，气囊连接于根据气囊壁压力不同而自动调整充气量的专用气泵。

1. 双气囊推进式小肠镜　操作前先将外套管套在镜身上，当内镜前端部至十二指肠后，将镜前端气囊充气至（5.6±2.0）kPa后气泵自动停止充气，使内镜头部固定且不易滑动，然后将未充气的外套管沿镜身滑至内镜155cm处，随后将外套管气囊充气至（5.6±2.0）kPa后自动停止充气；此时，两个气囊均已充气，内镜、外套管与肠襻已相对固定，缓慢拉直内镜和外套管；将内镜头端气囊放气至（-6.7±2.0）kPa，将镜身缓慢向深部插入，再依次将镜前端部气囊充气，使其与肠壁间相对固定，并同时释放外套管气囊并沿镜身前滑。重复上述充气、放气、滑行外套管和钩拉等动作，即可使镜身缓慢、匀速地推进到小肠深部，完成整个操作过程。

双气囊推进式小肠镜通常需由2名医师（1名负责插镜、控制旋钮，另1名负责托镜和插送外套管）和1名护士（负责给药、观察患者和进行气泵操作）协同操作。在操作过程中可根据需要从活检孔道内注入30%泛影葡胺，以了解内镜位置、肠腔狭窄扩张情况和内镜距末端回肠的距离等。操作时如遇内镜盘曲、进镜困难时，除采用拉直内镜和套管的方法外，还可使用变换患者体位、手掌按压腹壁等辅助手段。仅在少部分患者中需完成全小肠检查；不强调1次小肠镜检查完成全小肠观察。必须行全小肠检查的患者可分别通过经口、经肛联合方式，并在第1次检查的最远端小肠黏膜下注射标记物，第2次检查时发现此标志即可确认完成全小肠检查；经口进镜的深度以回肠中下段为宜，经肛进镜的深度以空肠和回肠交界区为宜。即使应用联合方式，全小肠检查的完成率也只有40%~86%。两次检查可间隔数天至数月不等。

2. 单气囊推进式小肠镜　单气囊推进式小肠镜是在双气囊推进式小肠镜的基础上加以改进，去掉镜端的气囊，仅保留外套管气囊，镜端的可曲度及视角范围明显增加。通过安装在外套管端气囊充气和镜端的钩拉交替固定肠腔，再反复推拉外套管和镜身，使其不断向前推进，完成对整个小肠的检查。单气囊推进式小肠镜与双气囊推进式小肠镜相比，其优势在于操作更加简便，仅一个气囊交替充放气，镜端灵活、视角大；操作人员可减少为2名，即1名医师控制旋钮和气泵遥控器，另一名医师插镜，明显提高了小肠镜的检查效率。

通过操作外套管前端的气囊以及控制内镜的前端角度，单气囊推进式小肠镜可顺利插入小肠深部。首先，将内镜插入肠腔深部；外套管推进并向气囊充气；当气囊内部压力超过规定上限（8.2kPa）时会发出警告音，5s内强行放气。将内镜与外套管缓慢回拉，可将小肠缩短并将内镜插入至深部小肠。

结合X光透视判断检查进程，插入以同心圆方式进行，不同个体所形成的内镜行程是不同的。

三、临床应用

正常小肠黏膜在小肠镜下所见如天鹅绒的绒面，粉红色，有时可见数量不等的粟粒状淋巴滤泡。十二指肠、空肠黏膜表面突出大量密集绒毛，管径较大，环状皱襞粗而密集，局部血供丰富；回肠管径较小，黏膜环状皱襞细而稀疏，局部血供也相对较少。在病理情况下，绒毛出现异常是主要特征，绒毛不同程度的改变，对正常黏膜与异常黏膜、良性病变与恶性病变之间的鉴别诊断起到重要作用。

（一）小肠炎症性病变

小肠炎症性病变可分为感染性病变和非感染性病变，如某些细菌、病毒或真菌、寄生虫的感染，感染后吸收不良，或可见于克罗恩病、成人乳糜泻、嗜酸性胃肠炎、Whipple 病等。

（1）非特异性小肠炎：凡不能用小肠先天性发育不良、特异性病原体感染、血管异常和良、恶性肿瘤等疾病解释的小肠炎症均称为非特异性小肠炎。内镜下表现：黏膜水肿，表面形成各种形态的糜烂灶，浅凹陷表面覆浅黄白苔；环形皱襞变粗；血管纹理模糊，黏液分泌亢进，光泽存在，绒毛变粗、变模糊。常见的原因包括服用非甾体消炎药物、病毒感染、不当饮食与应激等。也可形成非特异性溃疡，多发或单纯性，临床表现为小肠慢性出血、腹痛、腹泻等。回肠与空肠的比例为 2 : 1。

（2）克罗恩病：一种原因不明的慢性炎症性疾病，可发生于口腔至肛门的任何部位，病变常呈节段性分布在消化道内，以回肠和右半结肠多见。主要表现为纵行溃疡、裂隙样溃疡、隆起性改变（铺路石样）、炎性息肉、肠腔变形、假憩室、狭窄和瘘管形成等，表现多样，在病灶处活检，若病理提示为肉芽肿性炎性改变则为主要诊断依据。

（3）肠结核：小肠结核中，末端回肠发病较空肠和十二指肠多见，分为溃疡型、增生型和混合型。内镜下表现多样，如散在的、大小不一的多发溃疡，多发炎性息肉，多发炎性憩室，溃疡瘢痕以及肠管偏侧或对称性狭窄，最终可导致肠梗阻。

（4）小肠吸收不良综合征：包括乳糜泻、热带口炎性腹泻和 Whipple 病等，多为小肠炎症引起，故以小肠炎性表现多见；少数黏膜充血不明显，黏膜苍白、皱襞低平；结合病理组织学检查是确诊本病的主要手段，小肠绒毛有不同程度的萎缩、变短，甚至消失。

（二）小肠血管源性病变

不明原因的消化道出血往往是小肠出血造成的，国外报道小肠出血以血管病变多见（70% ~ 80%），如小肠血管海绵样病变、血管瘤、毛细血管扩张症等，病灶小且平时多无症状，更无法被 X 线钡餐及血管造影等发现。小肠镜下小肠血管病变的表现与胃镜、肠镜下的表现基本一致，多见单发或多发的蓝紫色小隆起，或者黏膜毛细血管扩张伴血管畸形；偶尔发现病灶表面的新鲜渗血可确诊，检查同时可在内镜下予以金属夹夹闭以止血。

（三）小肠肿瘤

小肠肿瘤虽然仅占整个消化道肿瘤的一小部分，占胃肠道肿瘤的 1% ~ 3%，其中60% ~ 70% 是良性肿瘤，但其临床诊断难度最大。这与小肠结构特殊、肿瘤临床表现特征性不强、临床医师对本病的认知度不高，以及各种针对小肠疾病检查的手段存在缺陷等诸多因素有关。带气囊小肠镜是近年开展的小肠诊治新技术，通过经口或与经肛方式相结合可完成全小肠无盲区的检查，由于小肠镜对小肠黏膜的观察更直观、清晰，对可疑部位能反复观察，对可疑病变通过活检可获得病理组织学诊断，从而使小肠镜成为小肠肿瘤定位、定性诊断的最佳方法。

1. 良性肿瘤 小肠良性肿瘤常见的有小肠息肉和黏膜下肿瘤，与胃、结肠肿瘤相似，增生性息肉较小而无蒂；管状腺瘤常有蒂，色红呈桑葚状；绒毛状腺瘤体积大，呈分叶状。小肠腺瘤以单发隆起为主，好发部位依次为空肠、回肠和十二指肠。如发现多发性隆起伴口唇黏膜黑色素沉积者，应警惕 P – J（Peutz – Jeghers）综合征。回肠腺瘤与息肉样淋巴滤泡性增生在鉴别上有困难时，可通过染色观察表面腺管开口状态或活检后确定息肉性质，有条件的可以行内镜下治疗。

小肠黏膜下肿瘤包括平滑肌瘤、脂肪瘤、神经纤维瘤、淋巴管瘤等，黏膜表面完整，色泽与黏膜一致，病变表浅或者表面有溃疡者可通过活检确定，一般超声小肠镜检查可确定病灶大小、来源及性质。

2. 恶性肿瘤 小肠恶性肿瘤发病率低的主要原因与小肠蠕动、肠道内容物吸收、黏膜与致癌物质接触时间、肠内细菌数量和肠内 IgA 免疫系统的免疫防御功能有直接关系。小肠恶性肿瘤中以小肠癌最多见，其次是恶性淋巴瘤和平滑肌肉瘤。

小肠癌的形态诊断参照大肠癌的分类法，可分为隆起型、非狭窄型、管外发育型和轮状狭窄型。病变好发于空肠，空肠与回肠的比例为2∶1。以分化型腺癌为主，肠壁可见菜花样隆起，表面溃疡以出血居多，有时可见非溃疡性肠腔环形狭窄；腺瘤癌变呈环堤状增生，中央溃疡，表面不规则隆起。十二指肠乳头癌较为多见，占小肠癌的45%~50%，常与腺瘤并存。表现为乳头部明显肿大，开口处糜烂、溃疡和肿瘤形成。

平滑肌肉瘤是肠道最常见的恶性软组织肿瘤，好发于回肠和空肠，十二指肠少见。内镜下表现为较大的黏膜下肿块，常大于2cm，并有增大倾向，表面常有溃疡形成，与非肿瘤性炎症有时难以鉴别，确诊需靠病理检查。

恶性淋巴管瘤多发生于回肠末端，其中发生于十二指肠的占6.9%，以球部最多。内镜下分为隆起型、溃疡型和狭窄型。可表现为多发性溃疡及结节状隆起，狭窄呈偏侧性。

消化道类癌以直肠、回肠多见，依次为空肠和十二指肠。十二指肠类癌多发于十二指肠球部，降部少见。小肠类癌主要位于黏膜下层，病灶较小时不易发现，大的病变与黏膜下肿瘤难以鉴别，其生长缓慢，质硬。

四、并发症及其处理

小肠镜检查的并发症有以下几种。

（1）穿孔和出血。

（2）消化道黏膜擦伤。

（3）大量注气造成术后腹胀、腹痛。

（4）急性胰腺炎。

（5）继发于麻醉操作及其他药物的并发症，如呼吸窘迫、支气管痉挛、吸入性肺炎，其总体发生率较低。

小肠镜检查过程中时间较长，易成襻；进镜时必须在明视野状态下进行，遵循"循腔而入"的操作原则，尽量使内镜在保持拉直状态下进行操作。外套管的推进或外拉应注意掌握好力度，推进时注意保持内镜相对固定状态。插镜阻力过大，易造成黏膜撕裂而出现并发症，所以在检查过程中，插镜要轻柔，尽量少充气，避免肠腔过度伸展；通过变换体位、手掌压腹等方法拉直镜身；当管腔过度弯曲且无法辨别位置时，在内镜打角度前给气囊充气并轻轻回拉外套管，减少在肠管内的弯曲而使内镜容易插入；插入外套管时感觉阻力较大，可能是由于黏膜嵌入外套管与内镜之间所致，应避免强行推进；避免在乳头附近给气囊充气，防止损伤乏特壶腹而引起术后胰腺炎。退镜时采用放松外套管气囊而在内镜气囊充气状态下缓慢退镜，吸尽小肠内的气体，减少检查后患者腹胀情况。需要活检时，因小肠壁较薄，不可太深，以免发生穿孔；疑为血管性病变，禁做活检。

（谷　超）

第二节　结肠镜检查

20世纪60年代初期纤维结肠镜开始应用于临床，20世纪80年代初期出现了电子结肠镜，随着内镜及配件的发展，结肠镜在结直肠疾病的诊断和治疗上有了重大进展。既往结直肠疾病的诊断主要依靠钡剂灌肠检查，然而影像学诊断的正确性并不高，较小的病灶很难发现，有时较大的病灶也难以确诊。结肠镜不仅能对各种大肠疾病做出正确诊断，而且在治疗方面也越来越体现出其重要地位，除可进行内镜下结肠息肉摘除外，还可开展其他治疗，如结肠出血的治疗、乙状结肠扭转复位等，大肠癌伴有梗阻者经内镜激光治疗和放置支架可解除其梗阻。对于已确诊的结肠癌、直肠癌和息肉患者行结肠镜检查是防止遗漏多发性结直肠癌和多发性肠息肉的有效方法。结肠癌和息肉术后的结肠镜定期随访是及时发现肿瘤复发和再发的重要手段。目前结肠镜已成为结直肠疾病诊断和治疗中最常用而且有效、可靠的方法。

一、适应证和禁忌证

（一）适应证

临床上怀疑结直肠和末端回肠病变者均需要做结肠镜检查，结肠镜检查较钡剂灌肠检查更清晰，而且对怀疑病变的部位还可以做活检以明确诊断。临床上出现以下情况有进行结肠镜检查的指征。

（1）不明原因的便血。

（2）不明原因的大便习惯改变、腹泻、腹痛、低位肠梗阻。

（3）腰部肿块无法排除大肠及末端回肠疾病。

（4）钡剂灌肠怀疑有异常而需进一步明确病变性质。

（5）血 CEA、CA19-9 升高须查明原因和部位。

（6）炎症性肠病需定期检查者。

（7）大肠癌的普查。

（8）转移性腺癌寻找原发病灶。

（9）对于明确结肠某一部位有肿瘤者仍需做全结肠检查，以排除癌或伴有息肉。

（10）结肠癌和结肠息肉治疗后随访：结肠癌和结肠息肉有一定的家族性倾向，所以家族中有上述疾病者也应该定期做结肠镜检查。

（11）肠道疾病手术中需内镜协助探查和治疗者。

（12）拟通过结肠镜对多种结直肠疾病进行治疗者：如结肠镜下应用高频电凝、电切、套扎切除各种结直肠息肉，包括带蒂息肉、广基息肉、息肉癌变、类癌及多发息肉等；结直肠出血，应用高频电灼、电凝、微波等进行止血；结直肠壁静脉曲张或静脉瘤，应用微波、硬化剂注射；结肠良性狭窄、吻合口狭窄，应进行扩张；肠套叠、乙状结肠扭转，应用结肠镜整复；晚期结肠癌出血、梗阻，应用激光、微波等止血，扩张，放置支架，解除梗阻。

（二）禁忌证

对于下列患者不宜做结肠镜检查。

（1）严重心肺功能不全及可能出现严重心脑血管意外者（包括严重心律失常、心肌梗死、休克、腹主动脉瘤等）。

（2）怀疑急性腹膜炎或结肠穿孔者。

（3）不能配合者。

（4）相对禁忌证

1）妊娠、腹腔内粘连、慢性盆腔炎等如必须进行检查时，有经验的术者可小心进行。

2）重症溃疡性结肠炎、多发性结肠憩室患者应看清楚肠腔后再进镜，勿用滑镜方式推进结肠镜。

3）曾做腹腔尤其盆腔手术或曾患腹膜炎者，有腹部放疗史者进镜时宜缓慢、轻柔，发生剧痛应立即终止检查，以防肠壁撕裂、穿孔。

二、检查方法与技巧

（一）术前准备

1. 病史询问和心理准备　检查前应详细询问病史，进行腹部检查，阅读相关临床资料（如钡剂灌肠检查结果等），以了解病变的大概部位及性质。许多患者对结肠镜检查存在惧怕心理，应在检查前向患者及其家属说明为什么要做结肠镜检查。检查中可能有一些不适，如腹胀、腹痛，一般不重，如出现以上症状，可及时告诉医师，稍加处理即可缓解。如术中能按医师的要求配合好，不仅可迅速缓解一些不舒服，且有助于进镜和完成检查。进行检查前要让患者及家属充分了解可能发生的意外情况，并签署知情同意书。

2. 肠道准备　进行结肠镜检查之前应排尽大便，以便观察，如果肠道准备不理想，会影响检查效果。肠道准备的方法是检查前 1d 进流质饮食，傍晚口服泻药，泻药的种类很多，可选择番泻叶、硫酸镁、液状石蜡等。现在大多使用 20% 甘露醇 500mL 和 5% 葡萄糖生理盐水 1 000mL 的混合液或聚乙二醇（PEG）电解质溶液 2 000mL。甘露醇进入小肠后不被吸收，导致渗透性腹泻，甘露醇对结肠黏膜无刺激作用，因而无结肠壁充血、水肿等炎症反应。服药后 2～3h 会出现腹泻，为了防止脱水，应多饮水。一般经过 6～8h 的准备即可行结肠镜检查。

3. 术前用药　一般应用抗胆碱能药物解除结肠痉挛和蠕动，患者明显烦躁可予以镇静剂肌内注射。近年来，复旦大学附属中山医院对部分患者采用静脉麻醉法，首先建立静脉通道，采用异丙酚和芬太尼静脉注射，使患者处于浅睡眠状态，检查完毕后数分钟患者即清醒，获得了较好的临床效果。此方法必须有麻醉医生的协助。

4. 术中监护　心功能不全、呼吸功能不全的患者检查时应予以心电监护，同时建立静脉通道，准备心肺复苏药物及除颤器，肺功能不全者术中吸氧。对于行静脉麻醉者，须常规进行心电监护及吸氧。

（二）体位及操作方法

现在国内大部分医院采用双人操作法，即一人插镜一人操作，也可单人操作，一般来说，双人操作较为方便。检查开始时，患者取左侧卧位。先做肛指检查，了解有无直肠下段及肛门的狭窄或肿块，然后在肛门口或镜头周围涂少许润滑剂，插入内镜开始检查。检查时一定要循腔进镜，在肠曲处不能见腔时需要滑进，滑进的过程要慢，一定要见黏膜滑过，否则说明内镜并未进入，这时应停止插入，以免造成穿孔，同时，插镜者的反馈对于操作者也很重要。肠镜检查过程中会形成襻，如果再插入，肠镜非但不能进入反而会退出，这时需要拉直肠镜解襻，然后继续进镜。解襻技术在肠镜检查中非常重要，初学者在形成肠襻后往往不能进行有效的解襻，因此很难检查至盲肠，而且患者很痛苦，还可能造成肠系膜的撕裂。解襻后再插入可能又形成襻，这时需要助手按压腹部协助进镜，其原理是通过外力阻止肠襻的形成。也可通过改变体位达到目的，一般首先可变换为平卧位，若仍无法继续进镜，也可变换为右侧卧位。

单人操作法的发展略晚于双人操作法，由美国兴起，从理论到技术都已日益完善。单人操作法和双人操作法的患者体位及操作手法都基本相同，但是单人操作法中术者可以随时感知插镜中的阻力，只要不盲目推进则具有较大的安全性。由日本医生提出的"轴保持短缩法"，通过反复抽吸肠内气体和抽拉镜身，既可避免延伸肠管、加剧弯曲和结襻，又可使肠管短缩和直线化，不仅有利于快速进镜而且也可减轻或避免腹胀和疼痛。所以不论是从人数还是从检查地点考虑，不受限制的单人操作法是适应当今形式的。而且，护士可以从插镜的工作中解脱出来，更好地完成肠镜检查或治疗的配合工作。

结肠镜进镜有 4 个不易通过的部位：乙状结肠移行部、脾曲固定部、横结肠下垂角及肝曲部。结肠镜过乙状结肠移行部时，循腔进镜结合钩拉，如不能通过可旋转镜身辅以推拉手法，镜头抵达脾曲后用拉镜法解襻，再循腔进镜过脾曲；横结肠下垂角、肝曲处插镜多采用体位变换、循腔拉进镜身、旋转法、抽吸肠气等方法综合应用，最终插至回盲部。

插镜的基本原则如下。①少注气：注气过多，肠管膨胀并延长，移动度减少，并引起患者腹胀、腹痛，增加肠穿孔的危险性。②循腔进镜结合滑镜：循腔进镜最安全，弯曲折叠处需滑镜时，必须准确判断肠管走向。③去弯取直肠圈：进镜与吸气退镜反复进行以便取直镜身，推力可达前端，同时又增大乙状结肠移行部、脾曲、肝曲的角度，有利于进镜。④急弯变慢弯、锐角变钝角：这是插镜的最基本原则，如 α 翻转法、拉镜法，都属于该原则，易于循腔进镜通过弯曲成角处。

减轻患者腹痛、腹胀的操作要点：结肠镜检查时患者有腹痛、腹胀，主要是由于拉长了游离肠管或肠襻形成以致过度牵拉了肠系膜根部，其次是由于注气过多、肠腔过度膨胀。应注意以下几点：①进镜过程中始终拉直镜身，并控制进镜速度，进镜过快容易造成游离肠管拉长或肠襻形成；②少注气，经常见腔吸气退镜可以套叠游离肠管并拉直镜身；③循肠管自然走向旋转镜身使弯曲角处弧旋变大，避免了进镜时力传导支点和阻力的产生，有利于通过弯曲处。

结肠镜检查注意事项：①检查前充分了解病史，查看 X 线片，分析可能有病变的部位和性质，便于检查过程中有针对性的重点观察。②检查时边进镜边观察，达盲肠后退镜时仔细观察弯曲部、乙状结肠、直肠等病变容易遗漏的部位。退镜观察速度宜慢，肠腔应始终保持在视野中央。③肠腔残留粪水时，应转变体位使粪水移动，观察被遮掩的肠黏膜，有粪块、血块及黏液黏附于肠壁时，可注水冲洗后观察。④发现病灶、黏膜异常或可疑病变时，一律做活组织检查。⑤对病变，特别是肿瘤病灶必须结合肠腔形态、插镜深度、灯光位置进行定位，必要时可予以金属夹配合术后 X 线定位，以便外科医生选择切口位置。

总之，在插镜的过程中没有一种固定模式和统一的手法程序。要求术者在熟练掌握基本功的基础上，灵活应用插镜的基本原则，与助手密切配合才能使插镜成功。

（三）术后处理

对检查结果，如为良性病变可如实告诉患者，如为恶性病变应向家属交代，并指导患者去相应科室治疗。如需复查者告知复查时间。

术后未出现腹部不适、未做活检者可进普食。如术中出现严重腹痛或取活检者应少活动，进流质或半流质、少渣饮食 1~2d。活检时出血较多者，为防止出血，应静脉滴注止血药物 1~2d。术后出现腹胀、腹痛加剧或便血等，应及时到医院就诊，并和内镜医生取得联系。

结肠镜检查患者一般无须留院观察，有下列情况者应留院观察：①术中腹痛、腹胀较剧烈，术后未见缓解，而不能排除肠穿孔者应立即行 X 线腹透，如不能排除穿孔或可能发生肠系膜裂伤者应入院观察；②术中活检或电切息肉等出血，曾经局部止血处理仍有出血者；③术中出现心血管意外者。

三、临床应用

（一）内镜下结肠的正常表现

内镜下正常结肠黏膜呈粉红色，光滑、湿润有光泽。因结肠黏膜较薄，黏膜下血管纹理清晰可见，称血管纹理，呈树枝状，逐级变细，细小分支之间常互相吻合呈网状。应用放大电子内镜结合黏膜染色可观察正常结肠黏膜小区结构。结肠黏膜小区结构中有许多圆形或椭圆形的腺管开口，呈蜂窝巢状排列，腺管开口之间有黏膜上皮覆盖，无名沟形成结肠小区单位边缘。结肠各肠段结肠小区单位基本相同。

结直肠各段内镜下主要表现各有其特点，具体如下。

（1）直肠：长 12~15cm，形态较直而固定，中间膨大为直肠壶腹，距肛缘 5~12cm，上下可见 3 条半月形横襞，从不同方向围绕直肠约半周。直肠正常黏膜树枝状血管透见，但直肠下段很难观察到血管网。

（2）乙状结肠：细长、弯曲，游离度大，肠管走向不定，肠腔呈圆形，有时因肠管冗长和腹部手术后粘连而弯曲折叠，肠腔消失或因急弯有闭合纹表现。

（3）降结肠及脾曲：降结肠呈短直隧道样，较固定，肠腔呈类圆形或三角形，结肠袋较浅；脾曲处肠腔向左向前急弯，黏膜呈淡青蓝色。

（4）横结肠及肝曲：横结肠游离而冗长，肠管走向较曲折，肠腔呈等边三角形，结肠袋深凹，横结肠下垂较明显处肠腔常闭合、曲折；肝曲处向下向左急弯，右上方穹隆状结肠袋因靠近肝脏而呈青蓝色。

（5）升结肠：升横结肠移行部常呈鱼口状，位于视野左下方，升结肠短直，肠腔粗大呈等边三角形，结肠袋深凹，肠腔内常见残留糊状粪便。

（6）盲肠：短粗状的圆形盲袋，黏膜皱襞隆起呈 V 形、Y 形，其夹角可见阑尾开口。

（7）回盲瓣：在盲升结肠移行部内侧缘，由两条粗厚唇样黏膜皱襞围合而成，中央见圆形开口，有乳头型、唇样型和中央型不同形态。

（8）末端回肠：肠腔细圆形，无黏膜皱襞及结肠袋样结构，黏膜呈地毯绒毛状，可见大小不等的颗粒状黏膜隆起，即为淋巴滤泡，不易看见黏膜下血管纹理。

（二）大肠息肉的诊断与治疗

大肠黏膜上任何可见的凸起，不论其大小、形状、数目及组织学类型，均称为大肠息肉。息肉可以单发或多发，大小可以从黏膜小隆起至直径 3 ~ 5cm 甚至 10 ~ 20cm，形态分为带蒂型、亚蒂型和无蒂型。其病理类型可分为腺瘤性息肉、炎症性息肉、错构瘤性息肉、增生性息肉和类癌等，以腺瘤为最常见。腺瘤根据病理类型又可分为管状腺瘤、绒毛状腺瘤及管状绒毛状腺瘤三类，以管状腺瘤为最常见，约占 75%，绒毛状腺瘤占 10%，管状绒毛状腺瘤（混合型）占 15%。腺瘤多发称为多发性息肉，有遗传表现称家族性息肉病。腺瘤性息肉可能发生癌变已得到公认，其他类型的息肉是否会发生癌变尚不能肯定。

大肠腺瘤可以没有任何临床症状，而是在结肠镜检查或 X 线钡剂灌肠检查时偶尔发现。大便带血是最常见的症状，长时期慢性、少量失血可导致贫血，也可能会有大便次数增多、黏液便等症状，位于直肠的息肉，便后可能会脱出肛门口。通过直肠指诊、钡剂灌肠或结肠镜检查能发现大肠息肉。由于腺瘤可能为多发性或与癌并存，因此检查不能仅满足于某段结肠内发现腺瘤，而应对全结肠进行检查。如直径大于 2cm，无蒂或宽广的短蒂，质地较硬，易出血，表面有糜烂、溃疡形成时要考虑癌变可能。

影响腺瘤癌变的因素很多，主要是腺瘤的大小和病理类型。腺瘤越大癌变的可能性越大，绒毛状腺瘤较管状腺瘤更易发生癌变，不典型增生严重者容易发生癌变。有人统计，大于 2cm 的绒毛状腺瘤 50% 发生癌变。因此一经发现大肠息肉应及早治疗。结肠镜的广泛使用，结肠息肉及早发现和摘除是降低结直肠癌发生率的有效方法。

近年来由于结肠镜的广泛应用，以及配套器械的不断完善，经结肠镜进行圈套黏膜切除（EMR）已成为目前治疗大肠息肉的首选方法。对于大于 3cm 的息肉，可进行内镜黏膜下剥离术（ESD）治疗。该方法安全有效，可避免开腹手术。

切除的息肉应做病理检查，明确其病理类型，是否有癌变，如果证实为腺瘤癌变，必须详细了解其癌变部位、浸润深度、分化程度、切缘是否累及等情况，以便确定进一步治疗方案。

多发性息肉数量从数枚至数十枚，以管状腺瘤和混合性腺瘤为多见。腺瘤广泛分布者可以在内镜下一次性电凝切除或分次切除。

家族性息肉病，结肠内有数百至数千枚腺瘤，有严重的癌变倾向，若不治疗则腺瘤最终会癌变，是一种常染色体显性遗传性疾病，有家族史，诊断明确后必须行全结肠切除。

其他类型的息肉，如炎性息肉、错构瘤性息肉、增生性息肉均无明确的癌变倾向，结肠镜发现的息肉摘除后送病理，以明确息肉的病理类型。

（三）大肠癌的诊断与内镜下治疗

进展期大肠癌的诊断并不困难，肠镜下表现为肿块型、溃疡型和浸润型，结肠镜下进行病理检查可明确诊断，如病理检查未证实应予以重复活检，尤其是低位直肠癌，术前必须得到病理证据。肿块型大肠癌呈广基息肉状、菜花样，向腔内生长，2 ~ 10cm，或大于 10cm，大小不等，表面结节样，有糜烂、小溃疡，质硬，易出血。溃疡型大肠癌有大而明显的溃疡，周围呈结节状隆起，质硬而脆，易出血。浸润型大肠癌肠壁增厚、质硬，黏膜表面结节感，有散在的糜烂和小溃疡，若环形浸润，肠腔则呈管状狭窄。

早期大肠癌，因病变较小，如果检查不仔细或肠道准备不佳，容易漏诊。早期大肠癌是指局限于黏膜层和黏膜下层的病变。内镜下可表现为隆起型大肠癌和表浅型大肠癌。隆起型大肠癌分为有蒂和广基两种，肿块约 2cm 大小，质地偏硬，易出血，表面有糜烂、小溃疡，确诊有赖于全瘤活检或手术切除标本的病理检查结果。由于结肠镜的发展和技术的不断更新，早期大肠癌的发现率明显增高。

内镜下染色和放大电子内镜检查：大肠黏膜表面较小的病变有时在常规内镜检查时容易漏诊，内镜下喷洒色素溶液后，可使病变部位变得明显。染色的原理包括色素吸收、色素和黏膜反应以及对比等三种，目前常用的是 0.2% ~ 1.0% 的靛蓝紫溶液和 0.5% ~ 1.0% 的亚甲蓝溶液。前者黏膜上皮不吸收，色素沉积在凹陷部，显示出隆起、平坦、凹陷的微小病灶边界，便于观察；后者为黏膜上皮吸收着色，腺管开口不染色，从而显示出腺管开口，依据开口形态变化帮助诊断。

最新的放大电子内镜可放大数十倍至一百倍，达到显微镜水平。在放大电子内镜检查之前先进行内镜下染色，放大电子内镜主要观察染色后结肠腺管开口的形态和排列、病灶凹陷变化，从而判断其病变的性质。不同的病变染色后的形态各有特征性的变化，正常黏膜表现为规则的圆形结构，增生性息肉为乳头状或星状结构，腺瘤性息肉为管状或树枝状结构，而不规则结构为肠癌。因此可利用放大电子内镜来区别肿瘤性病变或非肿瘤性病变，区别良性病变或恶性病变，确定腺瘤有无癌变以及癌肿浸润深度，其正确率可达80%以上，对判断内镜下黏膜切除术后有无肿瘤残留也具有重要意义。

在大肠肿瘤性病变的诊断中，平坦型病变在普通内镜下易漏诊，染色内镜的应用可以提高大肠平坦病变和早期癌的诊断率，但操作方法较复杂。窄波成像（narrow band imaging，NBI）在结肠镜中的应用，主要是在实时检查过程中区分肿瘤性病变与非肿瘤性病变。在NBI模式下，可以观察黏膜表层的细微结构和毛细血管网的分布，在结肠肿瘤性病灶周围的正常黏膜表层的毛细血管延伸至病灶边缘处即终止延伸，使得肿瘤性病变与周围正常黏膜的边界更为清晰。同时，肿瘤性病灶内的血管密度高，结构紊乱，在窄带光照射下，病灶的色调更深，在视野中更为突出。此两项新技术提高了小息肉的识别，对及时发现早期癌和微小癌有重要意义。

大肠癌的主要治疗方法是手术治疗，而对于早期大肠癌也可做内镜下治疗，由于EMR术后容易复发，现一般采用ESD，术后通过病理检查明确肿瘤浸润深度，再决定是否手术。完整切除而无须再次进行手术者也须严格进行随访。对于黏膜内癌采用ESD治疗是安全的，而黏膜下层癌仍以外科治疗为好。早期大肠癌的ESD治疗应严格掌握指征。超声内镜有助于估计病变的深度。

晚期大肠癌患者，如果因高龄或伴有严重的心、肺、肝、肾等重要器官疾病而无法接受手术治疗时，可经结肠镜治疗。结肠镜治疗主要针对伴有梗阻者，经肠镜激光治疗并放置内支架可解除其梗阻。

（四）大肠少见良、恶性肿瘤的诊断和治疗

1. 间叶性良性肿瘤　分为以下几种情况。

（1）平滑肌瘤：结直肠良性平滑肌瘤较为少见，其中仅3.4%的平滑肌瘤发生于结肠，直肠则占7%，多来源于肌层，也可来源于黏膜肌层，肌瘤结节多为圆形或分叶状，质硬，边界清楚。其生长方式可分为结肠内型及结肠外型。也有哑铃状的肿瘤同时向肠腔内及腹腔内生长。一般无症状，可出现穿孔、肠梗阻及出血等。内镜下表现为半球形或球形隆起，有时仅有细蒂与肠壁相连。常单发，大小不一，小者用活检钳触之可推动，如瘤体过大，可造成肠腔梗阻。表面黏膜光滑，色泽与周围黏膜相同，顶部有时可有缺血坏死、溃疡形成，此种情况下活检往往能取到肿瘤组织。另外可见到桥形皱襞，桥形皱襞是内镜诊断黏膜下肿瘤的重要依据之一，它是正常黏膜皱襞被肿瘤顶起而形成的自肿块向周围正常黏膜延伸的形态似桥的皱襞。但普通肠镜很难正确判断肿瘤的真正大小、肠壁起源和组织学特征，最有效的方法是肠镜下的超声检查。使用高频探头，在肠镜的指导下准确定位，置探头于肠壁隆起处进行超声检查，显示病灶与肠壁各层次的关系，判断肿瘤的起源、大小、内部回声性质、边界等。

（2）神经源性肿瘤

1）神经纤维瘤：肠道的神经纤维瘤可来源于黏膜下层、肌层或肠系膜，内镜下呈黏膜下肿瘤的表现，当肿瘤增大时，覆盖在表面的黏膜可出现溃疡或出血，表面有时附有坏死物，与结肠癌很难鉴别，可堵塞肠腔，导致肠梗阻。本病的发生可能与肠壁神经生长发育异常有关，多数属良性病变，预后较好。但其中2%~3%可恶变为恶性神经鞘瘤、横纹肌肉瘤、脂肪肉瘤、未分化肉瘤等，故宜早期行手术治疗。有部分病例见肠腔一侧黏膜呈增殖性改变，结节不平，大小不一，小的呈串珠样或卵石样，大的呈息肉样改变，表面光滑，此种改变称为结肠神经纤维瘤病。

2）神经鞘瘤或施万细胞瘤：来源于施万细胞，结肠发病极为少见。大肠神经鞘瘤在内镜下从形态上可判断为黏膜下肿瘤，因有包膜故表面光滑，发生在固有肌层浅层，整个瘤体向腔内突出的，属腔内型黏膜下肿瘤，且呈山田Ⅲ型，触之可摆动，基底相对较窄，若为山田Ⅰ型、山田Ⅱ型，基底宽大，触之无移动，治疗通常为局部切除。

3）颗粒细胞瘤：组织发生不明确，在结肠发病时内镜下通常表现为黄白色的黏膜下结节，质硬，表面光滑，边界清楚，直径往往小于2cm，多数为偶然发现，临床上可表现为腹痛及便血。治疗可采取局部切除或内镜下切除。

（3）子宫内膜异位症：子宫内膜异位症是一种于子宫外出现含有腺体、间质以及具有活性生长功

能的子宫内膜组织所导致的病变。有12%~37%的子宫内膜异位症患者发生肠道受累，最常见累及的部位是乙状结肠和直肠，约占85%。主要临床症状为疼痛，一般与月经周期有关，呈现一种深部的疼痛，或者是下腹部、后背部的坠痛，常放射至会阴区。其他症状包括周期性肠道功能紊乱、排便疼痛、直肠出血及肠道梗阻。内镜下表现为黏膜下或腔外肿物的征象，黏膜面可正常，也可表现为充血、水肿及浅表溃疡，有时可见炎性息肉，偶见黏膜下层暗紫色出血斑。镜下活检病理检查多为黏膜慢性炎症。超声内镜检查见低回声肿物，边缘不规整。超声引导下细针穿刺可显著提高诊断的准确率。

2. 间叶性恶性肿瘤　如下所述。

（1）平滑肌肉瘤：平滑肌肉瘤来源于肠壁的平滑肌组织，多见于直肠，是一种隐袭性的病变，可长期无症状。一般可表现为疼痛、柏油样便及贫血。如病变在直肠多可触及肿块。偶可见肠梗阻表现。

内镜下表现为半球形或球形隆起，顶部通常伴有缺血坏死、溃疡形成，形态趋于不规则，肿瘤可呈乳头状、菜花状或块状弥漫浸润。肿瘤组织大小不一，直径数厘米至数十厘米。超声检查显示病灶通常位于第四层，与肌层低回声带延续，但对于体积较大的病灶，区分层次很困难，部分病灶会累及肠壁全层，此时很难区分是黏膜来源的肿瘤还是黏膜下来源的肿瘤。肿瘤中心可出现液化或坏死，可见液性暗区。同时可观察肠壁周围有无肿大淋巴结。

平滑肌肉瘤通常属于低度恶性肿瘤，一般可采取根治性切除。肿瘤对于放疗不敏感，但有报道手术结合放疗可减少局部复发。此外，还建议行长春新碱、环磷酰胺、放射菌素D及阿霉素化疗。

（2）横纹肌肉瘤：儿童最常见的软组织肉瘤，但肠道发生率极低。仅见少数病例报告发生于直肠周围区域。患者通常出现肛周肿块。目前治疗包括局部切除，术后辅以化疗。预后一般较差。

3. 恶性淋巴瘤　大肠恶性淋巴瘤有两种形式：一种是原发于肠道淋巴组织的原发性淋巴瘤，组织学类型一般为非霍奇金淋巴瘤，包括黏膜相关性淋巴瘤和肠病相关性淋巴瘤；另一种是全身性淋巴瘤累及结肠的继发性淋巴瘤。在大肠恶性肿瘤中，此病约占1.5%。大肠恶性淋巴瘤早期无特异性症状，中晚期因肿瘤较大或有溃疡形成，可有腹痛、腹泻、便血、腹部肿块及肠梗阻等表现，继发性淋巴瘤患者早期多有明显肠外表现，如发热、浅表淋巴结肿大、脾肿大等。

大肠恶性淋巴瘤好发于淋巴组织较丰富的回肠末端、盲肠和右半结肠，分布多呈局限性，也可以是多源病灶呈跳跃式分布，病变累及范围较广。内镜下主要表现为弥漫型、息肉型、溃疡型及肠外型肿块。

弥漫型肿块因肿瘤细胞弥漫浸润，表现为肠壁弥漫性增厚、僵硬，可见病变肠段失去正常光泽，肠腔狭窄、蠕动消失，注气后仍不能扩展肠腔。肠黏膜增厚似脑回状，或呈弥漫结节状增生，表面糜烂或浅溃疡，类似于弥漫浸润型癌，但累及范围更广泛。

息肉型肿块表现为广基息肉或多发性半球状息肉，表面光滑或结节状，易误诊为良性息肉或息肉样癌。瘤体大的表面可出现溃疡及出血，并可引起肠腔狭窄。也可呈现多发性大小几乎相等的半球息肉，类似良性淋巴样息肉病，表面光滑，色白。但局部往往因浸润增厚，结肠袋半月襞消失，局部僵硬，蠕动消失。

溃疡型肿块表现为大小不等的溃疡，表面糜烂、出血，溃疡周围有增厚、僵硬的环堤，类似于溃疡型癌；或表现为溃疡表面白苔，周围平坦，类似于良性溃疡。

肠外型肿块，因肿块向腔外生长，肿块较大时肠腔受压而狭窄，但肠黏膜无异常。

结肠镜检查是诊断大肠恶性淋巴瘤的主要方法，内镜下阳性率高达50%~80%，活检取得黏膜及黏膜下组织，得到病理诊断，对诊断大肠恶性淋巴瘤十分重要。值得注意的是，尽管有时在内镜下高度怀疑为恶性病变，但活检病理检查始终只能发现炎性细胞浸润，未见癌。这是因为肠型恶性淋巴瘤虽然在组织学上尚有一定的特征，如组织细胞和淋巴细胞的异型、病理性核分裂象、组织结构破坏等，但常因取材过浅、组织块太小，组织钳夹时的挤压等原因而不能确诊。因此本病取材活检有别于结肠癌，除了黏膜取材外，夹取黏膜下组织很有必要。而一旦内镜结果与病理结果数次不符时应警惕本病的可能。应结合临床综合分析，必要时手术探查，明确诊断，及时治疗。

4. 结直肠类癌　类癌是神经外胚层来源的生长缓慢的肿瘤，原发于肠黏膜腺体基底部的嗜银细胞

(kulchitsky 细胞），又称嗜银细胞癌，向黏膜下层生长，表现为黏膜下肿瘤，是一种低度恶性肿瘤，多呈局限性浸润生长，转移较少，可发生于全消化道。类癌较少见，在大肠恶性肿瘤中约占 1.0%。

直肠类癌、盲升结肠类癌、阑尾类癌浸润阑尾根部时常被结肠镜发现，主要表现为黏膜下肿块、广基无蒂的息肉，质硬，表面光滑。普通肠镜很难正确判断类癌的真正大小、肠壁起源和组织学特征，确定肿块浸润深度最有效的方法是肠镜下的超声检查（具体可见超声内镜检查章节）。较小的病灶宜做 EMR，较大时可行 ESD，若 ESD 亦无法根治，应在明确病理诊断后手术治疗。

（五）结肠炎症性疾病的诊断与治疗

结肠炎症性疾病在临床上很常见，可分为非特异性炎症，包括 Crohn 病和溃疡性结肠炎，以及特异性炎症，包括感染性肠炎、缺血性肠炎等。临床上均可表现为腹痛、腹泻或便血，结肠镜检查结合病史及其他辅助检查有助于鉴别。

Crohn 病：病变可发生于全消化道，但更好发于盲肠和回肠末端，肠镜表现为跳跃式分布的纵形或匍行性深溃疡，附近常有多发大小不等的炎性息肉，周围黏膜正常，或呈鹅卵石样增生，肠壁明显增厚，肠腔明显狭窄。活检有非干酪样坏死性肉芽肿或有大量淋巴细胞聚集，临床上怀疑本病者肠镜检查时应尽可能检查末端回肠。

溃疡性结肠炎：病变侵犯大肠黏膜和黏膜下层，从远端直肠向近端结肠发展，病变呈连续性，不同于 Crohn 病的跳跃式。肠镜下表现为肠黏膜广泛充血水肿、糜烂，触之易出血，溃疡多发，大小不等，溃疡大多表浅，表面有脓血和渗出物，并有炎性息肉形成，形态多样。

肠结核：好发于回盲部，有溃疡型和增生型两种表现。有时与 Crohn 病难以鉴别。肠结核溃疡多为横形走向，界限不分明，而 Crohn 病多为纵形走向，溃疡与正常黏膜有比较明显的界限。活检找抗酸杆菌及病理检查发现干酪性肉芽肿有助于明确诊断。

缺血性肠炎：由于结肠某一段血供障碍引起一过性缺血所致的结肠炎症改变，如缺血时间长可造成肠坏死。缺血性肠炎主要发生于老年患者，动脉粥样硬化、糖尿病、结缔组织病是常见原因。肠镜主要表现为黏膜的充血水肿、糜烂或有浅表溃疡形成。特点是病变肠段与正常肠段之间有明显的界线，病变以左侧结肠为多见。

放射性结肠炎：腹部放射治疗引起结肠炎症改变，以直肠炎、乙状结肠炎多见，结肠有不同程度的炎性改变，表现为充血水肿、糜烂出血、溃疡形成，伴肠道狭窄甚至穿孔、瘘管形成。对急性期重症患者不宜行结肠镜检查，避免肠穿孔等并发症。

抗菌药物性肠炎：由于应用广谱抗生素后，肠道菌群失调，主要的肠道细菌被抑制，而耐药性强的难辨梭状芽孢杆菌繁殖，因此急性化脓性结肠炎可分为伪膜性肠炎和出血性肠炎。前者病变可累及全结肠，呈连续分布，以直肠、乙状结肠为主，表现为结肠黏膜充血水肿，浅表糜烂、溃疡，表面附有斑点或斑片样假膜，剥去假膜可见黏膜浅溃疡并有出血；后者以累及横结肠为主，黏膜呈急性炎症改变，并伴广泛黏膜出血。

（六）大肠出血的内镜诊断与治疗

大肠出血的原因有大肠癌、息肉、炎症性肠病、血管畸形等，结肠镜检查除能明确病因外还可进行适当的治疗。大肠癌引起的出血应予以手术治疗，但对无手术条件者可行肠镜下治疗，采用经内镜喷洒止血药，如凝血酶等。大肠息肉引起的出血可行息肉摘除术，肠腔内血管畸形或静脉破裂出血者可经内镜用 1% 乙氧硬化醇或 5% 鱼肝油酸钠直接注入病灶或其周围，止血效果较为满意。其他还有电凝、微波及 Nd：YAG 激光等方法，均可选择应用。

（七）乙状结肠扭转复位

乙状结肠扭转主要发生于乙状结肠过长者，一旦发生则表现为急性肠梗阻症状，利用结肠镜可使其扭转复位，解除梗阻。对于怀疑肠绞窄、肠坏死，甚至肠穿孔者为结肠镜复位的禁忌证。

患者取左侧卧位，肛指检查后先用温生理盐水低压清洁灌肠，按常规插入结肠镜，循腔进镜，常在距肛门 15~28cm 处见肠腔呈螺旋状闭锁，观察局部黏膜有无坏死，如无坏死可考虑行镜下复位。复位时应缓慢、少量注气以推动扭曲的肠腔，可将肠镜头端轻轻滑入扭曲的肠襻，吸引粪水和积气，切忌使用暴力，以免造成穿孔。一旦肠镜越过扭曲部位通过拉直镜身即可达到复位目的。这时可见大量粪水和气体排出，表明复位成功。

（八）术中肠镜在结肠手术中的运用

多原发大肠癌、大肠息肉与大肠癌并存在临床上并非少见，因此不能满足于某一部位息肉或癌的诊断，而应做全结肠检查。对于术前结肠肿瘤已引起梗阻而无法完成全结肠检查者，术中肠镜检查是必要的，因为术中常规探查对于较小的病变很难发现。术前钡剂灌肠检查不完全可靠，曾有 1 例患者被诊断为升结肠癌，术中探查未发现肿瘤，再做术中肠镜全结肠检查证实钡剂灌肠为假阳性。临床上也常有钡剂灌肠假阴性的结果。对于术前不能完成全结肠检查者，术中肠镜检查是有效的补救措施。对于术前诊断明确的较小的肿瘤或息肉，如果术中不能发现，术中肠镜有助于定位。结肠的息肉可直接经肠镜摘除。

术中肠镜检查可经肛门插入，其优点是不易污染腹腔，术者可协助肠镜的插入，该方法安全、方便。对于有结肠梗阻者，经肛门插入不能观察近端结肠的情况，可通过近端结肠打洞插入，但该方法容易造成污染，因此应把打洞的肠段置于腹腔外，并保护好伤口。

术中肠镜检查对微小病变的发现、出血性疾病的诊断，以及良、恶性病变的鉴别均具有重要意义，而且同样可用于术中小肠疾病的诊断和治疗。

（九）结肠镜随访的意义

我国结肠癌的发病率很高，但由于医疗条件的限制，不可能把结肠镜检查作为普查方法，但对于临床上怀疑有结肠疾病者应建议行结肠镜检查。大便隐血可作为结肠癌粗筛，因此大便隐血阳性者应接受结肠镜检查。多原发大肠癌、同时癌、异时癌等概念已被接受，大肠癌和大肠息肉常同时存在，有人认为大肠息肉的存在预示大肠内可能同时存在癌。因此对结肠癌和息肉术后患者进行结肠镜定期随访具有极其重要的意义，是及时发现肿瘤复发和再发的重要手段。

四、并发症

结肠镜检查治疗的并发症并非少见，包括结肠穿孔、结肠出血、结肠系膜撕裂、心脏血管意外及气体爆炸等，以结肠穿孔、出血最常见。主要原因是操作不当，其他因素包括结肠扭曲、肠粘连、结肠肿瘤等。

肠穿孔：肠穿孔的发生率为 0.1% ~ 0.4%，可发生于检查和治疗过程中，也可发生于治疗后数小时甚至数天。常见部位在乙状结肠。表现为剧烈的腹痛、腹胀，有弥漫性腹膜炎体征，腹部透视或平片有膈下游离气体。一经确诊应立即进行手术探查。为防止肠穿孔应避免盲目插镜或使用暴力，注气不宜过多，活检不要过深，有蒂息肉电切时稍远离蒂部，无蒂息肉电切时应在基底部注射后再行电切。圈套器一次圈套组织不宜超过 2cm。

结肠出血：结肠出血的发生率为 0.05%，主要原因包括肠道原有病变内镜插入时的损伤、暴力插镜引起的黏膜撕裂、活检过深及电切息肉时过快而电凝不足等。原有出血性疾病时对上述原因应予以避免或进行治疗。

结肠系膜裂伤：罕见，但后果严重。主要原因是在肠镜形成襻的情况下暴力插镜，如果腹腔内有粘连的情况下更易造成撕裂。因此在检查过程中要经常拉直肠镜，如果形成肠襻应及时解除。少量出血可保守治疗，大量出血导致血压下降时应剖腹探查。

心脑血管意外：原有心脏、呼吸疾病者术前要详细了解病史，检查时的过度牵拉可刺激内脏神经引起反射性心律失常，甚至心搏骤停。高血压患者检查时的紧张可加重高血压，引起脑血管意外。检查室应配备必要的抢救设备。此并发症一旦发生应马上拔出肠镜，立即进行心肺复苏抢救治疗。

气体爆炸：有报道口服 20% 甘露醇作肠道准备后，进行息肉电切时引起肠道气体爆炸。原因是甘露醇在结肠内被细菌分界产生可燃性气体氢气，当达到可燃浓度时，如进行高频电凝电切可引起爆炸。

因此，目前多采用聚乙二醇（PEG）电解质溶液进行肠道准备。

（谷　超）

第三节　腹腔镜外科手术空间和视野的形成方法

手术空间和手术视野是外科手术的先决条件，腹腔是一个潜在的间隙，腹腔镜外科手术必须保持一定的手术空间，手术空间的形成和维持一般有两种方法，即人工气腹法和免气腹法，前者是向腹腔内注入气体，后者以器械提起腹壁形成空间。

一、人工气腹法

（一）盲穿造气腹法

此法是提起腹壁盲穿气腹针或穿刺鞘进气，达到所设定的压力。

1. 切口位置　理论上讲腹壁每一个部位都可作为盲穿点，最常用的位置是脐部，脐上缘或下缘。双侧肋缘下及双侧髂窝也是常用的部位之一，一般根据具体手术而定。既往有手术史者，穿刺部位应与瘢痕有一定的距离，且最好以无损伤的穿刺鞘直接穿刺并以腹腔镜插入穿刺桥内以便观察有无腹腔内脏器的损伤，如以气腹针穿刺，进气时应密切观察是否进入腹腔，腹腔是否均匀膨胀，是否有肠型出现等。切口方向可任由选择，脐部弧形切口更利于隐蔽；切口大小应适中，过大易发生穿刺鞘滑动和漏气，过小穿刺困难，且突破感不明显易造成穿刺损伤。

2. 气腹针或穿刺鞘的穿刺　穿刺前一般以巾钳提起腹壁，巾钳提夹省力、可靠、损伤小、不留瘢痕。气腹针或穿刺鞘穿刺方向应从垂直腹壁的方向刺入，提起腹壁后，腹壁已不处于水平状态，因而穿刺方向应以腹壁为参照而不是以地面为参照。穿刺的突破感应根据穿刺部位而定，穿刺经过腹壁坚韧组织即会有突破感，用力穿刺时气腹针的保护鞘会向上弹起，一旦进入腹腔保护鞘就恢复原位。进针位置很深，突破感不明显，此时判断是否已穿入腹腔是非常重要的，如不能确定应重新穿刺。

3. 检查与注气　为保证 CO_2 安全地注入腹腔，注气前应做检查。

（1）气腹针的保护鞘必须弹回原位。

（2）继续轻轻将气腹针往前推进：不再遇到阻力；或轻轻摆动针尾，感觉针尖无阻力。

（3）注射器抽吸试验：气腹针接上装有生理盐水的注射器，先回抽无血性液体和肠液后，向腹腔内注水，若注入容易且不能回抽，表明针尖位置正确。若回抽出血性液体表明可能有损伤或未穿入腹腔，若回抽出血液较多，则应立即开腹手术抢救；若穿出肠液，表明针尖已进入肠腔。或将气腹针接上注射器拔出注射器栓，向无栓注射器内倒入生理盐水，如见生理盐水缓缓进入腹腔无阻力则表明针尖在位，否则表明气腹针未进入或进入过深。

（4）负压试验：穿刺进入腹腔后接通气腹机，此时气腹机上应显示腹腔内为负压状态且随着腹壁提起的高度而变化，此种方法最常用，且准确、可靠。

（5）初充气试验：接通气腹机后，气腹机显示腹腔内静态压应 ≤0.4kPa（3mmHg），如以 1L/min 的速度充气，腹内压应 ≤1.1kPa（8mmHg）。如充气开始时腹内压就 >2kPa（15mmHg），表明充气阻力很大，气腹针或穿刺鞘位置不当。

（6）容量试验：接通气腹机充气时应密切观察腹壁的膨隆是否均匀对称，腹内压应缓慢上升，一般达到 1.3~1.6kPa（10~12mmHg）时约需 3L 气体。如腹内压上升快且腹部膨隆不对称，应考虑气体是否充入肠腔。对一般情况较差的患者，腹腔内压力上升不宜过快，可先以低流量充气，逐渐增加气体流量和充气速度。术中腹压一般维持在 1.3~2kPa（10~15mmHg），最高不超过 2.4kPa（18mmHg）。

4. 放置腹腔镜套管　腹腔镜穿刺鞘的插入是关键，其余套管的置入可在腹腔镜的监视下进行，腹腔镜套管的置入有盲穿法和直视下穿入两种方法，一般采用盲穿法。

（1）盲穿放置腹腔镜套管：拔出气腹针，于原穿刺点穿入穿刺鞘。穿刺时应注意以下事项。

1）为保证穿刺的安全性，腹腔内应有一定的压力，必要时可调高腹腔内压力，以使其气垫、缓冲

— 197 —

作用更强。

2）提起腹壁产生足够的抵抗力。

3）穿刺的方向要与腹壁垂直。

4）前臂与穿刺方向一致，以上臂和背部力量作为回撤力量，常不致引起回撤不及时而损伤脏器。

5）以腕部力量缓慢、旋转进入腹腔，穿刺点应稳定在一点。

6）如造气腹时即用穿刺鞘盲穿则同样应遵照以上方法。

（2）直视法置入套管：临床上较少应用。

盲穿造气腹、放置 Trocar 的优点是皮肤切口小，Trocar 不易滑动，也不易漏气，缺点在于有损伤脏器的可能，特别在腹腔有粘连的情况下，如在开展手术的初期或盲穿没有把握的情况下可用开放的方法。

（二）开放法放置腹腔镜套管

开放式放置腹腔镜套管是一种较为安全的方法，又称开放式腹腔镜技术。切口 2～3cm，切开腹壁全层，以手指探查确无腹腔粘连后，直视下放入套管，周围缝合或荷包缝合避免漏气和套管滑动，为方便起见也可以巾钳夹紧周围组织，可起到同样作用。其优点是直视下操作不易引起损伤，缺点是切口大，易引起漏气和套管固定不牢。

（三）其他套管的放置

（1）穿刺点的选择和注意事项：穿刺前应仔细规划，主操作孔和辅助操作孔的设计应同时考虑手术者和助手的位置，主操作孔的位置应使最重要的手术步骤操作方便。

（2）应尽量使任何两个穿刺点之间的距离最远，以免操作钳在腹腔镜内相互干扰。

（3）穿刺时应充分利用现有条件，所有 Trocar 的穿刺都应在腹腔镜的监视下进行，避免盲目穿刺带来的风险。

（4）穿刺点要稳定，Trocar 不要摆动，以免带来不必要的损伤。

（5）Trocar 要垂直于腹壁，以免在腹壁内潜行过多，穿刺位置失准，并会增加不必要的损伤。

（6）穿刺的方向一般应指向病灶，尤其是腹壁较厚、较肥胖的患者，Trocar 在腹壁内固定较牢，改变方向困难，这样操作钳到达病灶部位就增加困难。

（7）一般情况下 Trocar 穿刺入腹腔不宜过长，这样有利于操作钳在腹腔内的张、合，如肥胖患者，或穿刺点距病灶较远则 Trocar 应进入腹腔较深。

（8）患者较瘦、腹壁较薄，腹壁对 Trocar 的固定用差，切口宜更小一点，否则很容易引起 Trocar 的滑动。

二、免气腹技术

（一）器械设备

主要包括：①腹壁拉钩，有 T 形和扇形两种；②机械臂，有人工和电动两种。

（二）免气腹技术

（1）切口：一般选用脐部，切口长 2～3cm，依次切开直至腹膜，手指探查腹腔内有无粘连，有粘连分离之。

（2）直视下置入内镜及腹壁提拉器并将提拉臂张开使其着力。

（3）将腹壁提拉器与机械臂连接，提起腹壁。

（4）摆好体位，置入其他套管。

（三）免气腹腹腔镜技术的优点

（1）可避免气腹带来的并发症，如高碳酸血症、皮下气肿等。

（2）减少气腹带来的术中和术后早期心肺功能的干扰，对老年心肺功能不全者尤其适用。

（3）术中无漏气之忧，手术困难时可扩大穿刺孔，以常规开腹器械操作。

（四）免气腹腹腔镜技术的缺点

（1）暴露不够满意，尤其是对深部的手术。

（2）腹壁较厚、肥胖的患者及肌肉发达的患者手术空间和术野暴露较差。

（3）手术准备时间较长、较麻烦，手术切口及损伤较大，切口疼痛多见。

三、腹膜外间隙的术野形成方法

腹膜外脏器手术及腹腔镜疝修补术须在腹膜外进行，术前一般应先扩出腹膜外间隙，置入腹腔镜后才可在直视下继续扩大手术空间。

（一）常规分离法

（1）切口2~3cm钝锐性分离直至肌肉深面腹膜外间隙。

（2）以手指及血管钳分离出一定的间隙：在手指导引下置入腹腔镜套管和另外的操作钳套管，接通气腹机，缝合或以巾钳夹紧腹腔镜套管周围以免漏气，在腹腔镜监视下继续分离扩大手术空间。

（二）气囊分离法

（1）切开皮肤后稍作分离置入扩张气囊。气囊可以用手套自制。

（2）向气囊内注入气体或水可分离出一定的手术空间。

（3）放气后取出气囊，置入腹腔镜套管，进入腹腔镜在直视下置入操作钳套管，继续扩大手术空间。

（谷　超）

第四节　腹腔镜外科的基本技术

1. 通过患者的体位暴露　腹腔镜手术术野主要靠患者体位和气腹来暴露，一般原则是变动患者的体位抬高靶器官使其周围脏器因重力作用而远离，从而暴露术野。

上腹部手术患者需采用头高脚低位，倾斜10°~20°，肠管在重力作用下，移向下腹部盆腔，暴露术野，如腹腔镜胆囊切除、胆总管手术、胃大部切除、脾切除、肝部分切除等，根据手术所需再抬高患者的一侧。下腹部手术患者一般需采用头低脚高位，手术台向头侧倾斜20°~30°，有利于腹内内脏移至上腹部，盆腔空虚，利于术野显露与操作，通常适用于疝修补、阑尾切除术等。根据手术所需再行右侧稍上抬或左侧稍上抬的体位。

患者有时还可以取截石位，双下肢分开，双腿放在支架上，膝部稍屈曲，适于做腹腔镜大肠癌手术。这种体位也适用于行上腹部及颈部（甲状腺、甲状旁腺等）的腔镜手术，术者站在患者两腿之间比站在一侧操作起来更舒适。

2. 腹腔镜的扶持　观察镜进入腹腔时需小心缓慢地进入，不应太快。观察镜抵达手术部位可获得一个近距离图像，而拉远时获得的就是一个广角或"全景"的图像。观察镜在腹腔内移动应缓慢而小心，移动太快了会使图像错位、抖动，还会使手术组人员产生"晕船症"样感觉。持镜的手要稳，否则图像就会上下晃动，也会使人眩晕。

观察镜面起雾是术中常遇到的问题，原因是腹腔和镜面的温度不同，使水汽在镜面凝集所致，简单的处理办法就是在插入腹腔前先用50℃热水加热镜子，或用防雾液体涂抹镜面，可避免观察镜面起雾。

3. 分离技术　和常规开放手术一样，腹腔镜手术中分离技术是手术中的最基本操作之一，有钝性分离、锐性分离、电刀分离、超声刀分离及激光分离、高压水分离。

（1）钝性分离：钝性分离通过用分离钳或无损伤钳将要分离的组织分离，也可用分离棒甚至冲洗管等进行分离。分离时用力要适度，逐渐进入，避免撕破相邻的血管和脏器。

（2）锐性分离：腹腔镜手术的锐性分离通常用长弯剪刀进行。锐性分离比钝性分离更精细，操作时要精确，要在视野清晰的前提下进行，避开血管或肠管，以免引起出血或脏器损伤。

（3）电刀分离：电刀分离是腹腔镜外科中最常见的分离方法，它有凝固血管和切断组织作用，大多数情况下用电钩分离。

（4）超声刀分离：超声刀使腹腔镜胃肠道等操作比较复杂的出血量和手术时间明显下降，手术困难度下降，使其推广普及成为可能。在目前腔镜甲状腺手术，超声刀更显出其无比的优越性。

4. 结扎技术　和常规开放手术一样，腹腔镜下结扎的方式有夹闭法和线扎法。

（1）夹闭法：腹腔镜手术中最简便的结扎方式是夹闭法，夹闭法一般只用于小血管和较细的胆囊管的结扎。有金属夹、生物可吸收夹和锁扣夹三种，各有优缺点。

（2）线环结扎法：Roeder 结带有一根可滑动的缝线，线结推棒可用来推动 Roeder 结，线结一经推动就会越来越小，最后紧紧地套在待结扎结构上将其扎紧。

（3）体内打结法：体内打结也主要打外科结，与传统打法一样；与开放手术的打结不同之处在于，腹腔镜手术中由于立体视觉变成了平面视觉，原靠双手或传统持针器打结变成了长杆器械远距离操作，这就要求腹腔镜外科医生要通过长时间的训练方能熟练掌握。

5. 缝合技术　分为间断缝合和连续缝合。和体内打结法一样，随着腹腔镜外科手术范围的不断扩大，腹腔镜下缝合技术也显得相当重要。初学者在进行临床腹腔镜手术缝合之前，应先模拟训练设备下做反复的练习。

6. 切割、吻合与钉合技术　腹腔镜手术中，胃肠等的切除吻合及疝的修补操作等，不再是应用手术刀及丝线进行，而是要应用腹腔镜的特殊器械：切割吻合器与钉合器。切割吻合器有两种，一种是线型切割吻合器，一种是环形切割吻合器。

7. 手术标本的取出　分为直接取出和间接取出法。直接取出法如胆囊，阑尾，良性腺瘤以及憩室等；间接取出法即将标本置入标本袋中后再取出，如肝脏、脾脏、结肠肿瘤、子宫等实质性脏器的取出，必要时粉碎标本或延长切口后再取出。标本取出后，缝合切口重建气腹再继续手术。

8. 腹腔镜手术的冲洗　腹腔镜手术中的腹腔冲洗与常规开腹手术中的冲洗相比，冲洗效果比较确切，操作比较精细，对腹腔深部、隐藏部位的各个角落（如盆腔、膈顶等）冲洗效果都比较好，同时对腹腔其他器官干扰小，冲洗液体不会污染腹壁的切口。

9. 腹腔镜手术中腹腔引流管的放置　腹腔镜手术中是否放置腹腔引流管的指征和开腹手术的指征相同，通过各种方式放置引流管。

（谷　超）

第五节　内镜黏膜下剥离术（ESD）中的各种设备和黏膜下局部注射药物

一、ESD 中的各种设备

（一）ESD 中常用刀具

1. 一次性高频刀　分为以下几种情况。

（1）IT 刀：IT 刀（insulation - tipped knif）代表"带绝缘头的高频切开刀"。为最早、最常使用的切开刀，针状刀先端为陶瓷绝缘部。有效程度 1 650mm，刀丝长度 4mm，电极长度 0.7mm×3mm。

优点：纵向切开较为方便；刀体切开部分可以进行全方位、较长距离的快速切开或剥离，大大节约 ESD 时间；即使无法看到切入点，绝缘头也可以防止穿孔；可以采用 1 把 IT 刀进行黏膜切开和黏膜下剥离；虽然有时穿孔不可避免，但由于前端装有绝缘陶瓷，沿垂直方向切开时不会太深造成穿孔，与其他切开刀相比要安全得多。

缺点：①横向切开有一定难度，需要熟练的内镜配合镜；②有时不能在直视下进行剥离，存在盲区；③采用 IT 刀进行黏膜下剥离前使用针状刀实施预切开，可能造成消化道穿孔。

剥离过程中按黏膜的切线方向比较容易，水平方向切开黏膜时需有一定的技巧操控内镜。应用 IT 刀沿纵向进行剥离有时看上去比较简单，但必须施加向下的力量于内镜头端，推动 IT 刀紧贴切开的黏膜。操作中通过旋镜或前后拉动内镜，使 IT 刀沿黏膜下层进行切开。

IT 刀 2（KD - 611L）是在 IT 刀的基础上作适当改进。绝缘陶瓷底部设计有 3 个电极，可轻松实施横向切开。在大幅度提高切开和剥离性能的同时，绝缘刀头可避免进入黏膜过深，减轻对深层组织不必要的切开，降低穿孔危险性。

（2）Hook 刀：①将针刀尖端弯成直角的刀，转动手柄部分调整刀头部方向。②手柄拉到极限固定 Hook 刀头的方向。③钩部分为 1.3mm，臂部分为 4.5mm，刀的直径为 0.4mm。④尖端收缩在套管内，接触黏膜，在 Forced 凝固法的一瞬间。⑤通电，能作出精确的标记。不会有穿孔危险，比较安全。⑥切开剥离不受呼吸变化和胃肠蠕动影响。⑦有背侧切、钩切、臂切 3 种切开方法。

1）背侧切（back side cut）：①黏膜上预切开时使用的方法。②充分局部注射抬举病变后，用 Hook 刀的背面轻压黏膜，用 Endocut 一瞬间通上电流，就能在黏膜上进行预切开。③根据 IT 刀法，就像在 ESD 时预切开（precut）一样标上位置。④虽然也有使用背侧切作为黏膜下层剥离的情况，但由于推切术伴有穿孔危险，应该在熟练掌握技术岳才能用于黏膜下层剥离。

2）钩切（hook cut）：①固有肌层上从垂直方向切入，用钩抓住组织切开剥离。②Hook 刀头的方向要朝想切开的方向调整，从黏膜下层的一边勾住黏膜肌层，一边拉动刀，一边用 Endocut 通电，便能安全地切开黏膜。③在黏膜下层剥离时，同样勾住黏膜下层结缔组织。在内镜的一侧一边拉动刀、一边用 Forrced 凝固法通电。

3）臂切（ann cut）：①用臂部分抓住组织切开剥离，用在和固有肌层平行时的组织切割方法。②钩的方向朝着内腔一侧，将 Hook 刀整体插入和固有肌肉层平行的黏膜下层，边用臂部分抓住组织向内腔一侧举起，边在切开黏膜时用 Endocut、黏膜下层剥离时用 Forced 凝固法通电。③和钩切相比，可以一次做多个剥离。④用 Hook 刀和 Spray 凝固法能够不出血剥离约 1mm 血管。用 Hook 刀抓住血管后，慢慢地边拉动、边用 Sprdy 凝固法通电。因为 1mm 以上的血管出血可能性很高，预先用止血钳软凝固法做凝固处理。⑤如有静脉出血，用 Hook 刀的弯曲部分轻按住出血点，以 Spray 凝固法通电，每次通电时间应 0.1s。如有动脉出血，用止血钳抓住出血血管，用软凝固法凝固止血。

（3）Flex 刀

1）因为 Needle 刀的刀长 3mm、直径 0.4mm，角度太锐利地切入会有穿孔危险。为规避这个风险，开了刀长能调短、直径变为 2 倍、尖端为环状的细直径网圈的刀，这就是作为 ESD 专用处理工具而制造的 Flex 刀。

2）因为 Flex 刀的刀长可调整刀幅 0.8mm，减少了穿孔危险。

3）Flex 刀和细直径圈套器一样由细小的特氟隆套管和柔软的绞线组成。另外，因为套管尖端设有防止深入黏膜下层的小制动器，所以能稳定地切开剥离。

4）虽然使用 Flex 刀能够进行从标记处切开黏膜到黏膜下层剥离的整个过程，但在各个步骤调整好刀长是非常重要的。

5）刀长的调整：应将刀插送到从钳口仅能看到套管的位置上并固定好，然后慢慢地调整伸长刀。

6）伸出长度：标记处是仅仅可见金属的程度（约为 1mm），切开黏膜大约 2mm，黏膜下层剥离根据情况在 1 ~ 2mm 调整。需要强调的是，即使刀长相同，根据从钳口的伸出程度，尖端的金属部分能看到的部分也不完全相同。

7）需要注意的是，一般不习惯使用 Flex 刀的外科医师容易过长地调整刀长。刀长增长在增加穿孔风险的同时也会因为接触面积变大，切开和剥离会变得更加困难。

8）用软凝固法标记，在刀仅接触到黏膜一瞬间通电。

9）切开黏膜用 Endocut。要充分提高黏膜面，将刀鞘垂直轻压，一瞬间通电。首先形成穿透黏膜肌层到达黏膜下层表层的小孔，将刀的尖端插入这个小孔，从跟前向深侧勾住黏膜肌层边切、边前进，切开黏膜。

10）在黏膜下层剥离时，在固有肌层上垂直地插入刀，刀长为 1mm 左右；平行接近的情况下，刀长在 2mm 左右。用 Force 凝固法用刀的尖端，勾住黏膜下层结缔组织进行剥离。

11）在比刀幅稍宽 1mm 左右的血管中能够不出血剥离。刀的尖端保持稍接触到血管的程度，用 Forced 凝固法放电凝固：因为 1mm 以上的血管出血可能性很高，应预先用止血钳用软凝固法做凝固处理。

12）如有静脉出血，应用刀尖端轻按住出血点，用 Spray 凝固法通电。此时，每次通电时间为 0.1s。如有动脉出血，用止血钳抓住出血的血管，用软凝固法凝固止血。

因为 Flex 刀的尖端是环状、粗而柔软，所以比其他的高频刀更容易弄脏。一旦弄脏不但会变得容易焦，而且切割的锋利度也会变差。如果尖端附有污秽物，应用湿纱布将尖端的污秽物擦干净。

（4）三角刀

1）三角刀尖端装有三角形的小型金属盘（芯片厚 0.4mm），能勾住组织黏膜切开，进行黏膜下层剥离。臂部分和 Hook 刀一样，也是 4.5mm。

2）仅用一把三角刀就完成标记、黏膜切开、黏膜下层剥离整个 ESD 过程。

3）在胃上做大标记，将三角刀处于收回的状态，用套管尖端接触黏膜，用 Forcecl 凝固法一瞬间通电：要做小标记时，将刀处于打开状态，使用三角盘边缘通过放电做细小的标注。

4）黏膜切开用内切。如要充分提高黏膜面，则将三角盘的边缘稍垂直轻压，一瞬间通电，首先形成穿透黏膜肌层到达黏膜下层表层的小孔。将刀的尖端插入这个小孔，用三角盘的边缘从跟前向深侧勾住黏膜肌层，边切、边前进切开黏膜进行放置。

5）黏膜下层剥离是将内镜拿在接近平行于固有肌层的角度，用三角盘的边缘从固有肌层向远处抓住黏膜下层结缔组织，用 Forced 凝固法通电，进行剥离。

6）与其他的高频刀相比，由于有尖端的三角盘，且刀幅很宽，会对周边组织造成不预期的伤害。因此，通电 1 次应在 <0.1s 左右就停止，断断续续地重复通电。

7）还需紧紧抓住需被切离的组织，在确认已从固有肌层表面分离状态后，进行彻底通电。

8）避免对刀过度用力是很重要的，应尽可能地将刀直线化做俯视操作，从跟前向深侧做黏膜切开，黏膜下层剥离。

9）因为刀幅宽，对于 2mm 左右血管也能边慢慢凝固、边通电，不出血切离。抓住用三角盘的边缘勾住的血管，用软凝固法凝固。因为 2mm 以上的血管出血可能性较高，应预先用止血钳用软凝固法做凝固处理。

10）如有静脉出血的情况，用三角盘的里面轻压在出血点上，用 Forced 凝固法通电。此时，每次通电时间约为 0.1s。如有动脉出血，用止血钳抓住出血的血管，用软凝固法凝固止血。

（5）Flush 刀

1）因为 Needle 刀的刀长是 3mm，尖锐地切入会有穿孔危险，缩短刀长且刀的尖端能输水的刀就是 Flush 刀。食管的标记、食管/大肠困难部位的剥离时，刀长设为 1mm；胃的标记、大肠的黏膜切开、食管/大肠剥离、胃的困难部位剥离用的是 1.5mm，食管黏膜切开用的是 2mm，胃黏膜切开/剥离用的是 2.5mm，动物模型用的是 3mm。

2）在套管尖端安装了陶瓷制的卡子，这样在防止加热后套管破损的同时，还能从卡子和刀的间隙用电动泵进行高压送水。

3）标记用 Forced 凝固法：胃用的刀长 1.5mm，食管用 1mm，刀刚接触到黏膜的一瞬间通电。

4）黏膜切开用内切：胃用的刀长是 2.5mm，食管 2mm，大肠用 1.5mm。充分抬高黏膜面，一瞬间通电后将刀刺入黏膜下层，一边看清切开的方向，一边慢慢移动。黏膜切开的方向从跟前向远侧。由于勾刀长度缩短，如果不是过度插入，即使用垂直靠近的方法也不会穿孔。另外，一口气切到深处，减少了黏膜下层血管损伤，切开时出血少。

5）黏膜下层剥离使用 Forced 凝固法：胃用的刀长是 2.5mm（困难部位 1.5mm），食管、大肠用 1.5mm（困难部位 1mm）。一边间歇通电、一边在不出血的前提下，以适当的速度慢慢移动刀。

6）Flush 刀最大的特征是刀自身能够输水：用电动泵能够连续地送水，流量和水压也能调节。送水功能被用于 Flush 刀清洗和手术视野清洗及追加局部注射。

7）关于 Flush 刀的清洗，边输水边将刀拿进拿出更能洗掉刀尖附着的组织。刀上如果粘有组织，会造成切开功效下降。经常除去刀尖端的组织很重要。

8）对于手术视野的清洗，特别是有小出血的情况，在出血点上用刀尖电凝就能止血。对于黏膜下层的追加局部注射，除了严重纤维化，一般只借助刀注水就足够了。组织隆起后直接进行剥离操作，极其安全且效率高。借助用刀输水做局部注射，基本不会造成出血。

9）虽说 Flush 刀称为 Needle 刀。但如过分下压也会导致穿孔。因为 1.5mm 以下 Flush 刀的尖端很难看清，所以应看着套管尖端进行黏膜切开、黏膜下层剥离。

10）用 Flush 刀和软凝固法能不出血切断大约 1mm 血管。在血管的两侧放上 Flush 刀，通电约 1s。因为 1mm 以上的血管出血可能性高，应预先用止血钳和软凝固法做凝固处理。

11）如有静脉出血，用 Flush 刀的尖端轻压在出血点上，用 Forced 凝固法通电。此时，每次通电时间约为 0.1s。如有动脉出血，用止血钳抓住出血的血管，用软凝固法凝固止血。

（6）B 刀

1）为了尽量减少因电凝和电切对深层组织的损伤，开发了一种新型的内镜下针形电刀已开发（B 刀，Zeon Medical Inc，Tokyo，Japan）。

2）B 刀是一种双极电凝和电切系统，由一个扩散电极连接到其鞘，与通电电极连接到鞘的尖端。此装置的刀也有一个特殊的树脂结合涂层，使电流按面积平均分布（称作电流密度）。此外，设计在高频电刀流的鞘尖，高频电流从刀尖传递到肌肉层大为减少。

比较使用双极电流和单极电流之间的组织创伤研究：

1）用猪模型评估使用单极电流和针刀（KD-IL-1，Olympus）及使用 B 刀和双极电流对组织的损伤。

2）试验方法：①1mL10% 甘油果糖与靛胭脂（0.02mg/mL）混合注入黏膜下层。②注射后，把刀头调整至 3mm 长度，插入黏膜下层，保持深度，直到实验结束。③电子仪器（ICC200，Cermanv）设置为 120W，效果 2，Endocut 模式关闭，并打开 15s、30s 或 45s。④记录每组电凝时间组织损伤的水平范围、损伤固有肌层的垂直深度。

3）结果：①当使用时间分别为 15s、30s、45s 时，针刀和单极电流造成的组织横向损伤半径分别为 3mm、5mm、6.5mm。②使用 B 刀和双极电流造成的组织横向损伤，时间为 15s、30s、45s 时，分别为 3mm、2.5mm 和 4mm 半径。其中的 B 刀 30s 和 45s 的横向组织损伤往往要少于类似用途的针刀。③使用 B 刀和双极电流时，对固有肌层造成的垂直电热虽不能确认，但使用针刀和单极电流后，部分肌层和广泛变性电热变性在病理切片上得到确认，分别在使用时间为 30s 和 45s 时。

（二）ESD 设备面临的挑战

安全，简单，快速。

1. 海博刀（Eybridknife） 如下所述。

（1）德国爱尔博（ERBE）公司新近研发出的一种专用于 ESD 的刀，隶属于海博刀系统。

（2）海博刀系统为模块化设计，拥有内镜外科模块、氩气刀模块、精细水束分离模块、内镜冲洗模块等，将精细水束分离技术整合至海博刀系统，应用选择性组织隆起技术（STEP）行黏膜下层无针隆起。

（3）海博刀手柄将精细水束分离技术与电外科技术有机融合。

2. ESD 新设备 抓剪钳（全包覆式）（GSF）。

3. ESD 中的其他工具 分为以下几种情况。

（1）先端透明帽

1）先端透明帽能使高频刀和切开剥离面保持一定距离，确保视野稳定。在出血时也能用透明帽轻压，临时压迫止血，确保出血时视野清晰。

2）ESD 使用的透明帽有两类：一类是长 4mm 的普通圆筒型兜帽（一次性辅助镜头 D－201－11804，Olympus）；另一类是 ST 兜帽（DH－15GR，Fujifilm）。多数的 ESD 中用圆筒型透明帽就能完成治疗，关于难度高的病变则需并用 ST 兜帽。

（2）ST 兜帽：尖端开口为 7mm 的圆锥状兜帽。优点是即使在严重纤维化病变中也能很容易地将内镜尖端伸入狭窄的黏摸下层空间。对于存在钳口和对侧的病变，借助钳子尖端设计便能到达视野的中心位置。内镜由于尖端很细而稳定，操作不受呼吸运动的影响。

（3）内镜的选择：选择 GIF－H260、GIF－Q260J、GIF－2TQ260M。

1）对 ESD 造成影响的构成要素：前方是否有输水、通道直径、弯曲部分、影像质量、插入部分的外直径等。

2）前方输水功能可用于除去黏液和鉴定出血点、手术视野的清洗等，对于止血处理特别有用。因为现有的高频刀等处理工具在 2.6mm 左右，用 2.8mm 的钳口在处理中无法充分吸引，所以用通道直径为 3.2mm 粗的或双通道内镜。

3）病变位于胃底和胃角等情况中，普通内镜无法触及。在普通内镜的弯曲部分（第 1 弯曲部分）后端一侧设置有第 2 弯曲部分的多弯曲功能内镜非常有用。

4）如果没有多个弯曲功能的内镜，则最好用尖端硬性部分长的处理用内镜和双通道内镜。

5）在病变范围的诊断和治疗及出血点的确定中，推荐使用高品质的内镜。

6）由于治疗是在静脉麻醉下进行，考虑患者的痛苦，插入部分的外直径细些更好。

二、黏膜下层局部注射药物

1. 主要目的　如下所述。

（1）在黏膜下形成充分的隆起，从而与固有肌层保持距离，以防止穿孔。

（2）ESD 治疗的目的在于通过正确的病理学判断，从而做出正确的根治度判断，确保能在黏膜肌层附近及黏膜下层做脉管侵袭、低分化倾向、深部浸润距离的评价。对于切除标本，要求局部注射药物注入后能充分附着于上皮下组织和黏膜下层。

（3）治疗中局部注射药物对切除样本、同有肌层会造成一定的影响，故注射药物要求尽可能对组织伤害最小。

2. 局部注射药物　如下所述。

（1）代表药物：生理盐水（0.9%）、高渗透生理盐水（3.8%）、高渗透葡萄糖液（20%、50%）、甘油果糖注射液（10%甘油、5%果糖、0.9%氯化钠溶液，中外制药）、透明质酸制剂等。

（2）分为等渗透液（生理盐水、透明质酸制剂）和高渗透液（高渗透生理盐水、高渗透葡萄糖、甘油果糖注射液）。

（3）使用高渗透液的优点：①能获得比生理盐水更好的黏膜下隆起。②能获得比生理盐水更好的止血功能等。然而，一味地只用高渗透液而不用等渗透液，在切除样本和溃疡后会对周围组织造成损伤。

（4）在活体小猪的胃黏膜下层中注射高渗透液，如高渗透生理盐水、高渗葡萄糖液后，能确认有明显的组织性伤害；而在甘油果糖注射液中（渗透压比约 7 倍），没有观察到明显的组织损伤。

（5）甘油果糖注射液是由 10%甘油、5%果糖、0.9%氯化钠组成的混合液体，其中甘油自由进出细胞膜，不会对细胞膜内外的实际渗透压造成影响。甘油果糖注射液规定的生理渗透压（组织伤害性）只有 5%果糖和 0.9%氯化钠溶液（渗透压比约 2 倍），所以几乎不造成组织损伤。

（6）关于各种局部注射药物的形成隆起能力，与生理盐水比较，无法观察到高渗透液在形成隆起能力上有明显高的倾向，而高渗透液中的甘油果糖注射液，则能形成最好的黏膜下突起。

（7）试验证明，除甘油果糖注射液以外的各种高渗透液、生理盐水和透明质酸溶液之间形成隆起的能力没有明显差异。从形成隆起能力看，透明质酸溶液有用。

3. 透明质酸制剂　如下所述。

（1）和其他的局部注射药物不同，因为含有与体内存在等渗性的黏弹性物质，用等渗液稀释不会对组织造成损伤。

（2）透明质酸制剂因为黏弹性高，内镜下无法直接注入黏膜下，需要稀释。比生理盐水用含糖溶液稀释，更能促进与透明质酸一样的架桥形成，从而提高黏弹性。

（3）用生理盐水稀释的是2倍、用甘油果糖注射液稀释的是4倍，大致可以形成同等的黏膜下隆起。用甘油果糖注射液稀释，能减少局部注射药物的透明质酸用量，减少组织损伤。

局部注射药物分为含电解质的溶液（氯化钠液、甘油果糖注射液、透明质酸制剂）和不含电解质的溶液（高渗葡萄糖液）。因为含电解质的溶液可提高通电性能，也就是说有"切入感"变好的感觉。另一方面，在不含电解质的溶液中"切入感"略差一些，有充分凝固的感觉。哪个更有用，今后需进一步探讨。

4. ESD中局部注射药物的选择　如下所述。

（1）根据使用的高频刀、治疗部位、有无纤维化，以及医师的治疗经验等分开应用。

（2）推荐的局部注射药物有甘油果糖注射液或用甘油果糖注射液稀释的透明质酸溶液，必须根据以上条件适当分开使用。

（3）在ESD的局部注射药物中添加20万倍（每20mL为1mg/mL）的肾上腺素也可作为出血的对策，但近年有对其实用性的质疑。

5. 根据高频刀选择局部注射药物　按IT刀、Hook刀、Flex刀、Needle刀顺序，接触面积越小，电流越集中，从防止穿孔出发需要充分的黏膜下隆起。

（1）IT刀：IT刀是沿着肌层上切的，即使没有充分的黏膜下突起也能稳定切除。由于电阻不恒定，用通电性较好的局部注射药物较好。考虑到止血能力、形成隆起能力，甘油果糖注射液更可取。

（2）Hnnk刀：通过勾拉用尖端来切的，黏膜下的突起越高就越安全。比生理盐水，甘油果糖注射液更可取。虽然透明质酸溶液可用于防止穿孔，但黏膜下黏弹性高会导致很难勾住。

（3）Flex刀、Needle刀：都是用尖端来切割的，透明质酸溶液是首选。因为Flex刀的尖端被做成迟钝的样子，即使稍有轻压，穿孔的危险也很小，用甘油果糖注射液也能安全进行。

6. 根据治疗部位选择　如下所述。

（1）在食管/胃部中，治疗部位应按食管区域、胃上部区域、胃中下部区域3个部分来进行局部注射药物的选择。

（2）在食管区域中，所有高频刀都是使用透明质酸溶液。

（3）在胃上部区域中，IT刀用甘油果糖注射液、Hook刀、Flex刀、Needle刀用透明质酸溶液；在胃中下部区域中，IT刀用生理盐水，Hook刀、Flex刀用甘油果糖注射液也能安全地进行ESD。但是，即使在胃中下部区域中，Needle刀也用透明质酸溶液较好。

7. 根据纤维化有无选择局部注射药物　有纤维化的情况下，选择能形成高隆起的局部注射药物，尽可能地使用透明质酸溶液。在高度纤维化局部注射完全无法形成隆起的情况下，只能不依靠局部注射，根据预想的固有肌层走行进行切开和剥离。

8. 根据治疗经验选择局部注射药物　直到技术稳定前，对手术中的止血都会感到困惑。因为切开/剥离需要时间，无论用哪种高频刀，都应用能良好形成黏膜下隆起的透明质酸溶液。如果技术已经很娴熟，这一阶段即使使用形成隆起很差的局部注射药物，也能完成ESD。

（谷　超）

参考文献

[1] 李春雨，汪建平．肛肠外科手术技巧．北京：人民卫生出版社，2013．

[2] 高志靖．普通外科临床经验手册．北京：人民军医出版社，2014．

[3] 丁义江．丁氏肛肠病学．北京：人民卫生出版社，2006．

[4] 姜洪池．普通外科疾病临床诊疗思维．北京：人民卫生出版社，2012．

[5] 胡爱玲，郑美春，李伟娟．现代伤口与造瘘口临床护理实践．北京：中国协和医科大学出版社，2010．

[6] 张彩虹，杨美玲．重组牛碱性成纤维细胞生长因子结合高压氧促进肛肠病术后创面愈合的临床研究．陕西医学杂志，2016（4）：461-462．

[7] 沈福兴，吴庆平，冯敏．直肠肛门异物78例临床分析．浙江创伤外科，2012，17（3）：351-352．

[8] 钱英强．肠道溃疡性疾病．北京：人民出版社，2009．

[9] 钱南平，马超，冯秀玲．肠结核并发肠梗阻的手术治疗．医学论坛杂志，2010，31（4）：71-72．

[10] 于波．腹腔镜直肠悬吊术治疗直肠脱垂的临床疗效观察．临床军医杂志，2012，40（4）：957-958．

[11] Shawki S，Costedio M. Anal fissure and stenosis. Gastroent Clin North Am，2013，42（4）：729-758．

[12] Bleier JI，Kann BR. Surgical management fecal incontinence. Gastroenterol Clin North Am，2013，42（4）：815-826．

[13] 吕小燕，苏娟萍，冯五金．伪膜性肠炎发病机制及诊疗的探讨．中国中西医结合消化杂志，2012，20（1）：7-8．

[14] 杨玻，宋飞．实用外科诊疗新进展．北京：金盾出版社，2015．

[15] 倪世宇，苏晋捷，等．实用临床外科学．北京：科学技术文献出版社，2014．

[16] 何永恒，凌光烈．中国肛肠科学．北京：清华大学出版社，2011．

[17] 李荣富，孙涛．放射性肠炎发生机制的研究进展．医学综述，2011，17（2）：257-259．

[18] 张东铭．盆底肛直肠外科理论与临床．北京：人民军医出版社，2011．

[19] 荣新奇，马瑛．中西医结合治疗肛瘘的研究进展．湖南中医杂志，2013，29（6）：142-145．

[20] 胡宇．肛肠手术并发症的治疗分析．中国现代药物应用，2016，10（9）：199-200．

[21] 叶建红．肛肠外科住院患者的护理安全与管理．中医药管理杂志，2016（3）：106-108．

[22] 关玉东．肛肠疾病术后尿潴留的原因分析与和护理对策分析．按摩与康复医学，2016（13）：65-66．

[23] 佚名．坏情绪使肛肠"变脸"．家庭医药，2016（5）：76-76．